燃烧**脂肪**，喂养**肌肉**

BURN THE **FAT** FEED THE **MUSCLE**

［美］汤姆·韦努托◎著　王亦飞◎译

北京科学技术出版社

声明：本书提供的信息仅供参考，不能取代医生的医嘱和治疗方案。您在实行本书介绍的所有饮食计划和训练计划前应该向医生咨询，以确保它们适合您的体质。年龄、性别、健康状况和整体饮食状况不同，营养需求也会不同。本书作者和出版商明确声明，对使用本书提供的信息造成的副作用概不负责。

Burn the Fat, Feed the Muscle

Copyright © 2013 by Tom Venuto

All rights reserved.

Published in the United States by Harmony Books,

an imprint of the Crown Publishing Group,

a division of Random House LLC,

a Penguin Random House Company, New York. www.crownpublishing.com

Simplified Chinese translation copyright © 2019 by Beijing Science and Technology Publishing Co., Ltd.

著作权合同登记号　图字：01-2016-5941

图书在版编目（CIP）数据

燃烧脂肪，喂养肌肉 /（美）汤姆·韦努托著；王亦飞译. —北京：北京科学技术出版社，2019.9

书名原文：Burn the Fat, Feed the Muscle

ISBN 978-7-5714-0221-1

Ⅰ .①燃… Ⅱ .①汤… ②王… Ⅲ .①减肥—普及读物 Ⅳ .① R161-49

中国版本图书馆 CIP 数据核字（2019）第 047814 号

燃烧脂肪，喂养肌肉

作　　者：〔美〕汤姆·韦努托	译　　者：王亦飞
策划编辑：郑京华	责任编辑：代 艳
出 版 人：曾庆宇	责任印制：李 茗
出版发行：北京科学技术出版社	图文制作：天露霖文化
社　　址：北京西直门南大街 16 号	邮　　编：100035
电话传真：0086-10-66135495（总编室）	0086-10-66113227（发行部）
0086-10-66161952（发行部传真）	
电子信箱：bjkj@bjkjpress.com	网　　址：www.bkydw.cn
经　　销：新华书店	印　　刷：河北鑫兆源印刷有限公司
开　　本：720mm×1000mm　1/16	印　　张：21.25
版　　次：2019 年 9 月第 1 版	印　　次：2019 年 9 月第 1 次印刷

ISBN 978-7-5714-0221-1/ R・2611

定价：89.00 元

京科版图书，版权所有，侵权必究。
京科版图书，印装差错，负责退换。

前　言
我的故事：从胖男孩到减脂专家

我并非一直都是一个畅销书作家、私人教练和减脂专家，一个可以登上《男士健身》（*Men's Fitness*）和《奥普拉杂志》（*The Oprah Magazine*）的人。一开始我也没有获得过健美比赛的冠军或者被人邀请拍照。我获得这一切的时候，年纪已经相当大了。

最初，我做到了诚实地面对自己，承认自己变胖了。尽管算不上肥胖，但我仍体会到了那种憎恨自己身体以及缺乏自信的感受。

14岁上初一的时候，那种感受深深刺痛了我。我的腰上有一圈肥肉，还有十几岁的热血男青年都不想要的东西——肥大的乳房。我痛恨脱衣服上游泳课；当我们一起在运动场上打篮球的时候，我祈祷可以穿着T恤衫，而非光着膀子，那样就不会有人看到我的乳房和腹部上下乱颤了。

就在那一年，我看了阿诺德·施瓦辛格（Arnold Schwarzenegger）主演的电影《王者之剑》（*Conan the Barbarian*）。当我看到阿诺德的时候，我的整个世界都停止了。我盯着他，满怀敬畏之心。我曾经在卡通片和超级英雄的漫画中看到过那样的身体，但是我不能相信，一个现实中的人也可以如此。他拥有媲美角斗士的胸肌，肌肉足有几英寸厚；他的肩膀像炮弹一样，V字形的背部逐渐向下收窄直至与紧致的腰部融为一体；6块腹肌轮廓分明，犹如雕刻的一般；他强壮的手臂——这是最令人兴奋的——巨大、肌肉发达、如岩石般坚硬，肱二头肌像山峰一样。那是我见过的最完美的身材。就在那时，我意识到，我需要减脂增肌。

第二天，我在报刊亭拿起一本杂志，杂志的封面是阿诺德饰演的柯南的照片。

他身着盛装，手握长剑，肱二头肌高高隆起。我一页页地翻看着杂志，再一次被震撼了。这本杂志展示了几十个男人的照片，他们看起来都像阿诺德那样，而杂志中的女性看上去则像直接从科幻小说中走出来的"女战神"一样。他们体内好像没有一丁点儿脂肪。

当看到阿诺德写的《阿诺德：一个健美运动员的成长》（*Arnold: The Education of a Bodybuilder*）后，我立即购买并在一天内读完了。这本书的内容包括自传和训练部分。一放下书，我就立刻开始按照书中的方案进行训练。

第一个训练方案由各种自重训练——阿诺德称之为"徒手练习"——组成。我坚持了1个月，很快就厌烦了。阿诺德在书中强调这不是娘娘腔式的训练，任何第一次尝试引体向上的人都会承认他说得没错。但我依然想做阿诺德做过的事情——练习举重。于是，我直接跳到"真正的训练"部分，开始进行"使用自由重量完成渐进式阻力训练"中提到的杠铃和哑铃训练。

从第一次训练开始，我就被吸引住了。想阻止我训练只有杀死我，从我冰冷的手中夺走杠铃才行。我一直这样训练。到了初中三年级的时候，尽管看上去一点儿也没有阿诺德的样子，但是我已经增长了25磅（11.3千克）肌肉。我更强壮了，体形也改善了很多。可惜我还是不得要领——我的肌肉增长了，脂肪却没有减少。

练习举重4年之后，我的腹肌仍然深藏在腹部脂肪下面，我仍然无法毫无顾忌地在公共场合脱掉T恤衫。我已经努力训练了很长时间，但似乎无论如何努力，身体都没有出现应有的反应。没有比这更能令人产生挫败感的了。你也许能够理解这种感觉。

读大学之后，我爱上了啤酒。它与比萨饼、炸乳酪、斯特龙博利面包的深夜"来访"，以及周日早上与糖浆配松饼的"狂欢"，使我很快增长了15磅（6.8千克）"新生体重"。在我心里，这15磅感觉更像20磅（9.1千克）。

与刚升入初中时相比，我的体重增长了45磅（20.4千克），所以我并不瘦。而且我觉得，这新增的体重大都不是肌肉的分量。我就是人们俗称的"蓬松男"。我的大学室友甚至从快餐店的吉祥物身上得到启发，给我起了个"可爱胖宝"的昵称。有时候，他们干脆直接管我叫"胖仔"。

我默默地接受了这个外号并和他们一起大笑。但是，在内心深处，我感觉自己受到了侮辱，因为我是一个执着的健身爱好者，我认为自己是一个"肌肉男"。但残酷的现实是，我虽然有肱二头肌，但也有啤酒肚。更糟糕的是，我准备主修的专业是运动科学。大学期间我就打算在毕业之后进入健身行业，但我的表现和身体状况与我的目标一点儿也不搭。我感觉自己像一个食言而肥、夸夸其谈的人。

在那时，我意识到自己必须做点儿什么。幸运的是，我从来没有停止过举重训练。虽然我的一只脚踏入了狂欢式的大学生活中，但我的另一只脚仍然留在健身房里。健身房的朋友始终支持我，并且建议我通过参加健美比赛来激励自己。为什么不呢？我的肌肉训练已经打下了良好的基础，而且我之前就考虑过参加比赛，并且一直在为此努力。只是，我的参赛计划一直没有落实。我赢得的唯一头衔应该就是"拖拉先生"了。

我必须努力，否则我会成为健身房的笑柄，将来还会被我的客户嘲笑。

事情就是这样，直到健身房的朋友向我提出挑战，让我停止空谈，投入训练，准备比赛，一切才开始改变。我终于开始认真思考其他人做了哪些正确的事情。他们肯定做了一些我没有做过的、有助于使身体变精壮和使肌肉线条分明的事情。

我阅读了所有我能找到的关于赛前准备的杂志，并向我遇到的每一位健美运动员请教。我的训练伙伴和健身房里曾经参加过健美比赛的朋友把他们独特的"健美运动员饮食法"传授给我。他们曾经借助这种饮食法甩掉了身上的肥肉，显出了 6 块腹肌——就像杂志中的模特那样。我聚精会神聆听教诲并采取行动。

我开始努力训练，并以某种特定的方式安排饮食。很快就有迹象表明，我走对了路。对我来说，"备赛训练计划"是迄今为止最有效的训练计划。我的身体变化速度在加快，肚子上的脂肪似乎每天都在"熔化"。

我开始意识到自己过去的错误。第一，我忽视了一个重要因素——仅仅训练是不够的，必须同时保证饮食合理。这是最重要的。俗话说得好，"训练抵消不了坏的饮食计划造成的影响"。当我将正确的训练计划与合适的饮食计划搭配在一起时，奇迹出现了。第二，我没有设定一个必须实现的目标并进行情绪管理。

设定一个激励性目标，并将饮食和训练结合起来，这很有效。我不仅第一次参赛就获得了第二名，而且每次登台都比之前做得更好。第二次参赛时，我又获得了所在重量级的第二名。第三次参赛时，我终于获得了总冠军。接下来，我分别斩获了美国宾夕法尼亚州、新泽西州和纽约州的锦标赛冠军，并在之后参加的地区性比赛中获得了相应重量级的冠军。在"自然美国先生"和"自然北美先生"两项比赛中，我也获得过亚军。在所有这些比赛中，运动员都要经过药物检测，我可是100% 没有服过药的。

啤酒肚？已经变成 6 块腹肌。肥大的乳房？已经消失得无影无踪。我不仅在人生中第一次拥有了轮廓分明的腹肌线条（终于实现了），而且腹肌的照片还出现在我所在小镇的报纸的体育版。不久，我的照片出现在杂志封面上。

或许你看过查尔斯·阿特拉斯（Charles Atlas）拍的广告：一个瘦小的孩子被一个满身肌肉的恶棍欺负，恶棍把沙子踢到孩子的脸上……最终，孩子变身并把恶棍打倒。我体会到的，正是广告中孩子的感受。我感觉自己完成了救赎，就好像在向全世界宣告："嘿，还记得健身房里那个有肥大乳房的男孩吗？看看他现在的样子！"做到这些并不容易，但是很值得。

讲这个故事并不是为了吹嘘我自己，或者抬高我的地位。恰恰相反，多年来我一直都是一个比较低调且不自我宣传的教练和运动员，我无意成为众人关注的焦点。我热衷于享受的，是把我的读者和客户培养成健美明星后获得的满足感。事实上，数以千计的客户的故事比我的故事还要励志。这些故事的主人公都是普通的男女。他们没有兴趣参加健美比赛，但都利用相同的"健美科学"达成各自的目标，获得巨大的成功。

我喜欢看到其他人成功，所以毕业之后，我凭借一个学位、两张证书和 8 年来自己训练的经验，投身于训练他人的事业中。我在健身房为数以百计的男性和女性客户提供一对一指导。

尽管我只是一名教练，而不是一名营养师，但我对饮食因素在减脂方案中的重要性的认识却在不断深化。曾有两位客户按照同样的方案训练，但是其中一人的训练效果比另一人的好。他们都不是懒汉，每次都会训练到精疲力竭。区别就在于离开健身房之后，其中一人很好地控制了自己的饮食，而另一人没有做到位。

当我意识到客户的饮食成为影响训练结果的决定性因素时，我决定开始指导他们制订饮食计划。这项工作确实不能交给客户自行完成。谁知道他们做了什么？他们很可能会被小报或者电视上奇怪的减脂广告吸引而误入歧途。他们可能会求助于减脂胶囊，或者在工作日控制饮食、却在周末大吃大喝，从而功亏一篑。

我首先想到的是，既然我可以从一个大腹便便的胖男孩变成一个拥有 6 块腹肌的健美运动员，为什么不把自己的健身方法展示给他们呢？我当时在面向大众的健身房工作，客户中几乎没有健美运动员，但我相信，我的方法对我的客户同样适用。

简单地说，如果你想学习如何变得精壮，除了世界上最精壮的人，你还有更好的学习对象吗？我决定分享我的秘诀。我写下我的减脂方案，并把它提供给我的客户。这个方案很神奇，男女通用！无论你是足球妈妈，还是股票经纪人，是 20 多岁的年轻人，还是退休人士，都能从中受益。

我一边把我的方法传授给我的一对一客户，一边开办了一个教练培训班，为那些需要学习饮食法的健身教练提供辅导，并将饮食法的推广力度、实施效果与私人教练的问责制结合起来。

当 600 名教练完成为期 12 周的培训之后，我的知识也得到了更加系统的梳理。我意识到，只要能做到为每位客户量身定制饮食计划，就几乎可以帮助任何人实现任何目标——无论是减掉最后几磅顽固脂肪还是消除肥胖症，无论是使身体更结实还是练出肌肉线条，无论是新娘为了婚礼塑形还是男生为了去沙滩晒肌肉瘦身。

经过近 14 年的尝试、犯错、实验和研究，2003 年，我终于把这些知识整合成自己独有的一套体系。此时，我已经一对一地帮助成百上千位客户改善了他们的身体。我竭尽所能地激励他们增强体质和改变身体，并提供了训练计划，以非常自然的方式帮助他们实现了健身和健康目标。

在与这些客户的接触中，我积累了大量原始数据，并且整理出了饮食和营养手册提供给他们。一天，当我为一位客户打印手册时，我突然想到：只要增加一些关键信息，我的手册就可以成为一本真正的书。说干就干，在大量强萃取咖啡的帮助下，我终于在几个月后完成了这本书的初稿。

初稿完成后，我开始面对自己的使命，问自己如何才能帮助更多的人。得到答案并没有花费很多时间。一个同事告诉我，作为不知名的私人教练，寻求出版商的合作几乎是不可能的，所以他曾经自费出版了自己的书，并设法让他的书通过互联网即时下载。

"稍等，"我问道，"你的意思是，我并不需要印刷这些书，也不需要把它们拉到邮局去邮寄？任何国家的读者都可以通过网络下载是吗？我的读者不需要等待——他们马上就能得到这本书？而这些工作我自己就可以完成？"

他说："是的。"

我说："很好！"

就这样，我也成了一个"互联网出版人"。我申请了一个网站，把这本书做成电子书，并公布了下载途径和方式。

当时，绝大多数人都不知道什么是电子书。他们嘲笑我，说没有人会为了下载而付费，因为互联网上的信息都是免费的。就像对待那些认为我不服用类固醇就不可能成为健美运动员的批评家一样，我选择忽视他们的声音。

很快，我的书在网络上引起了轰动，位列健身类电子书下载排行榜第一名，并且连续 5 年保持这一名次。我的这个纪录一直保持到现在，仍未被打破。我将这本书发送到 154 个国家的读者手中，并且打造了一个庞大的在线社区。它引领了整个健身类电子书领域的潮流，并促使其在随后的 10 年迎来了大爆发式发展。很多作家争相效仿，我从人们口中的"傻子"一跃成为"健身类电子书之父"。

我本可以就此打住，直至光荣退休，也可以继续默默地守护在互联网上为人们服务。但我的使命宣言粘贴在我办公室的公告栏里，每天都盯着我的脸。我不得不再次问自己，如何才能帮助更多的人。我知道，自己此时已不再是无名小卒，因为已经有数百万人访问了我的网站，近 30 万人订阅了我的简报，图书代理公司和出版商开始登门拜访。因此，当他们一再提出把这本书印刷出版时，我终于为如何完成自己的使命找到了答案。

这本书的最新版本经过了修订和完善。初版中晦涩难懂的地方，新版本已经理顺；过时的信息已得到更新；过于复杂的方案已得到简化。同时，新版本还增加了一些之前从未面世的训练资料和训练计划。其中的旗舰训练计划被称为"新身体 28"计划。它是经过专业人士 3 年的测试和调整才提供给读者的。这个训练计划是我制订的所有训练计划中最流行和被人们谈论得最多的，尤其适合工作繁忙的人，而且训练效果惊人。你可以在本书的第 16 章和第 17 章中读到相关内容。一些额外工具的使用方法及训练指南可以登录我的网站（www.burnthefatfeedthemuscle.com）免费获取。

新版本不仅秉承了所有旧版本中有效的核心原则，而且经过重新加工，更便于读者轻松地把减脂饮食计划纳入日常饮食之中。过去，健美饮食计划虽然被看作世界上最有效的减脂增肌计划，但因严格和教条而广受诟病。现在，本书提供了全新的燃脂增肌饮食计划，它和新版本一样，结构严谨而不失灵活，完全不同于以往那些饮食计划。

你可以调整本书中的饮食计划，使其适应自己的训练计划、生活品位和生活方式。你可以自己规定进餐时间、每天的进餐次数、食物种类甚至摄入的热量。你在食物选择上没有限制，可以吃任何想吃的东西。当然，这一切的前提是，你必须遵从本书中列出的指导方针。

营养供应、有氧训练、重量训练和心理训练——这 4 个要素每周都可以重新设计和调整，从而帮助你实现目标。无论是想减掉 10 磅（4.5 千克）、20 磅（9.1 千克）还是 100 磅（45.4 千克），无论你想增肌还是只想看上去更加结实，结合上述要素的训练计划都能帮助你实现目标。

几乎每个人都至少会忽略减脂过程中的一个要素，而这就是阻碍他们成功的原因。如果你之前从未把上述 4 个要素结合起来制订训练计划，那么你需要在接下来的 28 天里试着这样去做。当这个计划长期融入你的生活中时，你的训练可以获得更显著和更持久的效果，而你最终将获得最好的体形。

这本书用了 30 年时间才得以最终成形和完善。因此，你拿到本书后完全可以相信，自己已经拥有了经过最严格测试的、实践证明最可靠的燃脂方案。虽然它不是一本教你如何成为健美运动员的书，但它会告诉你如何运用健美运动员的秘诀实现你的个人目标，帮助塑造最精壮、最健康和最好的你。

本书是世界上数十万人奉为"减脂圣经"的宝典。我希望，这本最新版的经典减脂书也可以成为你的健康和健身宝典。

目　录

第一部分

减脂理念

第1章

世界上最精壮之人的燃脂秘诀

> 如果你想知道如何减脂或如何增肌，就去问世界上顶尖的健美运动员吧。这些人知道答案。换言之，不要再购买深夜电视广告中推销的减脂仪器以及奶奶们推荐的减脂小玩意儿，也不要再跟风节食。你应该做的，是听从权威人士的最佳建议。
>
> ——丹·约翰（Dan John）*

人生苦短，光阴宝贵，而你很忙。你没有大把的时间可以挥霍，你想要尽快取得成效。那么，最快的燃脂和塑造体形的方法是什么呢？很简单——听从专家的建议并尝试塑造自己。

每当你尝试新事物的时候，都可能面临暂时或永久的失败，但如果有合适的指导者引领你前行，你就可以避开令人沮丧的弯路。问题在于，现代社会存在很多关于饮食和健康的言论，你该如何正确选择自己的导师呢？你应该听谁的？你应该信任哪些信息来源？

我的建议是：如果你想减脂和增肌，就应该让世界上最精壮、体形最好的人——健美运动员——做你的指导者。为什么？道理很简单：健美运动员和从事相关工作的人（如人体模特、健身模特和比基尼小姐等）是世界上最擅长塑造身体的

---

*丹·约翰：力量教练、《永不放弃：举重、生活和学习的哲学》（ *Never Let Go: A Philosophy of Lifting, Living and Learning* ）作者。

科学家和艺术家。他们会把多年来用于自身训练或教练工作的策略推荐给你。

健美运动员做的事与其他人做的事不同，有的时候甚至完全相反。下面简单列举一些他们的事例。

① **健美运动员不节食，或者说不进行传统意义上的节食**。事实上，健美运动员因食量大而著称。"吃得更多就能消耗更多"，这在许多人看来是不可能做到的，但你真的能做到。至于节食为什么不能对塑形起作用，我会在下一章讲原因。

② **健美运动员至少有能力甩掉 10~15 磅（4.5~6.8 千克）顽固脂肪**。很多人在面对最后多余的几磅脂肪时停滞不前，但是本书介绍的方法可以帮你甩掉所有多余的脂肪，让你斩获 6 块腹肌。另外，你可能不想变得太瘦，免得别人说你"瘦过头了"，这也没问题，方法就在本书里。

③ **健美运动员不会在健身过程中损失肌肉**。如果减掉的体重中有一半是瘦体重（LBM，也称"去脂体重"），那这样的减重有什么意义呢？如果你只想尽快减轻 20 磅（9.1 千克），那么你完全可以直接锯下一条腿。这种说法听上去太夸张、太恐怖，但很多疯狂节食的人正在做的事并不比这个好多少。他们消耗掉自己的肌肉和锯掉自己的腿又有什么区别？如果使用本书中的方法，你不仅能减重，还可以燃烧脂肪、保留肌肉，彻底改变身体成分。

④ **健美运动员知道如何突破平台期**。其实，只要追踪身体成分（而不仅仅是体重变化），记录训练进展情况，使用运动表现反馈循环系统，任何人都可以突破平台期。你将知道什么时候训练会停滞，如何才能重新取得进步。

⑤ **健美运动员（包括健身模特）必须在特定日期向公众展示身体**。如果你按照他们的方法训练，也可以在想要展示自己的时候进入最佳状态。无论是度假、聚会、参加婚礼、比赛、摄影时，还是在整个夏天，你想要多瘦就可以多瘦，想什么时候瘦就可以什么时候瘦。瘦身的时间和速度将完全由你自己掌控。

运动员们使用的独特策略，我可以一直不停地讲下去，比如营养时机、碳水化合物循环饮食法、经过调整的低碳饮食法、蛋白质摄入量的优化、饮水策略、宏量营养素的摄入和量身定制的独特训练计划等等。无论哪一种，都可以让你在变得更强壮和更健康的道路上走得更加顺畅。我们很快就会讨论这些话题。

我相信你已经充分了解这本书展示的是怎样一种健康和健身理念了。这种理念来自世界上最精壮之人的秘诀总结，在健美圈中经过数十年的检验，并被证明效果显著。

在这本书出版之前，获得这些信息的途径只有以下几种：成为我的客户、成为圈内人士，或者你的教练已经掌握了相关信息。现在不同了，我可以通过本书为你提供贴身指导。

本书适用于任何人——男人或女人——并且能帮助他们在不损失肌肉、不节食、不挨饿、不服药的前提下甩掉多余脂肪，改变身体成分，变得精壮。另外，我与健美运动员也有合作关系。本书最后几章的高级策略可以用于比赛阶段或拍照阶段，帮助大家调整好状态。

更重要的是，你要知道，本书虽然是由健美运动员创作的，但它并不只适用于健美运动员。你甚至可以这样理解：本书从健美运动员那里"偷"了一些秘诀，专门用来帮助你实现个人目标。

大多数人并不想成为健美运动员，而只是希望打造出强壮、健康、精力充沛、训练有素且足以彰显自信的身体。我相信，只要遵从本书的建议，任何一个训练者都可以成为"健美者"。本书正是为增大你的肌肉量、重塑你的身体而生的。

因此，当你开始执行某个方案时，完全可以称自己为"健美者"，或者其他更容易对自己产生正面暗示的称谓，比如"身体雕塑师""力量型运动员"等等。也许你目前还名不副实，但只要你坚定地暗示自己，就可以加速实现目标。因为你为自己选定的称谓可以塑造你的心理身份，改变你的自我形象，进而改变你的行为举止。自我肯定的更多神奇效果，你会在第6章中看到。那真的非常神奇！

为什么这里有全世界最有效的减脂和改变身体成分的方案？

在执行方案之前，我会带你快速了解一下"燃烧脂肪，喂养肌肉"方案的总体原则。我将为你介绍方案中最为独特的10个方面，以及我为什么相信这是最有效的减脂和改变身体成分的方案。我希望这种宏观的认识能让你在"旅程"开始之前就兴奋起来。

1. 本书提供的不是减重方案，而是减脂方案

减重和减脂不是一回事。如果你把测量体重作为衡量进步的唯一方式，那么体重数值会误导你，因为体重秤是无法区分脂肪重量和肌肉重量的。例如，一位体重只有110磅（49.9千克）的女性，其体脂率高达33%，你完全可以称其为"皮包骨的胖子"；而一位训练有素的女运动员，其体重为150磅（68.0千克），但她的体

脂率只有 16%，我们可以说她很瘦，因为她拥有"结实的肌肉"。

因此，最重要的参数不是体重，而是肌肉与脂肪的比例。你要牢记它们的区别，记住减重不应该是你唯一的目标。你应该专注于燃烧脂肪并保留肌肉。只要你的身体内肌肉的比例足够高，你就无须过多地担心体重问题。本书将教你如何测量体脂率，并通过追踪身体成分的变化让你看到你的点滴进步。你将学会如何尽快取得成效，但同时也将得到我的提醒：快速减重和永久性减脂是有区别的。

2. 本书提供的不是节食方案，而是营养方案

极端节食的效果极具诱惑力，因为它可以让你快速减重，至少一开始是这样的。问题在于，当你过度削减热量摄入，或者放弃合理的饮食搭配时，你可能无法得到足够的维生素、矿物质、脂肪酸和膳食纤维。过度减少碳水化合物的摄入会使你的能量水平骤减。而蛋白质摄入不足的话，你会损失部分瘦体重，从而导致整体代谢水平下降，体质变弱。通过这种方法，你确实可以减重，并穿上小尺码的衣服，但是，这时你的身体看上去仍然是松松垮垮的。

如果你凭借意志力咬牙坚持几个月的极端饮食，那你肯定会得不偿失。剥夺性节食会使你饥饿、昏昏欲睡、痛苦万分。坚持几个月还行，但你不可能永远坚持下去，这样的减肥效果也就难以持久。通过阅读本书你会发现，如果饮食合理，能为身体提供所需的全部营养，那么实际上你可以吃得更多。你不仅能够更快地燃烧脂肪，保持瘦身的成果，而且会变得更加健康，更加精力充沛。

3. 本书没有把营养补充和训练分开讲，而是二者兼顾

任何削减热量摄入的饮食计划都可以实现减重，但是只有加入训练，你才能燃烧更多脂肪，并且不会减慢机体的新陈代谢水平或损失肌肉。能否把训练和补充营养结合在一起，是改变身体成分而不单纯减重的关键。大量研究表明，训练对于长期保持体重水平至关重要。单纯的节食可以减掉脂肪，但你很难用这种方式维持减脂效果。

当训练成为你生活的一部分时，你可以在保持燃烧脂肪所需热量缺口的前提下吃得更多。尤其是当你在训练中加入了举重练习，而不单纯进行有氧训练时，你摄入的营养用于增肌的比例会更高。因此，不要通过节食减脂，而要通过训练燃烧脂肪，通过补充营养促进肌肉生长。

4. 本书能让你在某段时间看上去更好，也让你更加健康

我为你提供的改变身体成分的营养和训练指南同样能够改变你的生活方式，为你带来健康的生活。

如果你希望自己在某一段时间看上去像健身模特一样肌肉线条分明，或者在拍照时显得非常有型，那么一系列更严格、更复杂的计划可能是必需的。我会在本书的最后一章讲解如何提升训练强度，如何进一步强化营养以加速脂肪的燃烧。但是，在特定的巅峰训练期结束后，你还是要回归之前的生活方式。

如果你想追求极端的精壮体形，更努力的训练和更严格的饮食计划可以为你提供保证。单纯追求完美体形这一目标虽然看上去有些虚荣，但没有任何问题。本书不仅可以使你变得超级瘦，还可以帮你设定更多目标。你要做的只是保持各方面的平衡，按照合理的营养建议和训练方法去做，同时避免服用任何药物（包括具有潜在危害的减肥药）。设定的目标不仅要使你看上去更棒，也要保证你变得更健康。这意味着你执行的过程必须 100% 自然！

5. 本书提供的是一种生活方式，而不是一个快速解决方案

"节食"的英文"diet"起源于拉丁语中的"diata"，这个词在拉丁语中有"生活方式"的意思。然而在今天，"节食"这个词因为使用过于随意而包含了太多负面意义。如果让我来定义，我会说，节食是为减肥做出的饮食方面的暂时性改变。因此，我觉得，当你告诉别人你在节食的时候，你同样传递了你会在某个时间点停止这样做的信息。

本书提供给你的绝不是一种开始后还需要停止的方案，而是一种长期的生活方式。而且，你要明白，变瘦并且将体形一直保持下去的唯一方法就是选择全新的生活方式，培养新习惯，并将其一直保持下去。

无论你的目标是燃脂、增肌还是保持现有体形，本书提供的都不是一个快速解决方案，但是你可以很快取得成效——如果你从未使用过这种涵盖了所有基础要素的方案，并且足够勤奋，可以结合 4 个要素训练，那么你就可以在短短的 28 天里看到令人不可思议的效果。

在减脂期间，你只要按计划训练，并保持热量缺口，就完全可以和往常一样摄入其他营养。即便这样，你也会减掉大量脂肪，而不只是减重；你的体形会变得更好，你也会养成可以让你永远苗条的好习惯。

6. 本书是经验和科学相结合的产物

很多科学家的信条是"证明一切"。这对我们来说是很好的建议，特别是在我们评估那些好得有些不真实的事物时。科学和批判性思维是重要的工具，可以帮助我们制订合理的健身计划，从庞杂的信息中筛选出最有用的部分，并避免被庸医和江湖骗子拐到沟里去。

不过，凡事不能过头。如果你相信科学研究成果胜过自身经验，就会妨碍自己的进步。我们不能否定或忽视科学研究的成果，但也不应该无视自身经验的价值，结果才是最重要的。在旅程的某个时间节点上，你必须开始检测，审视自己的进展，并根据效果得出结论。这就是为什么本书要同时以科学结果和真实经验为根基、二者兼顾的原因。

不可否认，健美运动员使用的一些营养策略和训练方法是存在争议的。在本书中，我会在讲解时告诉你，哪些地方存在争议。不同的人的经验可能相互矛盾，有些则缺少足够的科学依据，但如果你非要等到有足够的证据来证实每一种已经得到实践检验的营养策略和训练方法的可靠性，就会浪费太多时间。在改变身体成分这个方面，健美运动员往往走在了科学研究的前面，他们取得的成果足以证明一切。

7. 本书提供的方法很简单，但并不容易做到

"燃烧脂肪"从字面上看很简单，但做起来并不容易。"简单"的意思是不复杂，"容易"则意味着不费劲或不太费劲。减脂是热量摄入不足时发生的简单事件，本身并不复杂。但在现代社会，人们习惯久坐，平衡热量的摄入和支出谈何容易。

减脂并不是一件容易的事，但绝大多数节食专家肯定不会承认这一点。他们鼓吹"毫不费力"和"一夜即可"，这对想减肥的人来说具有非常大的吸引力，因为"努力"往往会把人们吓跑。但是，努力其实才是取得伟大成就的唯一方式。生命中每一件值得拥有的事物都要靠努力得来。富有传奇色彩的"绿湾包装工队"的教练文斯·隆巴尔迪（Vince Lombardi）对此做过最好的描述："不努力就能成功，这种事只能在词典里看到。努力是我们为取得成功必须付出的代价。"

8. 本书追求真理，而不赶时髦

我在 1999 年建立了自己的第一个个人网站。从那以后，我就开始与数百万网友分享"努力奋斗"和"远离噱头"的理念。时至今日，我的"燃烧脂肪"系列网

站和网络社区仍然在发展壮大。这种"长寿"不仅需要成果来支撑，同样需要诚实的态度来滋养。我是依靠健康和健身事业为生的，如果我"出卖"或违背自己的价值观，我就会破产和饿死。相信我，我并不缺乏饿死的机会。关于这个，我可以给你讲一个小故事。

很多年前，一家主流健身杂志的主编找到我，他对我在线发表的一些文章印象深刻，并愿意出 1000 美元让我采访一些世界顶级的研究营养补充剂的专家，包括世界上最大的销售营养补充剂的公司的执行总裁，然后写一篇两页篇幅的文章，介绍一款很受欢迎但存在不少争议的产品的最新发展情况。只要采访并写下一篇短文就有 1000 美元的报酬，这对我来说是很有诱惑力的。但是，他又提出了一个要求：因为他的杂志和那家公司的关系，文章中不能有任何关于该产品的负面信息。也就是说，我只能写该产品的正面评价。最终我拒绝了他的邀请，因为这与我的信仰背道而驰。对真相和客观性的坚持，是我一向秉持的原则。

通过对研究成果的选择性引用，一些健身杂志每个月都可以顺利地推广一种新的减肥药或时尚运动，让读者以为科学研究又取得了一次新突破。通过把产品信息有机地融入文章，那些结论看上去十分合理。而广告费则用来反哺杂志，使杂志——在线的或纸质版的——继续成为售卖营养补充剂最好的宣传工具。杂志社把这种模式看成终极商业模式，我却把它看成一种利益勾结。因此，很多年以前我就公开承诺，自己永远不会涉足营养补充剂行业，也永远不会通过我的书或网站去帮助他们推销。

在阅读本书的时候，你可以放心，本书没有隐藏任何企图。我绝没有打算借助本书向你推销"神奇"的减肥药或最新的健身方法。我唯一向你推销的，是使你更强壮、更健康和更健美的方法。

9. 本书只推荐真正的食物，不推荐营养补充剂

"想消除脂肪吗？燃脂药片或节食饮料助你轻松减脂！"这种说法是不是非常诱人？营养补充剂公司当然希望你相信这些。但事实上，训练以及从各种食物中获得的充足营养才是你燃脂所必需的。蛋白粉和膳食替代品有时会对你有所帮助，但它们没有神奇的减脂效果。它们实质上仍是食物——粉状或其他状态的食物。

大多数柜台售卖的所谓的燃脂产品都没有价值，并且没有科学证据证明其确实有效。这些产品中的兴奋剂、产热药物或食欲抑制剂可能对燃脂有所帮助，但绝不像广告声称的那样有效，而且这些产品一旦被滥用，就有潜在的危害。

大多数人都希望一夜之间实现减脂奇迹，拥有健康的身体，但这只是幻想。如果真有一种神奇的药片，能够让人不费劲就燃烧掉脂肪，那么当今世界也就不会有这么多超重的人了。如果你真想收获奇迹，那就坚持努力训练几个月，并从真正的食物中摄入全面的营养吧。你越早认识到这一点，就能越早体会到一个身材好的人的自豪感。

10. 本书提供的是量身定制的方案，不搞一刀切

通用的营养饮食方案适用于所有人，但你掌握了基本原理后，需要制订一些属于自己的个性化方案，否则那些方案根本无法与你的目标和身体类型相适应。没有哪两个人是完全一样的，每个人的新陈代谢状况、消化功能、激素水平、糖耐受度以及身体结构都像指纹一样独特。因此，一刀切式的营养或训练方案总是会失败。

我认识到了这些差异，并在本书中做了相应的调整。你可以灵活地调整自己的营养和训练方案，使其与你的日程表匹配并满足你的个人需求。

总之，量身定制的减脂增肌方案可以让你借助于自然母亲赋予你的一切，来做最好的自己。

总结

本书提供全面而详尽的方案，它囊括了燃烧脂肪的所有要素：

① 心理训练

② 营养供应

③ 有氧训练

④ 重量训练

以上要素看似普通，但千万不要低估它们的力量。只有全部做到这几点，你的潜力才能得到最大限度的开发。而现实中，几乎所有人都至少会忽视其中的一个要素，有些人甚至忽视了其中的两个或三个。

本书旨在成为改变身体成分的权威指南。实际上，成千上万的读者早已把它奉为"减脂圣经"了。

本书中的信息来自学术机构的实验数据和数以千计的健身者的实践经验。虽然本书的核心理念源于基本准则而非流行趋势，永远不会过时，但我还是根据最新的研究成果对本书的部分内容进行了更新，使其可以作为参考手册供读者反复阅读。

看到本书中的某些观点时，你也许觉得有些奇怪甚至感到吃惊，那很可能是你的健身知识储备不足造成的。不过，书中的绝大部分内容都是常见的、浅显的，你看到后一定会有相见恨晚的感觉。

本书最为独特之处在于，它把你之前听说过的关于健身的点点滴滴知识都整合在一起，形成一个全面的、有条理的系统。

在本书接下来的章节中，我会带你了解实现目标所需要的营养知识和训练原则。我会告诉你应该做什么，并向你介绍必要的科学知识，使你了解为什么要这样做。你首先需要了解所有的基础要素，然后在本书的最后学习突破平台期和加速减脂的高级策略。最终，你将能够根据自己的目标、品位和生活方式量身定制你需要的一切。

刚开始的时候，头绪可能看上去比较多，但它们最终会汇聚到一起，帮助你取得非凡的成果。当你读到最后几章时，你会体验到"营养启蒙"的感觉。如果你没有经历初期的学习，肯定无法获得一定的知识储备和达到一定的理解水平。而我的目标就是为你缩短初期学习的用时，启发和帮助你尽快实现目标。

如果你非常想放弃初期的学习，快速开始，应该也没问题。第 14 章包含"燃烧脂肪，喂养肌肉"方案的饮食计划、菜单和食物清单，你可以把它作为极好的"快速营养启动指南"使用。第 15 章至第 17 章包含训练内容以及 28 天训练计划，你也可以直接从那里开始阅读！

不过，特别重要的一点是，无论你打算从哪里开始学习，都必须从了解第一要素——心理训练——开始。如果你曾经在健身中受到过伤害，甚至放弃过健身，那通常是因为你注意力不够集中或没有经过心理训练。

另外，在开始了解其他几个要素之前，请你完成第 6 章中的目标设定练习。多年以来，即使没有数千至少也有数百名读者告诉我，在这一章中学到的心理训练知识使他们的训练效果得到明显的提高。这是他们之前读过的任何健身和营养类图书无法做到的。

现在就开始吧！

在阅读的过程中，你要谨记，不被运用的知识是没有用处的，只有运用知识才能使知识产生力量。因此，马上开始运用你学到的知识吧。不要奢望一天就能完美掌握全部方案。你在每一页学到的新知识都要用起来。今天就开始！从下一餐开始！已故的伟大励志演说家吉姆·罗恩（Jim Rohn）曾说过："不要让学习沦为知识，而要让学习成为行动。"

此外，你不要独自默默地做这件事。外界的支持是你长期保持动力和最终取得成功的关键。你可以在我的网站（www.burnthefatfeedthemuscle.com）得到与本书配套的免费工具和资源。如果你想加入我的私人会员制"燃脂者"社群，请登录我的网站，访问"燃烧脂肪"内部圈子（www.burnthefatinnercircle.com）。

第 2 章

为什么节食减肥会失败，
而本书中的方案不会？

> 节食对控制体重无效。你可以通过节食短暂地减重，但是每次执行节食计划最终都会导致体重增加，并使之后的减肥变得越来越困难。你会发现，自己吃得越来越少，却仍然越来越胖。
>
> ——劳伦斯·兰姆（Lawrence E. Lamb）*

为什么节食不会奏效？

你将从本书的第一部分了解到，为什么大多数人难以减重或长期保持减重成果。你也会明白大多数节食方案存在根本性错误，所以一开始就注定了失败。了解了新陈代谢、激素水平以及被称为"饥饿反应"的身体保护机制后，你会更加清醒。

本书的第二部分中有 6 种策略，可以保证你无须忍饥挨饿或放弃最喜欢的食物就能永久性地燃烧掉脂肪。这些策略构成了本书的基础。按照本书中的训练计划和饮食计划，你可以自如地使用这些策略，引导自己走向成功。

节食是一种短期的、不可持续的限制食物或热量摄入的方法。大多数流行的节

---

*劳伦斯·兰姆：《体重游戏：体重控制的真相》（*The Weighting Game: The Truth About Weight Control*）作者。

食方案要求热量摄入极低：女性每天摄入 800~1200 千卡（3348.7~5023.0 千焦）或更低热量，男性每天摄入 1500~1800 千卡（6278.8~7534.5 千焦）或更低热量。

当你把热量摄入水平削减到极致时，你确实可以减重，至少在一段时间内可以。然而，这种方法存在两个主要问题。

第一，限制性低热量饮食几乎不可能长期坚持，所以减重成果也无法保持。美国相关机构的研究表明，95% 的通过传统节食方案减重成功的人，其体重最后都会反弹。第二，大多数人都忽视了在节食过程中进行合理的训练，所以他们减掉的大多是瘦体重，而不是脂肪。这种做法最好的结果是：节食者减重并且体重没有出现反弹。但是他得到的只是一个更小号的自己，而没有重塑自己的身体，也没有变得更强壮、更健美和更健康。

如果你只关注体重的减轻，而不在乎减掉的是脂肪还是肌肉、减肥效果可以保持多久或者这个过程是否伤害到了你的身体，那么你会说："节食非常有效果！"但是，如果你的目标是永久并安全地甩掉脂肪，同时不损失任何肌肉，那么你会说："节食永远不起作用！"

现在的节食减肥方案比以往多，但肥胖症患者也比以往任何时候多。美国国立卫生研究院的研究表明，美国的超重人口超过 1.33 亿，占成年人口的 64%。美国疾病控制与预防中心的报告指出，临床肥胖（体重超过标准体重至少 30%）人口的比例从 1991 年的 1/8 上升到 1999 年的 1/5。如今，美国有 6300 万成年人，也就是 1/3 的成年人属于临床肥胖。这意味着，他们在 30 多种与体脂过量相关的健康问题上面临更高的风险。

也许你看到所有的减肥产品广告都宣称已经找到了最有效的减肥方式，但统计数据不会说谎：大多数人为了减肥而进行的节食没有作用——这是有科学依据的。

为什么计算热量会出错？

根据能量平衡法则，如果你摄入的热量小于你燃烧的热量，那么你的体重就会减轻。每磅体脂含有 3500 千卡（14650.5 千焦）热量。如果你每天摄入的热量比消耗的热量少 1000 千卡（4185.9 千焦），那么一周合计存在 7000 千卡（29300.9 千焦）的热量缺口（表面上看确实如此！），这样你每周应该可以减掉 2 磅（0.9 千克）脂肪。非常简单的数学运算，对吧？可实际上，这样计算不完全对。

若节食的初始阶段存在热量缺口，你的体重确实会减轻，但这种状况维持不了多久。节食后，体重减轻的速度会逐渐放缓，并在某个时间点完全停止。为什么会这样呢？为什么每天消耗和摄入热量的差值保持在 1000 千卡（4185.9 千焦），25 周不能减掉 50 磅（22.3 千克），50 周不能减掉 100 磅（45.4 千克）呢？原因很简单——运算要素发生了变化！

节食初始阶段燃烧的热量值与 6 个月或 1 年后燃烧的热量值可能是不同的。换言之，能量平衡是动态的，热量缺口是一个动态指标。当你的体重减轻后，维持身体所需的热量会相应变少，并且你会下意识地倾向于减少运动，所以热量需求就更少了。但是，大多数人都不能及时调整摄入的热量以适应已经降低的热量需求。

不通过合理的训练（有些节食者甚至完全不运动）来维持肌肉量，而只试图把脂肪"饿掉"，这只会雪上加霜，因为你的身体有一套复杂的防御机制来让你免受饥饿之苦，并保持体重稳定。

了解"饥饿反应"机能

我们的祖先如果想吃饭，就要通过打猎、采集或种植获取食物（这一切都需要很多体力活动，现代人尤其是城市里的人则往往不需要这些活动）。远古时代仅靠狩猎为生的人们，甚至连什么时候能吃到下一顿饭都不知道。科学家推断，我们身体里被统称为"饥饿反应"的机能正是当时为了保证种群存活逐渐演化而来的。

你可以很长时间不进食并成功存活；迷失在野外的人几周没有食物，仍然可以幸存；被囚禁在战俘营里的战俘只靠很少的食物就生存了很多年。个体绝食案例研究表明：消瘦的个体在没有食物的情况下能够坚持生存 2 个月，肥胖的个体则能够坚持 200 天甚至更长时间。

因此，处于饥饿或者半饥饿状态的人长期存活完全没有问题。

① 在食物充足的时候，你的身体可以简单而高效地把能量以脂肪的形式储存起来以应对将来可能出现的食物短缺危机。

② 当食物短缺、身体脂肪储备大幅减少的时候，你的身体会相应地减少能量支出，并刺激你做出寻找食物的行为。

你的身体无法区分节食和挨饿

由于长时间饥饿，你的身体会缓慢地为自身提供能量。首先是通过燃烧脂肪储备提供能量，其次是分解肌肉，最后则是分解重要的器官。如果你在食物摄取量低于正常水平的情况下继续以正常的速度消耗能量，那么你会快速耗尽能量储备，并在食物供给断绝后死去，而身体的饥饿反应可以让你活很久。

遭遇饥荒时，这种身体机能是祖先赐予我们的最珍贵的礼物，但在当今这种富足的社会条件下，如果你试图减肥，这种身体机能就会和你对着干，让你苦恼万分。

你的身体"感觉"热量摄入不足的时候，就会启动饥饿反应机能。它不会明白节食并不是生死攸关的大事，而会这样告诉自己："看上去这就是这段时间能得到的所有食物了，所以最好减少热量消耗，开始保存能量，并增加寻找食物的动力。"

所以说，遇到的是真正的饥荒还是低热量饮食，你的身体是不能分辨的。无论是哪种情况，如果热量短缺严重且旷日持久，身体就会产生应激反应，这早已植入了人类的基因之中。避免这种情况发生的唯一方法就是避免出现严重的热量短缺。

必须避免极端低热量饮食的十大原因

极端低热量饮食的副作用可以是心理上的，也可以是生理上的——通常两者兼具。这些副作用包括饥饿感增强和觅食行为增加，能量消耗或者活动量减小，瘦体重减轻，代谢率降低，影响激素水平，等等。如果你没有意识到这些问题，它们会一起迫使你的身体在节食时燃烧更少热量，在节食后增大食量，最终导致体重迅速反弹。

1. 节食增强饥饿感和对食物的渴望

在热量短缺期间，你首先关注的问题就是饥饿。当热量短缺时，有轻微的饥饿感是正常的，但在极端节食的情况下，你会变得异常饥饿。当你与极度强烈的饥饿感做斗争并且满脑子想的都是食物的时候，持续节食几乎是不可能的。你想要吃东西的渴望可能是由心理或者环境导致的，而且有 12 种以上的激素能够影响你的饱腹感和饥饿感。人类一直有想要得到自己无法拥有的东西的倾向，所以如果你的饮食热量过低或者在食物种类方面限制太多，这种被剥夺感就会触发你对食物的渴望并导致暴饮暴食。当你每天都被食物的诱惑和暗示包围时，情况会变得更糟。

2. 节食会降低你的代谢率

基础代谢率（BWR）指人体在维持基本生理活动时的能量代谢率。当你因节食而大幅减重后，你消耗的热量会变少。但是，有限的热量摄入将降低你的代谢率，其下降幅度甚至会超过根据体重减轻程度预估的幅度。这就是所谓的"适应性产热作用"。因此，随着时间的推移，减脂的进展会逐渐变得缓慢，人们想甩掉最后 10~15 磅（4.5~6.8 千克）多余的脂肪会越来越难。

3. 节食会增高肌肉减少的风险

当你挨饿的时候，你的身体会想方设法保存能量；而当你活动时，肌肉需要消耗热量。因此，减少肌肉是让你的身体减少热量消耗最简单、最直接的方法。

肌肉流失会发生在任何人身上，但体脂率很低的人与超重的人相比，更容易出现肌肉流失的情况。尤其是在没有安排重量训练的情况下，节食会使 30%~50% 的体重减轻量来自瘦体重。如果蛋白质摄入过低，那么损失肌肉的风险会更高。即使练习举重并且摄入了足够的蛋白质，如果节食过于极端，仍然会有部分体重的损失来自瘦体重。

4. 节食会减少非运动性日常活动热效应

非运动性日常活动热效应（NEAT）指全天除正式的体育锻炼外所有的身体活动所消耗的热量。它包含了你在散步、购物、收拾院子、做家务、站立、踱步甚至咀嚼、改变姿势、坐立不安时消耗的所有热量。显然，每种日常活动都不会消耗很多热量，但是长时间累计的热量消耗也确实不少。梅奥诊所的詹姆斯·莱文（James A. Levine）博士研究发现，当你减少热量摄入的时候，你的非运动性日常活动热效应也会降低。很多人已经有过低热量饮食让他们昏昏欲睡的体验。如果他们此时坚持去健身房，锻炼的劲头就不会那么足。除非有意识地让自己保持活跃来抵制这种倾向，否则随着节食的持续，你的减脂进程会自动放缓。

5. 节食会让你精力不集中和降低你的工作能力

在饮食并不理想的情况下，的确有些人比其他人的训练表现更好。但是一般来说，低热量饮食对训练和形成积极的生活方式没有帮助。营养不良的最初表现就是精力不足以维持高强度训练，运动能力下降。如果没有足够的热量摄入，你会更快地疲劳，你的力量会变小，你的运动表现会直线下滑，你的训练效果也会大打折扣。为了打造最好的身体，获得最佳的燃脂效果，你必须努力训练，但如果你吃得很少，就无法高效训练。

6. 节食会降低甲状腺激素水平

低热量饮食会严重影响体内的甲状腺激素水平。因为甲状腺激素可以帮助提高代谢率，所以维持其正常水平对成功减脂及身体健康都很重要。内分泌专家发现，在开始极端低热量饮食仅仅一周之后，就会出现三碘甲状腺原氨酸（T3）以及甲状腺素（T4）水平下降的情况，甚至在体重明显减轻之前这种情况就会出现。随着节食强度增高和时间的延长，潜在风险也在不断增高。虽说你需要热量缺口以帮助燃烧脂肪，但如果热量摄入水平过低——特别是碳水化合物摄入减少过多——就会影响高效完成工作所需的激素水平。

7. 节食会减少瘦素的分泌

瘦素是一种主要由脂肪组织分泌的激素，在调节新陈代谢和体重方面发挥着重要作用。当你饮食状态良好并且身体的脂肪水平稳定时，瘦素会给大脑发送信号——食物供应和脂肪储存的各个环节都很正常。如果食物摄入或脂肪储备减少，瘦素水平就会降低。当瘦素水平很低的时候，它就会向大脑发出"脂肪储备正在减少，饥饿即将发生"的信号。这就是瘦素通常被称为"抗饥饿激素"的原因。它可能是触发一连串饥饿反应的激素，这些反应包括饥饿感增强以及代谢率降低等。

8. 节食会增加应激激素皮质醇的分泌

皮质醇是一种由肾上腺分泌的分解代谢类激素（分泌过量会导致肌肉萎缩），负责响应各种身体和心理压力，当然也包括节食带来的压力。研究显示，皮质醇水平与热量摄入水平负相关。那些声称可以抑制高皮质醇水平进而帮助减脂的药片有效吗？别想了！即使药片有帮助，其作用也十分有限。如果饥饿和其他压力因素导致激素水平失衡，那你需要做的是从根本上解决问题，而不是仅仅从表面上消除这种症状。

9. 节食会减少睾酮的分泌

过度减少热量的摄入会导致睾酮分泌减少。从进化的角度来看，这是非常合理的。如果你没有办法喂饱自己，又有什么条件养育后代呢？《应用生理学杂志》（*Journal of Applied Physiology*）发表的一份研究报告显示，陆军游骑兵在持续战斗、睡眠不足且每天只摄入 1000 千卡（4185.9 千焦）热量的情况下承受了极大的压力，其睾酮分泌量减小到接近被阉割后的水平。要知道，睡眠被剥夺、精神压力大和低热量饮食实在是一个非常糟糕的组合。虽然大多数研究声称，相比维持正常生活所需的热量，再减少 20% 的热量摄入并不会影响睾酮水平，但随着热量减少得越来越多以及身体变得越来越瘦，睾酮水平低很快就会成为问题。

10. 节食会增大体重反弹的概率

几乎所有人都可以在节食的最初阶段实现减重，但是之后，当体重减轻的趋势变缓，饥饿感越来越明显时，绝大多数人都会选择放弃。更糟糕的是，他们会以暴饮暴食的方式结束节食。节食会让你的体重更容易反弹，并让你变得比开始节食的时候更胖，这无疑是个坏消息。但是，你仍会一次次沉迷于最新流行的节食方案，然后开始一轮又一轮的节食。

这种体重减轻又反弹的反复过程被称为“体重循环”，很多人多年甚至一生都陷入其中难以自拔。对减肥来说，这不仅低效，而且不健康。随着每次循环的出现，你的新陈代谢会变得更加低效，你会更容易变胖，即使你比之前吃得少。

为什么节食反而让你更胖？

你现在可以看到减肥界存在一个极具讽刺意味的事实：长期来看，节食会让你变得更胖。这是因为，绝大多数流行的节食方案都推崇非常低的热量摄入，同时忽视了合理训练。它们实际上正在制造他们声称可以解决的问题。

让我们一起来看看，这些对极端饮食方案的生理和心理反应是如何影响真实结果的。

克里斯是一个典型的节食者，他的目标是减重 20 磅（9.1 千克）。

节食之前他的主要生理指标：

体重 200 磅（90.7 千克）

体脂 36 磅（16.3 千克）

体脂率 18%

瘦体重 164 磅（74.4 千克）

和绝大多数人一样，克里斯曾经认为，最好的减肥方法就是减少热量摄入，所以他选择了一个每天仅摄入 1500 千卡（6278.8 千焦）热量的节食方案（对他这种体格的爱活动的男性而言，这会使他一整天都处于半饥饿状态）。

第 1 周，他减轻了 5 磅（2.3 千克）。他非常高兴，尽管他怀疑在减掉的体重中有 1~2 磅（0.45~0.91 千克）是水的重量。第 2 周他减轻了 4 磅（1.8 千克）。从第 3 周到第 6 周，他每周减轻 3 磅（1.4 千克），这样总共减轻了 21 磅（9.5 千克）。

截至目前，克里斯的体重是 179 磅（81.2 千克）。他持续减重，而且没有进入平台期（虽然他的减重速度确实放缓了）。仅仅看体重，他已经实现了自己的目标。但是，如果仔细分析一下数据，我们就会发现，他根本没有他自己想象的那么成功。

节食之后他的主要生理指标：
体重 179 磅（81.2 千克）
体脂 26.5 磅（12.0 千克）
体脂率 14.8%
瘦体重 152.5 磅（69.2 千克）
体重减轻 21 磅（9.5 千克）
脂肪减少 9.5 磅（4.3 千克）
瘦体重损失 11.5 磅（5.2 千克）

如果通过身体成分而非体重秤上的数值来评估，那么很显然，克里斯失败了，因为他减掉的体重的 55% 是瘦体重。瘦体重的减轻也降低了他的代谢率，所以他现在消耗的热量比开始节食的时候少，这也给他的体重反弹埋下了隐患。

即使他并没有屈服于食欲，没有大吃大喝，而只是按节食之前的方式饮食，他的身体也已经不能像之前那样高效地消耗热量了。因此，之前可以维持体重不变的热量摄入，现在会让他的体重增加。随着时间的流逝，他的体重将慢慢攀升，最后回到节食之前的状态。

终止节食 6 周后他的主要生理指标：
体重 200 磅（90.7 千克）
体脂 41.1 磅（18.6 千克）
体脂率 20.5%
瘦体重 158.9 磅（72.1 千克）

克里斯现在与之前一样重，但有一些明显的差别：与开始节食的时候相比，他的肌肉更少，脂肪更多，代谢率更低。他已经损害了自己的新陈代谢，导致现在比之前更难减脂。

对女性来说也是如此。区别在于，女性天生体脂率较高，总体重相对较轻，热量需求也较低，激素方面的问题更是不同于男性。毫不夸张地说，女性减脂比男性更加困难，因为女性更容易受到代谢率降低的影响。

掌握 6 个永久性燃脂策略，无须节食或丧失自我

通过传统的低热量饮食永久性地减掉脂肪，无论是在生理层面、心理层面还是环境层面，都是不可行的。这听上去很悲观，但事实就是这么残酷。好消息是，如果你可以丢掉节食减肥这种传统的思维模式，像健美运动员或健身模特那样做，就不用面对这些问题。

我将介绍 6 个不依赖于节食燃烧脂肪且不反弹的策略。这些策略都是世界上最精壮之人的秘诀。即使你过去曾经节食，并且担心错误的饮食法已经给你的代谢造成了损害，那也不要紧。这些策略可以帮助你重新提高代谢率。

1. 培养好习惯而非节食

你不能通过间歇性节食来实现永久性减脂，特别是当你不停换用各种流行的饮食法时，就更不可能实现了。实现永久性减脂需要培养新的好习惯并一直保持下去。这些习惯涉及你的饮食方式、思维方式和运动方式。

良好的习惯不易养成，但一旦养成，它们就会像坏习惯一样坚如磐石。励志作家奥里森·斯韦特·马登（Orison Swett Marden）曾这样描述"习惯"："一个习惯在开始时就像一根看不见的线，我们每次重复同样的行为就会强化它，同时加入另一根线，直到它成为一条粗大的缆绳，不可逆转地绑定我们。"

自然憎恶真空。如果你只是消除了一个坏习惯，就会留出空间给另一个习惯去填充。西方有句谚语：一个坏习惯会因为一个好习惯的出现而更容易被赶走，正如一颗钉子容易被另一颗钉子顶出来那样。

喝碳酸饮料、连续几小时坐在沙发上看电视、悲观地思考自己的人生……丢掉这些坏习惯最好的方法就是让新习惯取代它们，而非用你的意志力去抗拒它们。"新的不来，旧的不去"这一理念将贯穿本书。

开始养成一个新习惯往往会伴随一些"阵痛"。万事开头难，请耐心些，并接受挑战！一种新的行为模式在神经系统中稳固下来至少需要几个月的时间，但养成良好的饮食习惯和运动习惯却只需 28 天。因此，在起始阶段，请你务必付出 100% 的努力。4 周后，你会发现自己已经变瘦，并且初步养成了新习惯，可以像刷牙和洗脸那样，轻松而自然地按照新习惯行事了。

2. 保持肌肉量

亿万富翁、投资家沃伦·巴菲特（Warren Buffett）曾经说过，赚钱的第一定律是永远不要赔钱。这句话对改变身体成分同样适用。永久性减脂的简单策略就是永远不要损失肌肉。肌肉是燃烧脂肪的秘密武器，是你的"代谢炉"。你的肌肉越多，你在训练以及休息的时候燃烧的热量就越多。很显然，重量训练对于你在燃脂期间保持肌肉量非常重要。因此，当你读到本书有关训练的章节时，请仔细阅读并认真执行。在营养方面，保持肌肉量最关键的因素就是摄入足够的蛋白质，并且保守地削减摄入的热量。

3. 保守地削减摄入的热量

为了燃烧体脂，你必须制造热量缺口，但是绝大多数人过快地削减了摄入的热量。你不能强迫身体以超出自然速率的方式更快地减少脂肪，你必须哄骗它。最聪明、最安全和最健康的永久性减脂要从制造小额的热量缺口开始。之后，加入训练，然后根据每周的减重结果来决定是否需要进一步减少热量摄入。这需要缓慢地分阶段进行，不能一蹴而就。

在第 7 章中，我会教给你准确的公式，帮助你计算出个人的热量摄入需求，这一热量摄入足以维持体重、燃烧脂肪并增长肌肉。如果你不想计算，我还为你准备了快捷方式。

下面的这句话是你现在必须知道的，而且它对你来说应该会像音乐一样悦耳："如果饮食合理，并且按照我推荐的方法训练，你就可以放心地吃下比你想象的还要多得多的食物，同时不会影响脂肪的燃烧。"

欢迎来到本书打造的世界！别了，饥饿和节食！

4. 燃烧脂肪，而非饿掉脂肪

不止一种方式可以制造热量缺口——减小食量，或者通过运动和其他活动增加热量消耗。除非你的身体条件不允许你进行体育运动，否则把二者结合起来是最理想的。通过运动保持肌肉量并增加热量的消耗，这和单纯的节食比起来，具有巨大的优势。

大多数人过分专注于减少热量摄入，运动得很少或者根本不运动。其实，通过合理运动，你可以增长肌肉、增强力量、提高代谢率和重塑身材。同时，你可以吃得更多，但仍然可以减少脂肪。这听上去可能有些矛盾——最快的改变身体成分的方式竟然是吃得更多和燃烧更多热量？没错，吃得更多可以为你提供更多的能量、营养和增肌材料，燃烧更多热量则可以刺激新陈代谢、增长肌肉、增强力量并改善你的健康状况。

当你可以通过吃得更多并点燃"代谢炉"来实现目标的时候，为什么要虐待自己，让自己挨饿呢？你需要做的事情就是在一个明智的饮食计划的基础上加入正确的训练内容。与单纯的节食相比，把有氧训练、重量训练和富含营养的饮食计划结合起来，你更有可能达成目标，让奇迹发生。

下面的表 2.1 会告诉你，训练（重量训练和有氧训练）对减脂的促进作用优于单纯的节食。

表 2.1　训练与节食对减脂的影响

训练（消耗更多热量）	节食（摄入更少热量）
提高代谢率	降低代谢率
制造热量缺口而不引发饥饿反应	引发饥饿反应
带来数不清的健康方面的好处	可能损害你的健康
增大并保持瘦体重	加快瘦体重的损耗
增加"燃脂激素"的分泌	减少"燃脂激素"的分泌

5. 学会使用周期法（不要让热量摄入不足的状态持续太长时间）

你可能知道总是处于节食状态的人是个什么样子。这些"专业节食者"可能在最初体重减轻一些后就从来没能达成他们的长期目标。他们总是进入平台期，并为了避免体重反弹而苦苦挣扎。他们从未放弃，遗憾的是，这也正是问题所在。每当他们进入平台期或看到体重秤上的数值开始增大的时候，他们要么惊慌失措地进一步削减热量摄入，要么从头再来，尝试最近流行的"本月节食速成方案"。

当减脂速度放缓或你第一次进入减脂平台期时，减少热量摄入通常是正确的选择。但是，如果此时你的热量摄入水平已经非常低，并且你已经节食很长时间了，那么进一步削减热量摄入只会使你在代谢率变低的泥淖中越陷越深。有时，为了"重置"已经降低的代谢率，你能做的最好的事情就是在重新制造出热量缺口之前多吃一些。这听上去可能与你的直觉不符，但在低热量饮食日之间偶尔插入高热量饮食日的确是一种简单而行之有效的策略。尝试暂时中断连续几天或几周的热量摄入不足的状态，让你的身心适当休息一下。1 周或 2 周的较高热量水平（维持水平）的饮食可以改善你的激素水平，并重新提高代谢率。

　　这种周期性提高热量摄入水平而不总使其停留在低位的方法叫周期法。你的热量缺口越大、低热量摄入状态延续时间越长、体脂率越低，这种暂停节食或者说"恢复饮食"的日子对你就越重要。这种方法会让你了解身体何时需要补充热量以促进脂肪的持续燃烧。

6. 以适合自己的速度减重

　　很多人看不起自己，大大低估了假以时日他们的体格可以发生的变化的上限。我遇到过一些人，他们在一年之内由肥胖变得健美。在他们获得崭新的身体之后，甚至没有人能认出他们。然而，绝大多数人缺少耐心，并期望快速减掉大量体重。因此，认真设定每周的目标显得格外重要。

　　设定合理的短期目标是成功的关键。如果目标定得太高，以至于从生理角度讲，你在设定的时限内根本无法实现目标，那么你肯定不会取得预期的效果，你肯定会失望。如果你把周减重目标设定得过高或过低，即使你确实实现了目标，也不是一件好事。回顾一下之前提到的节食者克里斯的例子，他的体重在 6 周内减轻了21 磅（9.5 千克），但是减轻的重量一多半来自瘦体重。而且，他的体重最终恢复了原有水平，而且体脂率更高了。

　　体脂率高的人通常可以较快地减掉脂肪而不会产生过多的副作用。已经很瘦的人则需要更缓慢地减脂，否则潜在的风险——特别是损失肌肉的风险——会变得更高。女性的减脂速度同样应该慢一些，特别是身材矮小或骨架偏小的女性，因为她们的基础代谢率较低。

　　"慢速燃脂者"要时刻牢记龟兔赛跑的故事，做到有耐心。能够这样减脂的人，只要能为身体提供所需的营养，就会一直稳稳地走在实现目标的道路上，因为他减掉的都是纯粹的脂肪，而每减掉 1 磅（0.45 千克）脂肪都是值得庆祝的。

　　燃烧脂肪并让体重不反弹的最佳策略是：在不损失肌肉、不让你的生活变得悲惨的前提下，以适合自己的速度减脂。

很多健身专家建议每周减重 2 磅（0.91 千克）。虽然这是一个明智的一般性准则，但对一位娇小的女性而言速度还是太快了，而对一位壮硕的男性来说可能太慢了。每周减轻总体重的 1% 是安全且现实的目标，也便于每个人量身定制自己的计划。举例来说，对体重 150 磅（68.0 千克）的人而言，每周可以减重 1.5 磅（0.68 千克）；对体重 300 磅（136.1 千克）的人而言，每周可以减重 3 磅（1.4 千克）。

每个人的情况不同，但相同的是，无论是谁，都需要学习测量体脂率以及瘦体重的方法，并在这段旅程中记录自己的进展。

使用这些策略，你永远无须节食

在接下来的章节里，你将学到更多落实不节食营养策略的方法。当然，你也将在第 17 章中找到终极训练方案。本书最为诱人的是，所有细节都可以根据你的目标、你的新陈代谢水平、你的日程表、你的生活方式以及你的身体类型量身打造，一切都将围绕你展开。在下一章中，我会首先阐述这样做的重要性。

第3章

了解你的身体类型
并量身定制属于你的计划

有些人天生瘦削，有些人天生丰满；有些人先天拥有更多的脂肪细胞，有些人则脂肪细胞较少。因此，有些人天生就比其他人更容易变胖。当然，除了遗传因素，人的体重也受环境和行为影响。通过对食物种类、进食方式以及训练类型和训练量的调整，人们能够在很大程度上改变自己的体形。

——尼尔·斯普鲁斯（Neal Spruce）*

遗传钟形曲线

我们的星球目前有 70 多亿人口，其中没有任何两个人是完全相同的。就像每个人都有不同颜色的头发、眼睛和皮肤一样，每个人也继承了不同的体质和新陈代谢特征，这些都决定了增肌和减脂的难易程度。改变身体成分的一大秘诀就是了解自身并量身定制训练计划、饮食计划和生活方式以适应你的身体类型，而不是盲目地追随他人。了解自己身体的独特性可以帮助你更好地设定预期目标，并在进展艰难的时候保持足够的动力。

---

*尼尔·斯普鲁斯：作家，演说家，健美运动员。

迈克尔·科尔根（Michael Colgan）博士，《最佳体育营养：你的竞争优势》（*Optimum Sports Nutrition: Your Competitive Edge*）一书的作者，曾经这样说道："作为个体生物，每个人在积累脂肪方面都存在很大的遗传性差别。"很多减肥困难的人一定会同意这个说法。在健美运动和力量型运动中，具有基因上的天赋的运动员似乎能够轻松实现保持体重、使肌肉变得更大更强壮的目标。

当我还是一个健美初学者的时候，看到一些人比我更容易实现目标总是让我有挫败感。我的饮食很完美，但为了增加 1 盎司（28.3 克）肌肉，我必须使出我能够调动的所有能量，努力而艰难地训练。而一些"基因怪物"却能够不费吹灰之力就超越我。更让我受伤的是，他们看上去违背了书中的每一条训练原则和营养原则。当他们中的某些人在遗传天赋的基础上摄入类固醇的时候，他们的肌肉增长得简直就像要爆炸了一样。但我很快了解到，依赖于药物的基因优胜者并不是什么好榜样。

根据平均数法则，以百分比形式呈现的身体类型分布在统计学上是可预测的。这种分布被称为"钟形曲线"，它与学生的分数分布类似——大约 60% 的学生会获得普通分数（B、C、D），20% 的学生会不及格，20% 的学生会得到 A。

就身体类型而言，大多数人（我估计占到总人口的 60%）的遗传水平都能达到平均值。如果你属于这一类人，你将有能力对任何合理的减脂计划做出积极的和可预测的反应。这类人需要做的就是，严格执行精心设计的训练计划以及涵盖了所有基本层面营养——包括蛋白质、碳水化合物、脂肪、膳食纤维、维生素、矿物质和水——的饮食计划。

位于曲线右侧的 20% 的人群，其遗传水平高于平均值。这部分幸运的人可以快速、轻易地减掉脂肪，哪怕他们的饮食计划和训练计划并不十分完美。他们有更大的回旋余地，可以训练得更少并享有更多的成果。位于曲线右侧、最靠近边缘的少数人，拥有异乎寻常的遗传优势，即使全天都在吃巧克力和甜甜圈，并且几乎不训练，还是可以拥有 6 块腹肌。这些人具有基因上的天赋，被人戏称为"基因怪物"。

位于曲线左侧的 20% 的人群，其遗传水平低于平均值。这些人要想减掉脂肪会更加困难，需要付出比其他人更多的努力。为了得到预期的结果，他们需要更加严格的饮食计划、更加规律的训练以及远超常人的耐心。你在钟形曲线上的位置越靠近左侧边缘，获得精壮身体的难度就越大。

既然不能也不应该否认有些人减脂和增肌比其他人更容易，那在减脂过程中最好的心态就是保持"现实的乐观主义"。并非所有人都具有成为宇宙先生、健身模特、奥林匹克短跑选手或精英级马拉松运动员的潜力，但每个人都能够在现有的基础上改善健康和体格状况。你的目标应该是达到自己的最佳状态，同时避免与那些遗传天赋强于你的人做比较。本章提供的信息可以帮助你做到这一点。

首先，我们要理解遗传多样性和"优质基因"的真正含义。接下来，你要了解3种基本身体类型的相关知识，以及如何判断自己的身体属于哪种类型。这样你就可以采取富有针对性的策略定制与自己的身体类型相匹配的行动计划了。

在本章的最后，我会提供一些心理层面的建议，因为一旦涉及遗传因素对健康和体格状况的影响，态度就必将成为决定胜败的关键因素——它可以成就你，也可以毁灭你。

影响减脂、增肌、力量水平和运动能力的 10 个主要遗传变量

我们首先来看这样一个基本问题：为什么燃烧脂肪和增长肌肉对有些人而言比其他人更加容易？答案是：有 10 个主要的遗传变量，它们会影响人们燃烧脂肪、增长肌肉、增强力量以及取得高水平运动成就的能力。研究这些变量将帮助你理解，营养和训练是如何让你不同于其他人的。

1. 基础代谢率

基础代谢率指人体为了维持身体正常功能（比如呼吸功能、循环功能、消化功能等）在单位时间内消耗的热量。简单地说，成年男性的基础代谢率平均值约为1900 千卡 / 天（7953.1 千焦 / 天），成年女性的基础代谢率平均值约为 1400 千卡 / 天（5860.2 千焦 / 天）。（你可以使用第 7 章中的公式计算自己的基础代谢率。）身体类型和瘦体重不同，基础代谢率会有很大差异。即使是体重相同的两个人，也会因为甲状腺功能、器官重量和其他遗传因素的差异而有不同的基础代谢率。有些人就像空转状态下仍耗油量巨大的汽车，即使坐着不动也会消耗很多热量。这些人高度活跃的时候——他们通常如此——简直就像专门消耗热量的机器。

2. 脂肪细胞的数量

有些人天生拥有比其他人更多的脂肪细胞；女性比男性拥有更多的脂肪细胞。显然，有更多脂肪储备空间的人处于不利地位。一个健康的、体重正常的成年人有250 亿 ~300 亿个脂肪细胞。一个典型的超重成年人大约有 750 亿个脂肪细胞，而

一个极度肥胖的成年人的脂肪细胞数高达 2500 亿~5000 亿！

脂肪细胞的体积和数量都可以增大。它们能够在体重迅速增长的时候翻番，这也是你需要对热量摄入和体重进行控制的另外一个原因。除非做吸脂手术，否则脂肪细胞的数量不会减少，但吸脂手术价格高昂，并且伴随巨大的痛苦和风险。（和整容手术一样，它并不是一种永久性解决方案，因为新的脂肪细胞很容易产生。）好消息是，即使你有大量脂肪细胞，只要使用正确的饮食计划和训练计划，也能让它们全部缩小，使身体显著地瘦下来。

3. 肌细胞的数量

和脂肪细胞一样，肌细胞的数量也与遗传密切相关。肌细胞可以增大，这个过程叫作肌肥大；也可以变小，这个过程叫作肌萎缩。但与脂肪细胞不同的是，肌细胞不能在数量上成倍增加。有人提出过假设，认为肌细胞可以增殖（现有肌细胞分裂形成新的肌细胞），但这一假设从未在人类身上得到证实。这意味着，如果你天生拥有大量肌细胞，那你就比肌细胞数量较少的人拥有更大的肌肉增长潜力。

4. 肌细胞的类型

肌细胞也有不同的类型。一些肌细胞适合耐力型工作（慢肌纤维），另外一些则适合需要爆发力的力量型工作（快肌纤维）。每个人身上不同类型的肌细胞比例不同，所以一些人适合成为耐力型运动员，而另一些人则更擅长力量型或爆发力型运动项目。

5. 肌肉的附着点

所有人的同种肌肉都附着在相同的骨骼上。然而，确切的附着点却不尽相同。附着点即使只有细微的差别，也会造成力学优势的巨大不同。这部分解释了为什么某些人天生就比其他人强壮——他们的身体由于肌肉附着点的不同更具力学优势。

6. 肢体的长度

有些人天生腿长、胳膊长，有些人则腿短、胳膊短。肢体长度会影响你的身体类型和对称性，也可能影响你的力量、运动能力以及增肌能力。较长的肢体意味着在用力时杠杆较长，这在完成特定动作时处于力学上的劣势。一些人生来就拥有完美的杠杆力学机制，所以他们天生强壮。

7. 关节的大小

关节的大小影响你的体形，但是与体脂率以及燃脂能力没有任何关系。你可以用卷尺测量关节的周长，也可以用一个更简单的办法快速了解自己——用你的一只手握住另一只手的手腕。如果你的大拇指和中指能够重叠，就说明你的关节偏小，手腕周长通常为 6~7 英寸（15~18 厘米）；如果你的大拇指和中指刚好接触，就说明你的关节大小中等，手腕周长为 7~8 英寸（18~20 厘米）；如果你的大拇指和中指无法接触，就说明你的关节较大，手腕周长超过 8 英寸（20 厘米）。总体而言，女性的关节比男性的小一些。

8. 消化系统的差异

不同的人，其消化系统的结构和功能存在明显差异。人的食管的宽度至少有 4 倍的差距，这会极大地影响单位时间内吞咽的食物的总量。不同人的胃的大小也不相同，有些人的胃容量可以达到普通人的 6~8 倍。消化酶和胃液的分泌也存在差异，有些人能够更有效地消化、吸收和利用营养物质。影响饱腹感或饥饿感的激素也产生于胃肠道，不同的人对激素的反应也不同。

9. 身体对食物的选择

有些人天生对某些食物过敏或无法接受某些食物，两个最常见的例子就是乳糖不耐受（无法很好地消化乳制品）和谷蛋白不耐受（对小麦和其他某些谷物中的蛋白质过敏）。经过多年的尝试和多次的失败，大多数人都会本能地喜欢某些食物并回避另外一些食物。因此，一些人成了素食者，另外一些人则成了食肉动物。他们这样做的依据很简单，仅仅是食物或饮食方式带给他们的不同感受。还有一些人因为忽略了自己的身体发出的信号，在吃下某种食物后遭受了各种痛苦——从轻度的胃肠道功能紊乱到更加严重的健康问题，不一而足。

10. 对碳水化合物的耐受度

有些人的身体无法很好地处理碳水化合物。这些人常常要忍受与血糖和胰岛素相关的代谢紊乱，并且可能难以控制食欲。如果食用了大量的糖或其他富含碳水化合物的食物，他们的情况就会变得更糟。这就解释了为什么有的人吃大量含有碳水化合物的食物仍然可以保持精壮、健康和富有活力，而有的人执行同样的饮食计划却会导致脂肪增加，并出现情绪波动、精力不足的情况和一些健康问题。

关于遗传和潜力的真相

现在，你可能会认为，想通过运动和饮食成功瘦身，唯一的可能是"选择"正确的父母。其实不然，因为减脂和增肌并不只是由遗传因素决定的。你的身体今天的样子是遗传因素、个体行为和环境共同作用的结果。事实上，你不能控制的因素与你可以控制的因素相比，根本不值一提。

投入、自律、努力能够引领你走得更远，足以帮助你打破基因的"魔咒"。对"天命"的迷信阻止了很多人对极限的探索，绝大多数人甚至没有机会接近其潜力的上限。你有多大潜力？除非努力探索，否则你永远不会知道答案。

如果你处于钟形曲线的平均水平以下，你就不得不承认，变瘦或增长肌肉对你而言更具挑战性，你需要投入的时间比其他人更长。你要忽略其他人正在做什么（特别是那些"基因怪物"，因为任何事情对他们都能产生正面的效果），并接受终生自我完善的挑战。不论你的遗传基因如何，你都可以改变自己，只要你按照正确的计划行动，并根据你的身体类型量身定制属于自己的方案。

如何确定你的身体类型——身体类型分类系统

在 20 世纪三四十年代，美国心理学家威廉·赫伯特·谢尔顿（William Herbert Sheldon）专注于研究人类的身体类型。他的主要目标是发现与性格或气质相关的人类体格的变化规律。他研究了 4000 多张照片。通过研究这些照片，他开发了一个用来确定身体类型的"身体类型分类系统"。

谢尔顿认为，你只需简单地目测，并把自己的身体参数与一份身体类型特征表做对照，就可以确定自己的身体类型。不过现在，我们使用的身体类型判别方法早已超越了外部形态的范畴，涵盖了体脂、瘦体重、新陈代谢特点、行为趋势以及一个人的体重和身体成分的变化趋势等因素。

基本的身体类型有以下 3 种。

• 内胚型。拥有这类身体的人体积较大，比较肥胖；身体柔软而圆润，减脂通常很困难。

• 中胚型。拥有这类身体的人大多肌肉结实，天生热爱运动，并且能够轻松增肌。

· 外胚型。拥有这类身体的人精瘦、骨感，并且拥有极高的代谢率和极低的体脂率。

一个人的身体纯粹属于某种类型比较少见，复合型的身体类型更为常见。例如，一个人可以轻松增肌，但在增肌的同时也会增长脂肪，这个人的身体就属于内胚 - 中胚型。橄榄球锋线球员、重量级摔跤手和举重运动员的身体都是这种类型的典型代表。这类人肌肉量很大，但其肌肉上通常覆盖着一层较厚的体脂。外胚 - 中胚型则是一种精瘦、线条分明、肌肉量适中的身体类型。篮球运动员的身体通常属于外胚 - 中胚型（想想迈克尔·乔丹）。

请记住，身体类型分类系统只是为你提供一个一般性指导原则，而且从某种程度上说，对身体类型的界定具有很强的主观性。最重要的是，你要了解自己的居于主导地位的身体类型，并学习如何在实践中运用相关知识帮助自己。

为了准确分类，接下来你需要学习仔细观察和总结每种身体类型的特征。我们也会通过对一系列行动策略的讲解来帮助你制订属于你自己的饮食计划和训练计划并调整你的生活方式，使其适合你的身体类型，帮助你获得最好的结果。

内胚型人士的特点和倾向

内胚型人士天生较为肥胖，并有增重快、减重慢的倾向。他们一生往往在减重和体重反弹的循环中挣扎。你可以把圣诞老人看作内胚型人士的典型代表。内胚型人士通常具有以下特点：

· 天生具有很高水平的体脂率（通常超重）；

· 骨架大、关节大；

· 四肢较短、逐渐变细；

· 身体柔软、外形圆润（圆形或苹果形身材）；

· 腰围和臀围很大（腰围通常超过胸围）；

· 感觉自己"代谢缓慢"；

· 碳水化合物耐受度中等或较低；

· 对蛋白质含量更高、碳水化合物含量较低或适中的饮食感觉更好；

· 身体倾向于把额外的热量转化为脂肪（不能避免过度饮食）；

· 减重困难（需要付出更多的努力）；

- 停止运动以后很容易变胖；
- 减脂缓慢，即使实行低热量饮食也是如此；
- 进行持续时间较长、频率较高的有氧训练效果最好；
- 在减肥之后保持减肥效果很困难；
- 很容易入睡，并能进入深度睡眠状态；
- 往往行动迟缓、精力不足且易于疲劳；
- 活动量小，非运动性日常活动热效应水平偏低。

内胚型人士的训练计划、饮食计划和生活方式

相比其他身体类型的人，内胚型人士需要一种计划更加周详、更加讲究策略的减脂方法。因为他们的身体惰性很强，所以他们需要更加严格地执行饮食计划，并更加详细地记录每天的热量和营养摄入情况。很多内胚型人士对削减碳水化合物的饮食反应良好，在策略上则适合积极的生活方式、重量训练和有氧训练。内胚型人士必须自律，并长期坚持执行训练计划和饮食计划。

减少碳水化合物的摄入

内胚型人士通常对碳水化合物的耐受度不高，因此高碳水化合物、低脂肪的饮食对他们来说通常并不理想。内胚型人士的营养策略倾向于摄入更多蛋白质、健康的脂肪以及富含纤维的碳水化合物，并适量摄入天然淀粉和全谷物食品。如果在训练周期内实行碳水化合物循环饮食法并有策略地利用碳水化合物，那么内胚型人士可能也能顺利地摄入碳水化合物。在后面的章节中，你将学到更多关于营养时机以及碳水化合物循环饮食法的策略。

把"作弊饮食"减到最少

每个人都可以把自己喜欢但不适合减脂的食物以一种聪明的"作弊"方式加入到饮食计划中，内胚型人士也不例外。但因为他们的身体惰性太强，所以我不得不奉劝他们要更加谨慎行事。内胚型人士不能想吃什么就吃什么，想什么时候吃就什么时候吃。如果他们在"放松日"毫无顾忌地大快朵颐，之后必定会受到身体的惩罚。绝大多数的内胚型人士需要严格遵守规则，至少要完成计划的90%。他们还必须提前预防，确保"作弊饮食"不影响自己每天的热量及营养摄入要求。这意味着食用垃圾食品获得的热量在每周摄入总热量中的占比应限制在10%以下，或者每周的"作弊餐"不能超过两餐。

增加有氧训练的持续时间或提高强度

完成更长时间或更高强度的有氧训练是一种燃烧更多脂肪的简单方法。20~30分钟的有氧训练是一个很好的选择，但是为了使减脂效果达到最佳，大多数内胚型人士完成 40~45 分钟有氧训练的话效果会更好。条件允许时，每天 60 分钟的有氧训练可能更为理想。当然，这 60 分钟的有氧训练可以分几次完成。当你实现自己的减脂目标后，可以重新安排训练时间，用较短时间的训练来保持训练效果。为了节约时间、提高效率，提高有氧训练的强度是一个不错的方法，这样你就可以在相同的时间内消耗掉更多的热量。无论使用哪种方式，内胚型人士都应该将关注点放在如何燃烧更多的热量上。

提高训练频率

内胚型人士必须保持较高的训练频率才能维持较高的代谢率。你可以把代谢率想象成一个陀螺。扭动陀螺的顶部，它开始以最大转速旋转，但是如果你不再给它施加力，它很快就会减速，并最终摇摇晃晃地倒下。你必须在它丧失动力、完全倒下之前再次旋转它，并持续不断地通过旋转保持陀螺较高的平均转速。只有这样，陀螺才不会摇晃和倒下。

每次的高强度训练都能够加速代谢，但这种训练产生的刺激并不能持续很久。保持代谢率，让"陀螺"一直旋转的唯一方法就是频繁地、连贯地进行训练。重量训练可以增长更多的肌肉，使代谢率长期维持在较高水平。因此，把有氧训练和重量训练结合在一起是最理想的方案。

选择能够刺激新陈代谢的重量训练

重量训练至关重要。选择包含大肌群训练的全身性或下半身练习，不仅可以增加瘦体重和力量，还可以提高代谢率、消耗更多热量、刺激能够改善身体成分的激素分泌。

深蹲、硬拉、弓步、引体向上、划船、推举和其他复合型练习都是很好的训练方式。瑜伽、普拉提和太极拳对锻炼身心也很有好处，特别是在锻炼灵活性和减压方面。但对内胚型人士来说，这些并不是可以最大限度提高减脂效果的理想方式。如果你喜欢这些运动，可以把它们作为重量训练的补充，但不能用它们替代重量训练。

采取更加积极的生活方式

内胚型人士大多奉行慢慢来、放轻松的生活方式。周末，他们喜欢在躺椅上慵懒地休息，而外胚型和中胚型人士却可能选择骑行 100 英里（160.9 千米）或穿越山脉徒步旅行的方式来放松。对内胚型人士来说，最好的策略就是每天给自己强制安排某项活动。一天当中，要定时起身活动，四处走走。除了健身房的常规训练，建议内胚型人士再给自己多安排一些其他运动或娱乐活动。

避免过度睡眠

睡眠对身体恢复和身心健康非常重要，但内胚型人士应该养成早起的习惯，避免睡眠时间过长。内胚型人士大都喜欢赖床、睡回笼觉，要拒绝这种习惯。早些起床检查自己的目标以及训练情况，这是开启充满活力的一天的最佳策略。

少看电视

对作为内胚型人士的你来说，任何把你黏在沙发或躺椅上的消遣及爱好都不是理想的选择，特别是当你每周已经在办公桌前坐了几十个小时的时候。尽可能地把看电视的时间用在能够活动身体的娱乐活动或运动上——除非你的健身器械就放在电视机前，你可以边看电视边运动。

不断寻找能够激励或促使你坚持训练的事情

内胚型人士有时缺乏训练的动力，特别是在训练进展缓慢的时候。解决方案就是不断寻找可以激励和推动自己的事情去做。例如，阅读名人传记和励志类书籍、看体育比赛或奥运新闻、观看健美比赛或健身比赛、听鼓舞人心的广播节目、寻找一个训练搭档、聘请教练、每天重新写下自己的目标，甚至亲身参与一项和改变身体成分相关的比赛。总之，要去做一切可以让自己感到精神振奋的事情！

自律和坚持

除了在计划中的短暂休息时间和假期外，内胚型人士时刻不能放松自己，否则需要很漫长的时间才能实现最终目标。内胚型人士必须全年 52 周、每周 7 天都非常自律地执行饮食和训练计划。对内胚型人士来说，反复中断和启动计划永远是致命伤害。你必须获得前进的势头，然后将其始终如一地保持下去。

保持耐心

相比其他身体类型的人，内胚型人士减脂通常更慢。但只要有耐心，他们最终可以像其他人一样，实现改变身体成分的目标，只是这个过程会稍长一些。耐心是所有参与健身的内胚型人士必须具备的心理素质。

许下终生训练的承诺

训练是成功减重并维持体重最重要的因素之一，这一点对内胚型人士来说显得更加重要。对他们来说，久坐易造成脂肪堆积，停止训练易造成脂肪量反弹。每当停止训练超过一定的时间，他们的体脂就会增加。燃烧脂肪是一回事，保持其不反弹则是另一回事。所以说，保持精瘦的身体需要终生的努力。

外胚型人士的特点和倾向

外胚型人士属于天生偏瘦、皮包骨的类型。他们减脂很轻松，但增长肌肉比较困难。他们在一生中很少遇到体脂过多的问题。20 世纪 60 年代的模特崔姬（Twiggy）的身体就是典型的外胚型。外胚型人士通常具有以下特点：

- 四肢修长且笔直；
- 关节较小，骨架小；
- 腰围较小，肩膀较窄；
- 骨骼突出，有棱角；
- 天生偏瘦，减肥非常容易；
- 通常被称为"很难长肉的人"；
- 训练之前力量偏小；
- 代谢率高，可以快速消耗掉摄入的所有热量；
- 有较高的碳水化合物耐受度；
- 精力充沛；
- 存在过度活跃和焦躁不安的倾向；
- 有时会遭受失眠的困扰；
- 非运动性日常活动热效应水平高；
- 有时候很难保持合理的体重，有过瘦的倾向；
- 增加体重极度困难；
- 对训练量较小的、简短的、频率不高的大重量训练反应最好。

外胚型人士的训练计划、饮食计划及生活方式

外胚型人士普遍会抱怨："我一直都特别瘦。无论吃什么，我的体重从来都不增长。"很多外胚型人士想通过重量训练来增长肌肉，但很难锻炼出中胚型人士那样的肌肉。不过，他们可以利用自己不需要付出很多就能保持苗条的优势，通过坚持训练拥有不错的体格。但如果他们放弃训练或长期摄入热量过低，皮包骨的状态就将伴随他们一生。

本书绝大多数的读者都不是纯粹的外胚型人士，因为本书的核心内容是减脂，

而外胚型人士天生就很瘦，并不需要减脂。可是，如果外胚型人士希望增长肌肉，阅读本书的意义就非同一般了。多吃一些并减少有氧训练的策略可以帮助他们实现目标。另外，身体类型为外胚 - 内胚型的人则可以在本书的帮助下改变腿和胳膊很细却有个大肚子的尴尬现状。

以下策略将帮助外胚型人士取得最佳效果。

放慢速度并减小压力

因为外胚型人士天生很瘦、过度活跃、代谢率很高，所以他们首先要做的就是减少活动。他们就像空转太快的汽车发动机，必须有一只脚时刻处于踩刹车的状态，才能避免过度消耗。

减压也很重要。外胚型人士更需要在正常的时段得到高质量的睡眠。减压可以帮助他们获得更好的睡眠。

专注于重量训练，但要避免过度训练

外胚型人士对简短的、基础的大重量训练计划反应最好，但如果每天都训练或训练量过大，则可能适得其反。外胚型人士应该减少在健身房运动的时间，为自己留出更多的休息时间。

有氧训练强度要保持在最低水平

对比较瘦弱的人来说，最大的挑战是增加甚至保持瘦体重。因此，从健康角度考虑，他们的有氧训练强度应该保持在最低水平。每天训练 20~30 分钟，每周 3 天，这样的强度已经足够了。极度瘦弱的人甚至可能要完全避免有氧训练，重量训练足以保证他们的心肺健康。

保持高热量饮食并且不省略任何一餐

外胚型人士需要热量——很多热量。为了实现增肌，他们必须达到每天的蛋白质摄入目标，并保证热量盈余。包含适量健康脂肪的高热量饮食是外胚型人士很好的选择。省略任何一餐对他们来说都是大忌。

摄入足量的碳水化合物

因为外胚型人士已经很瘦，并且几乎能消耗掉摄入的所有热量，所以没有理由限制其碳水化合物的摄入量，除非他们有与血糖相关的健康问题。禁食碳水化合物只会让获得足够的热量盈余变得更加困难。本书推荐的碳水化合物摄入量的标准基线是总热量的 50%，这对外胚型人士来说效果很好。

关注食物的品质

外胚型人士会发现，他们即使经常吃垃圾食品，也不会对身体成分带来负面影

响。但不管怎样，选择垃圾食品都不是明智之举。即使是外胚型人士也应该关注食物的营养和质量，而不仅仅关注数量。一定要选择有益健康的食物，而不能只是为了获取能量随便吃点儿什么。永远不要以自己很瘦为理由，放纵自己吃垃圾食品。

中胚型人士的特点和倾向

中胚型人士（常被戏称为"基因怪物"）属于天生肌肉量较大且体形精瘦的类型。他们中的很多人在开始训练之前就已经储备了大量肌肉。这些人天赋出众，可以轻而易举地增长肌肉和减少脂肪，这足以令人羡慕嫉妒恨了。重量级健美运动员是中胚型人士的典型代表（比如阿诺德·施瓦辛格）。奥林匹亚小姐冠军埃琳·斯特恩（Erin Stern）和莫妮卡·布兰特（Monica Brant）就是标准的中胚型女性。中胚型人士通常具有以下特点：

- 关节大小中等；
- 肩膀宽；
- 胸围较大而腰围较小；
- 天生精瘦；
- 天生肌肉量大；
- 天生强壮；
- 能量水平很高；
- 碳水化合物耐受度非常高；
- 容易把盈余的热量转化为肌肉；
- 代谢率很高；
- 容易获得力量；
- 容易增肌；
- 容易减脂；
- 几乎对任何类型的训练都能快速响应；
- 是天生的力量型和爆发力型运动员。

中胚型人士的训练计划、饮食计划和生活方式

关于中胚型人士的训练和营养没有太多需要说明的。因为对大多数中胚型人士而言，他们吃什么和如何训练并不重要。无论他们怎么做，都能很轻松地减掉体脂

和增长肌肉。他们只要完成基本的训练计划和饮食计划就足够了。

对中胚型人士而言，他们需要遵循的只有以下两条小建议。

不要陶醉于自己的遗传优势

尽管很多人都羡慕中胚型人士，但这类人也有致命弱点。因为可以轻松地取得成效，所以他们容易陶醉于自己的遗传天赋，从而忽略了努力训练的重要性。他们可能会在执行饮食计划时作弊，可能会跳过某些训练，因为他们觉得，即使自己再放纵，结果看上去仍然很好。他们不知道的是，很多人从未挖掘出自己全部的遗传潜力。

一个目标清晰、超级努力的中胚型人士，能够成为专业的健美运动员、健身模特或者奥运会选手。快速成长为超级巨星并始终处于顶尖行列对他们来说并不难。因此，如果你发现自己具有这方面的遗传天赋，请一定珍惜上天对你的恩赐并加以充分利用，即使你对体育运动或比赛并不十分感兴趣。

关注食物的品质

与外胚型人士一样，中胚型人士同样存在对食物的选择放松警惕甚至严重违背规则的情况。因为他们觉得，即使吃了某些垃圾食品，也不会影响身体成分。在这里我要再次强调：摄入营养并不只是为了让你看起来好看，它与你的健康息息相关。仅仅因为自己可以很快地把热量消耗掉就大吃特吃垃圾食品，并不是明智的做法。如果你非要这样做，那么轻则限制你的发展，重则损害你的健康。

身体类型与代谢型态

在经典的评估体系中，"体形"主要指的是身体的外部形态，也就是你可以通过照片或卷尺进行评估的部分；"代谢型态"涉及的是发生在身体内部的生物化学过程。现在，全新的身体类型分类系统则把体形和代谢型态融合在一起。例如，内胚型人士不仅有圆润的外形，他们的代谢型态也使得他们天生容易储存和保持多余的体脂。

处理碳水化合物并管控血糖的能力是内胚型人士需要考虑的最重要的因素。人体管控血糖的能力差别很大。这种能力极差的人就会成为糖尿病患者；能力中等的人会有代谢综合征，一些人被称为"糖尿病前期患者"；即使能力处于正常范围的人，也会存在不同程度的碳水化合物不耐受现象。

代谢型态的不同可以解释，为什么有些人适合高碳水化合物、低蛋白质、低脂肪饮食，而另一些人则对高蛋白质、高脂肪、低碳水化合物饮食感觉更好，并能依靠这种饮食变得更瘦、更健康。

尽管代谢特征多种多样、异常复杂，但是在本书中，我把它们简单地归结为两个问题：你对碳水化合物耐受还是不耐受？如果你对碳水化合物不耐受，不耐受的程度有多高？根据本章中的身体类型分类说明及训练和饮食指南，再结合本书后面提供的营养方面的信息以及与碳水化合物耐受度相关的误差试验，你很快就能了解自己的代谢特征。

确定你的身体类型

运动员和狂热的健身爱好者痴迷于身体类型分类系统已经有数十年了。然而，经典的谢尔顿分类系统存在一个致命的缺陷——它是一个基于遗传学建立的体系，并且它存在的前提是人类的身体类型从遗传角度看是不可改变的。现在我们知道，这种认知只是部分正确的。因为很显然，虽然一些遗传特征，比如关节大小和身高等，在我们成年之后是不会改变的，但我们的身体的确会因为训练、营养摄入以及生活方式的改变而发生变化。当代身体类型研究认为，你的身体外形不仅受遗传因素控制，还是行为和环境共同作用的结果。通过对营养、训练和生活方式的选择，你完全可以有目的地去改变它。这也是我的全新理念的基础。我们完全可以相信它，并利用它设定自己的终极目标：把柔软圆润的内胚型身体转变为精瘦、肌肉发达的中胚型身体。

一个人训练后的样子并不是判断他身体类型的可靠依据。那些遗传天赋不够理想但是训练效果很好的健美运动员间就流传着这样一个笑话：“我训练得越努力，别人就越会认为我的遗传天赋好。”

当你停止训练后，你的肌肉增长趋势能继续保持（中胚型），还是会很快衰减（外胚型）？你的体脂率可以保持（中胚型或外胚型），还是会快速反弹（内胚型）？了解这些可以帮助你判断自己的身体类型，为自己量身定制能够取得最大收益的“燃烧脂肪，喂养肌肉”方案。

其实最根本的判断依据是你对训练计划和饮食计划的响应效果。如果你执行任何饮食计划或训练计划都能疯狂地增长肌肉、燃烧脂肪，那就证明你的遗传天赋出众，你同时拥有中胚型的增肌能力和外胚型的燃脂效率。

我们的身体类型是天生的，但它并不能决定我们的命运。了解身体类型以及它存在何种倾向是非常有价值的。如果我们不能有意识地努力改变我们可以控制的要素——行为和环境——我们的身体就会永远停留在天生的状态中。

根据身体类型定制属于你的计划

现在，你应该对自己的身体类型有了相当清楚的了解。如果你仍然不确定自己的身体类型，也不用担心，因为你并不需要一次性搞清楚。比确定自己的身体类型更重要的是，你要明白自己是独特的，你的计划必须适合你的身体。只要你已经知道了自己应该追求什么，应该选择本书中的哪种计划并着手实施，那么每过一周，你都会比之前更清楚地了解自己。

如果你的计划不适合你，你的感觉会很糟。同样，如果你执行了错误的饮食计划和训练计划，你也会感觉糟糕。因此，一定要避免使用刻板的计划。在饮食和健身方面，大多数人相信只存在一种最好的方式——适合自己的方式。整齐划一的方法不可能适合每一个人。

是否量身定制计划决定了你是能取得卓越成效还是毫无成效。这一观点会贯穿本书的每一章节。当你对自己的身体类型有了全新的认识，并结合本书接下来的内容量身定制属于自己的计划时，你的个性化目标就会非常清晰。热量、蛋白质、碳水化合物、脂肪的摄入比例，以及进餐时间表、训练时间表和其他的一切，都将完美地为你服务。你会感到，它就像一套量身定制的西装一样，带给你巨大的舒适感与自信心。

承担责任

很多人一听到身体类型，首先就会关注他们是否继承了"肥胖基因"。其实，基因虽然决定了你发展的最终潜力以及燃脂的难易程度，但造成脂肪堆积的首要原因还是你的态度、行为和生活方式。科学研究证实，超重更有可能是后天形成的，而非天生如此。健康的生活方式完全可以抵消基因带来的相关风险。

大多数影响身体成分的因素都是完全可控的。无论你的身体是何种类型，遗传潜力如何，你都可以在以下方面不断努力，从而获得提高。

你可以掌控的因素

- 食量
- 吃什么
- 什么时候吃
- 做哪种类型的运动
- 训练频率
- 每次训练多长时间
- 训练强度
- 整体生活方式
- 你和谁交往并受哪些人影响
- 你的精神状态

事实上，如果你不够健康、不够健美，或者你有太多的体脂，负有最大责任的人就是你。如果拒绝承认这一点，那你将永远无法发挥自己的全部潜力。如果你想减掉脂肪，并永久性地改变自己的身体，那么第一步就是要从现有基础出发，担负起 100% 的责任。

当你没有得到想要的结果时，最容易发生的事情就是推卸责任，比如找"我的遗传潜力就是如此"或"我的代谢率低"之类的借口。但是，如果你不相信自己能够掌控自己的人生，并且可以对自己负责，你又如何改变自己的生活呢？

《人生思考》（*As a Man Thinketh*）的作者詹姆斯·艾伦（James Allen）写道："环境不会成就一个人，但能使人暴露在困难中。"我们不是单纯的环境或基因的产物，我们同样是自己的思想和信仰的产物。

积极的思想和积极的行动能够创造出积极的境遇，消极的思想、缺乏动力的行动以及错误的行动只会令你陷入消极的境遇。换言之，你对自己要做的事、要成为的人——包括内在和外在——负有全部责任。

利用现有的一切做到最好

了解身体类型并不意味着，如果你属于极端的内胚型人士，就要心甘情愿认输。你不能产生"我在遗传上处于劣势，所以压根儿没有尝试的必要"这种消极的想法。

接受你的身体类型并积极地改变自己的角色，这才是正确的做法。即使你没有奥运冠军的遗传天赋，也不要气馁。只要你愿意付出足够多的努力，就能克服几乎所有的障碍。无论你的基因如何，我都会帮助你凭借努力、决心、毅力以及积极的态度和行动完全改变自己。

美国加利福尼亚大学洛杉矶分校熊队已故教练约翰·伍登（John Wooden）曾说过："上帝有无穷的智慧，他故意没有让我们在身体类型、力量、外貌以及各种天资方面处于平等的地位。因为成功并不是要比其他人更好，而是一种内心的平静，是自我满足的结果。你知道自己已经付出了最大的努力，成为能力范围内最好的自己，这就是成功。"

不要试图比其他人更好，比过去的自己更好就够了。不要专注于比较，而应专注于自身的进步和提高。利用现有的条件做到最好，你就能每天自豪地面对镜子，并赢得一个真正的胜利者的自尊。

第二部分

制订减脂方案

第 4 章

测量你的身体成分

> 减重是一个错误的目标。你应该忘掉体重，专注于甩掉脂肪和增
> 长肌肉。
>
> ——威廉·埃文斯（William Evans）*

身体成分：肌肉重量与脂肪重量

或许情人眼里可以出西施，但我们仍然要正视这个事实：肌肉看上去的确比脂肪养眼。脂肪就像覆盖在肌肉表面的厚厚的一层保温材料，它消弭了每个肌群的线条和棱角，模糊了肌肉的形状，使身体显得臃肿不堪。

肌肉能够让你看上去坚实、有型和强壮，但拥有肌肉绝不仅仅是为了美观。强大的力量、完美的新陈代谢率和健康的身体，都与肌肉有着密不可分的关系。遗憾的是，绝大多数人都痴迷于称量体重，而对自己的肌肉含量漠不关心，这真是大错特错！

要知道，体重秤可不会告诉你，你的体重中有多少是肌肉的重量，有多少是脂肪的重量。绝大多数节食者认为，减重总能有积极的结果，而增重的结果通常都是消极的。他们没有想过，也许体重的增加或减轻都是由肌肉的增减引起的。他们更

---

*威廉·埃文斯：《生物标记：延长活性的 10 个关键因素》（*Biomarkers: The 10 Keys to Prolonging Vitality*）作者。

不会想到，体重秤上的数值可能会随着身体含水量的大小而波动，从而直接导致对结果的错误解读。

减重很容易，但是减脂并保证体脂率不反弹——同时还不损失肌肉——则非常具有挑战性。如果你只想减重，那我可以教给你如何在这个周末通过天然利尿剂和其他脱水方法成功减轻 10~15 磅（4.5~6.8 千克）。拳击手和摔跤手为了符合特定重量级的比赛要求，经常会这么做。但是，减小身体的含水量有什么意义呢？只要你恢复正常的饮食，体重马上就会反弹回来。

如果你想摆脱"减重—反弹—减重"这种过山车一样的游戏，首先就要停止对体重秤的迷信。其次，你要开始通过瘦体重和体脂率这两个指标来评估自己的进展。优先考虑身体成分而非体重一开始可能很难，但对你取得持久的成功至关重要。

为什么理想体重表总是误导人？

确定自己的理想体重或健康体重的最老的方法之一就是使用身高 - 体重表，即根据你的身高查找或计算出你应有的体重。这些表格在今天仍然很受欢迎，被广泛用于保险公司、医院、运动队和军队中，但它们具有很大的误导性，因为没有考虑身体成分。

根据身高 - 体重表，一位身高 5 英尺 8 英寸（1.73 米）、重 200 磅（90.7 千克）的男性健美运动员会被误判为"超重"，即使他的体脂率不到 10%，拥有 6 块腹肌和完美的健康状况。同样，一位体重 115 磅（52.2 千克）的女性，其体脂率为 33%；一位 172 磅（78.0 千克）的男性，其体脂率为 27%，但从身高 - 体重表看，他们的体重都在可接受范围内。只有考虑到身体成分，他们才会意识到自己过度肥胖、身体并不健康。

体重轻但体脂率高的人通常被称为"瘦胖子"。这可能是健身界的俚语，但确实反映了真实的情况。一些医学研究人员口中的"正常体重肥胖"，以及一种被称为"少肌型肥胖"的流行病，说的其实都是这种情况。这种人肌肉量非常小，以至于十分虚弱，有些根本无法正常活动。他们非常容易患骨关节炎等退行性疾病，容易出现代谢失调，早逝的概率也较其他人更高。

肌肉减少是一个很严重的问题。如果你不进行预防，随着年龄的增长，你会损失越来越多的肌肉。近些年来，肌肉减少症一直是社会关注的焦点，因为健康护理专业人士非常担心这种疾病会严重影响老年人的生活品质。

那些认为力量和肌肉对健康不重要的人应该保持警惕。众多的实例告诉我们，减重和减脂是完全不一样的，超重和体脂过多也不是一个概念。理想体重和理想身体成分之间存在巨大的差别，所以身高 - 体重表不可能告诉你真正理想和健康的体重究竟是多少。

无效的体重指数

体重指数（BMI）是另一个经常被用来判断人们是否超重或肥胖的指标。这个指数是通过一个简单的公式计算出来的：体重（千克）除以身高（米）的平方。这一指标体系认为，如果你的体重指数超过 25，你就算超重；如果超过 30，就算肥胖。

推崇体重指数的人认为这个指数与身体成分相关，相比单纯的体重，可以更好地衡量人们的健康状况。事实上，体重指数只是一个大众可以接受的筛查工具，对大多数人来说，它其实和身高 - 体重表一样，具有很严重的误导性。

一个体脂率处于高度危险水平的"瘦胖子"，其体重指数可能只在 19~22 之间，仍然处于"健康"范围。而一个典型的健美运动员或力量型运动员，其体重指数可能高达 30，处于"高危"范围。这两种判断，都完全忽略了人的体脂水平和身体健康状况。如果用体重指数判断，几乎所有的美国橄榄球联盟队员都超重，很多"奥林匹亚先生"都"病态肥胖"，因为他们的体重指数高达 40。这时被忽略的事实是，他们身上可能连 1 盎司（28.3 克）可见的脂肪都没有。

下面以我自己为例，看看会得出什么结论。作为一名健美运动员，我的身高为 5 英尺 8 英寸（1.73 米），最重时我有 201 磅（91.2 千克）。我们把这些数值填入体重指数的计算公式可知，我的体重指数为 30.5（$91.2 \div 1.73^2 = 30.5$）。

体重指数高达 30.5，说明我存在严重的健康风险，必须减掉一些肥膘。但事实并非如此，因为我的体脂率很少超过 10%。

"塑身美国"是由 C.埃弗里特·库普（C. Everett Koop）博士发起的一项反肥胖运动。他在多年前曾发文指出，体重指数误导了 1/4 的美国人，而且并不适用于运动员，因为他们和普通人相比，拥有更低的体脂率。

即使你只是一个普通的健身爱好者，并不打算参加力量型比赛或健美比赛，也可以忘掉体重指数，扔掉身高 - 体重表，因为评估体重和健康状况以及记录自己的进展最理想的方式只有测量体脂率。

测量体脂率：衡量减脂进展最理想的方式

要称体重，但不能仅仅称体重，还要测量体脂率。只有这样，你才能回答两个关于身体成分的重要问题：

① 你的体重中有多少是脂肪的重量？

② 你的体重中有多少是瘦体重？

另外一个需要每周测量体脂率的原因是，你可以借此监控自己的进展，并持续获得营养、训练对身体造成的影响的反馈。你需要跟踪和记录的，是真正重要的数据——燃烧的脂肪和增长的肌肉的多少——而不仅仅是体重秤上的数值、体重指数和其他人为你制订的所谓的理想目标。

很多人每周花很多时间训练，却没有什么效果，而且他们对此毫无察觉！他们错把过程当成结果，处于空转状态（消耗了热量但毫无效果）或南辕北辙（减了体重但没有减少脂肪）而不自知。正如在《高效人士的 7 个习惯》（*The 7 Habits of Highly Effective People*）一书中，斯蒂芬·R.科维（Steven R.Covey）指出的那样，"很多人每天都在攀登成功的阶梯，结果却发现把梯子靠在了错误的墙上"。

测量体脂率可以确保你向着正确的方向前进——它会引导你获得更好的身体成分，而不仅仅是减重。

体脂的平均水平

不同性别、不同年龄的人，其体脂水平是不同的。普通女性的平均体脂率约为 23%，普通男性的平均体脂率约为 17%。女性的激素水平和生育遗传学特点决定了她们的体脂率比男性至少高出 5%。但无论男性还是女性，其体脂率都会随着年龄的增长而增高，瘦体重会变得越来越轻。

塔夫茨大学的吉恩·梅耶（Jean Mayer）以及美国农业部老龄化人类营养研究中心主任——威廉·埃文斯博士认为，普通人在 20 岁以后每 10 年都会损失 6.6 磅（3.0 千克）瘦体重。普通男性大学生（20 岁）的体脂率约为 15%，而久坐型中年男性的体脂率可能为 25% 甚至更高。瘦体重的损失速度在 45 岁之后会逐渐加快。随着年龄增长，绝大多数人尽管没有出现明显的体重变化，但其脂肪比例会增大；随着脂肪的堆积，肌肉则会相应萎缩。

理想的体脂率是多少?

请记住,刚才我提到的体脂率只是平均水平的,而不是理想水平的。富有传奇色彩的篮球教练约翰·伍登曾经说过:"平均水平意味着你距离最差和最佳一样近。"如果你的目标仅仅是达到平均水平,那你永远不可能达到卓越的水平。请认真想一下:当 2/3 的人都超重或肥胖时,平均水平能有多好?

从统计学角度来看,我们只能说一个体脂率为 25% 的年轻女子处于平均水平,但绝不能说 25% 是理想的体脂率。25%,更像一个及格的分数。对女性来说,理想的体脂率应为 16%~20%;对男性来说,这个数值应为 10%~14%;对运动员来说,理想的体脂率可能更低,具体数值取决于他们参与的体育项目(参见表 4.1)。获得理想的体脂率需要付出努力,但付出这样的努力是任何人都可以做到的,这样的目标也是任何人都可以实现的。

表 4.1　运动员的体脂率

运动员类别	男性体脂率	女性体脂率
中长跑运动员	5%~10%	10%~16%
精英级马拉松运动员	3%~5%	9%~12%
短跑运动员	5%~12%	12%~18%
跳高运动员和跨栏运动员	6%~13%	12%~20%
奥运会体操运动员	5%~8%	11%~14%
健美运动员(赛季)	3%~5%	9%~12%
健美运动员(休赛期)	6%~12%	13%~18%
橄榄球运动员(跑锋、接球员、后卫)	7%~9%	/
橄榄球运动员(锋线球员)	16%~19%	/
足球运动员	7%~12%	10%~18%
棒球 / 垒球运动员	10%~14%	12%~18%
职业篮球运动员	7%~12%	10%~16%
摔跤运动员	4%~12%	/
越野滑雪运动员	7%~13%	17%~23%
网球运动员	10%~16%	14%~20%
游泳运动员	6%~12%	10%~16%

每个人的体脂率都不同，但如果处于最佳水平，你看上去就会很瘦，身体看上去就像没有脂肪一样。如果你想获得《男士健身》杂志中的模特或健美运动员那样的身材，就必须在最佳水平的基础上进一步减少体脂。当体脂率低于 10% 的时候，绝大多数男性的肌肉线条，包括腹肌的轮廓，都会更加明显。女性在进入青春期时，肌肉的轮廓也有机会变得较为明显。

没有谁规定人随着年龄的增长注定要变胖，但在普通人（非运动员）中，老年人的确有更高的体脂率。考虑到这一点，表 4.2 给出的是某个范围，而非数值。这样在设定个人目标时，年轻人可以参考数值范围内的下限，年龄较大的人则可以参考上限。

表 4.2　体脂率水平

体脂率水平	男性体脂率	女性体脂率
竞赛级（肌肉线条明显）	3%~6%	9%~12%
非常瘦（极好）	<10%	<16%
精瘦（好）	10%~14%	16%~20%
令人满意（适中）	15%~19%	21%~25%
需要改进（差）	20%~25%	26%~30%
需要大幅改进（非常差）	26%~30%	31%~40%

低体脂率固然是很好的炫耀资本，但真正有意义的不是一味追求极低的体脂率，而是追求健康和令你满意的体形。

上表中的体脂率可以帮助你设置初始目标，还可以成为你长期追踪健身成果的依据。你应专注于提升自我，而非关注某些无谓的数值。

你的体脂率应该降到多低？

对竞技健美运动员和马拉松运动员这样的耐力型运动员来说，男性的体脂率可低至 3%~4%，女性的体脂率可低至 9%~10%。如今，人们对精瘦体形的痴迷以及体形塑造方面的乱象，难免让我们对将体脂率降到很低水平的安全性产生怀疑。的确，精瘦比肥胖健康一些，但长期追求极低的体脂率仍是不健康或不现实的，对女性而言尤其如此。

许多试图把体脂率保持在 10%~13% 甚至更低水平的女性都遇到了健康问题：她们的月经周期和生殖系统出现紊乱，骨密度降低了。随着年龄的增长，她们患骨质疏松症的风险会更高。

对一些运动员而言，在赛季使体脂率降到极低本身就是比赛的一部分。但是，使用极端饮食法以获得或维持极低的体脂率是不可取的，因为大部分问题就是在这一过程中产生的。通过周期性调整训练和饮食，使体脂率在"精瘦"水平和"竞赛级"水平之间有规律地变化，这种方式更健康，也更合理。使用这种方式的话，典型的女性健美运动员可以在全年的绝大多数时间里保持非常精瘦的体形和健康的体脂率——14%~17%，而且其体脂率在赛季可以进一步降低。男性健美运动员的体脂率在赛季可降至 3%~5%，在休赛期则可恢复到 8%~10%。

你可能听说过"零体脂"这一说法，但体脂率降到 0 根本不可能，因为储备一定量的脂肪是身体正常运转所必需的。必要的脂肪储备对储存能量、保护器官以及减少热量损失都是至关重要的。神经、脑、骨髓、肝、肺、心脏、腺体以及其他身体器官和组织都需要这种必要的脂肪储备。对女性而言，必要的脂肪还存在于乳房和子宫中。因为有与性别相关的特殊的脂肪储备，所以女性的体脂率至少要达到 10%，而男性的体脂率低至 3% 是可以接受的。

最流行的身体成分测量方法

体重秤、卷尺和镜子都是有效的工具，但只靠它们是不够的。为什么这么说呢？毕竟对自己的外形感到满意才是我们真正关心的，不是吗？是的，但问题在于，你照镜子的时候，很难看出自己每天或每周的变化，因为它们发生得十分缓慢，照镜子看自己跟你盯着青草看它生长的感觉差不多。对绝大多数人来说，客观评价自己的减脂进展是很困难的。你很难像别人那样轻易地发现自己身体的变化。正因为如此，你才需要一个客观的、准确的、科学的方法来判断自己的身体成分。

测量体脂率有很多种方法，接下来我会给你提供一些建议。有些方法很简单，而且花费不高，你自己或找个帮手在家就可以测量；有些方法则需要使用高科技仪器或寻求专业人士的帮助。专家们总是热衷于争论哪种方法最准确，但在衡量利弊之后，我认为你会同意，为了我们的目的——衡量每周取得的进展——采用皮褶厚度法是最简单和最实用的。

皮褶厚度法——"捏起 1 英寸"测量

你在选择测量体脂率的方法时，肯定会喜欢实用、实惠、操作简单和可重复使用的方法。皮褶厚度法符合以上所有要求。下面我就来介绍具体的操作方法。

身体中的大部分脂肪都储存在皮肤下，以这种形式储存的脂肪被称为皮下脂肪；有些脂肪和器官密不可分，存在于器官内部或器官周围；还有些脂肪藏在肌肉组织内部，被称为肌内脂肪。通过在多个部位捏起皮肤和皮下脂肪，使其形成褶子来测量体脂含量，可以准确地估算身体的体脂率。

找一个技术熟练的人，比如运动理疗师或经验丰富的私人教练，为你测量体脂率是最理想的。当然，朋友、家人或训练伙伴也可以帮你测量，但你要知道，掌握测量技术需要一个过程，测量者的技术越熟练，测量的准确性就越有保障。

这种测量方法需要使用一种叫作"皮褶厚度测量仪"的工具。这种工具有很多种品牌，"朗格"（The Lange）、"哈彭登"（Harpenden）和"天空指数"（Skyndex）等都是最常见、最精准的，但价格不菲。例如，带有电子显示屏的"天空指数"牌测量仪，其价格从 150 美元（约 1000 元人民币）到 450 美元（约 3100 元人民币）不等。

如果你的家人可以为你测量，我建议你使用"斯利姆"（Slim Guide）牌卡尺，因为它是为数不多的既便宜（20 美元以下，约 130 元人民币）、读数又相当准确的测量工具。

在测量皮褶厚度时，你要选择多个部位顺次捏起并测量。测量仪的卡钳夹住皮肤和皮下脂肪形成的褶子后，会以毫米为单位测量其厚度（褶子越厚，就说明脂肪越多）。结合这些测量结果，查询测量仪附带的"体脂评估表"，就可以得出结果。这个表格能帮助你把皮褶厚度的测量值转换为相应的体脂率。数字化测量仪，比如"天空指数"和"准确测量 - 脂肪追踪"（Accu-Measure FatTrack）等品牌的，可以自动累加测量数据并得出结果。

有多种用于皮褶厚度测量的转换公式，其中的绝大多数都要求你在身体上选择三四个不同的部位进行测量。有些公式甚至需要测量 11 个部位的皮褶厚度。标准的皮褶测量部位包括腹部、上髂骨（髋部）、肱二头肌、肱三头肌、胸部、肩胛下方（上背部）、大腿、腋下（腋窝下方）和小腿。选择 3 个或 4 个部位进行测量是最常见的，足以得到精确的结果。

有些人担心，如果他们的大部分脂肪分布在下半身，而测量皮褶厚度时选择的部位都在上半身，会影响结果的准确性。其实，不用过于纠结你选择什么部位进行测量。皮褶厚度转换公式会给你提供整体体脂水平的准确评估，哪怕你只选择了1~4 个测量部位，哪怕这些测量位置都位于上半身。

自我皮褶测量：如何自己在家里测量

"准确测量"牌皮褶厚度测量仪是专门为人们在家里测量体脂率而设计的。如果你购买了这种测量仪，一切就会变得非常简单。你可以捏起髋骨（上髂骨）处的皮褶进行测量——因为这个部位很容易摸到，无须他人帮忙——然后利用测量仪附带的"体脂评估表"，将读到的以毫米为单位的数值轻松转化为体脂率。这种测量仪最大的优势是使用方便，另外一个优势是价格低廉。它的零售价低于 20 美元，而且在很多网站都可以买到。

自行测量时，测量结果的误差通常比较大；如果你是个新手，误差会更大。但这种测量方法肯定是没有问题的，研究结果已经证明了这一点。一篇发表在《力量和体能研究杂志》（*Journal of Strength and Conditioning Research*）上的研究报告证实，"准确测量"牌测量仪的准确度与一位专业人士使用专业测量仪测量 3 次的准确度是一样的。

如果你无法使用其他测量方法，那么"准确测量"牌测量仪的出现对你来说绝对是巨大利好。哪怕你无法确定自己最初测得的体脂率是否准确，但多次自测的结果至少可以告诉你，你的体脂率是否在下降。只要你看到皮褶的厚度减小了，就说明你正走在正确的减脂道路上！

关于不同类型的体脂测量仪的更多细节，以及在哪里可以买到它们，请访问我的网站。

皮褶厚度测量的准确性和一致性

对体脂率在 15%~35% 的人而言，皮褶厚度测量的结果会非常准确；对体脂率超过 35% 的人而言，测量结果的准确性会有所下降；对精瘦的人而言，这种测量方法可能是最准确的（多部位测量对很瘦的人来说更为可取）。当然，这一切的前提是：进行皮褶厚度测量的是经验丰富的人。

皮褶厚度测量技术需要大量练习才能掌握。这种方法最大的问题源自测量部位选择不恰当或捏起皮褶的方式不恰当（比如，在应该竖直捏皮褶的时候却水平地捏起皮褶）。

测量仪和皮褶厚度转换公式的种类多种多样，你在测量时，记得每次都要使用相同的测量仪以及相同的计算公式，并请同一个人为你测量。

即使是最熟练的测量者给出的测量结果也会存在 3%~4% 的误差。不过，就算皮褶厚度测量的结果是 12%，而你的真实体脂率是 15%，那又有什么关系呢？在这种测试里，准确性永远没有重复测量的一致性重要。只有保证了每次测量的一致性，你才能通过测量结果有效地跟踪和记录自己的进展。在下一章中，你将学到更多追踪和记录进展的方法，但是现在，我们还需要快速浏览一下其他体脂率测量方法。

其他体脂率测量方法

皮褶厚度法是目前最受欢迎的体脂率测量方法，也是我在本书中优先推荐的。然而不可否认，还有很多其他的测量方法为人们所用。在这些方法中，有些运用了高科技，结果非常准确，但是不够方便；有些比皮褶厚度法更为方便，可是准确度不够。但不管怎样，我仍希望你有机会了解所有方法。以下就是最受欢迎的替代方法。

生物电阻抗法

肌肉因为高含水量（80%）而具有很高的电导率，脂肪因为低含水量（15%）而具有较低的电导率以及绝缘效果。生物电阻抗法（BIA）就是通过测量身体组织的电导率来判断体脂率。

传统的电阻抗测量需要把电极连接在人的右手腕和右脚，弱电流会流经整个身体以测量肌肉、骨骼和脂肪产生的阻力。我们通过电阻抗的数值就可以确定体脂率了。

只要测量程序正确，生物电阻抗法就是一种相当可靠和有效的测量身体成分的方法。但如果你摄入了酒精、咖啡因，或因为运动等原因大量出汗，那么结果就会有误差。

最受欢迎的体脂秤是百利达（Tanita）公司生产的。最受欢迎的脂肪测量仪是欧姆龙（Omron）公司生产的。这些体脂秤和脂肪测量仪均采用生物电阻抗分析技术，但与需要把电极连接在手脚上的传统测量仪器并不完全相同。

使用体脂秤的优点是能够自己在家测量，从便捷性和易用性方面来说，这是其他很多方法无法比拟的。虽然从理论上讲，这些与手脚连接的生物电阻抗设备得出的数据应该更为准确，但目前还没有足够的证据支持这一观点。因此，你在享受便捷的同时，有可能得到不太准确的结果。

如果你决定使用体脂秤，请务必遵守测量原则，比如每天要在同一时间测量等。我曾听本书的很多读者和会员反映，他们早上的测量结果与晚上的测量结果之间存在 5% 的差距。

所以说，如果你认为体脂秤能够为你提供准确的测量结果，那么你可以选择使用它。但如果你看到大幅波动和奇怪的读数，也请不要惊讶。

综合考虑各种优缺点，我个人认为对家庭测量来说，体脂秤只能作为位列皮褶厚度测量仪之后的第二选择。

水下测重法

在水中脂肪漂浮，肌肉下沉——这个简单的事实就是水下测重法的理论依据。水下测重法一直是被其他体脂率测量方法参照和比较的标杆。然而，浸入水中测量并不方便，你必须去医院或大学的研究中心才能完成这一测量。而且，这种测量方式费用昂贵，除非你为一些大学的运动科学研究项目做志愿者。所以综合考虑，水下测量法并不太实用，不过偶尔这样测量一下还比较有趣。

空气置换法

空气置换法运用了空气体积置换的原理。受试者坐在一个鸡蛋形的玻璃纤维测试仓里，对着一根管子呼气，计算机就会把其身体成分的结果打印出来，数据包括瘦体重率和体脂率。

一些研究表明，空气置换法有潜力成为另一种有效测量体脂率的方法。然而，这种方法目前更多地应用于超重者和肥胖者，并未在所有人群中得到充分的应用和验证，所以说它具有潜力为时尚早。而且，实践表明，如果你的身材属于运动型、肌肉型或你本身已经很瘦，那么空气置换法可能会略微高估你的体脂率。

目前空气置换法更多的是被健身会所、运动医学机构和大学使用，每次检测的费用在 25~75 美元。

围度测量法

你可能在互联网上见过相关的公式或计算器，只需你用卷尺测量身体上的一个或多个部位的围度，然后将它们与身高和体重一起代入公式或输入计算器，就可以马上得到一个体脂率估值。"海军公式"应该是其中最受欢迎的公式之一。

不可否认，卷尺虽然并不能直接测量体脂率，但依靠它得出的测量值与体脂率之间存在很大的相关性，而且它使用简便、价格低廉。不过，与皮褶厚度法和水下测重法相比，围度测量法可能存在更大的误差。如果你没有机会选择其他的测量方法，或者只想得到一个大概的体脂率，那么可以考虑使用围度测量法。

这里需要注意的是，你的腰围和体脂率之间有较强的相关性。如果你因为各种原因无法测量体脂率，那么至少应该测量一下体重和腰围。如果你的腰围变小了，你身体里的脂肪通常也减少了。

腰围是一个很重要的健康指标。相比存在于四肢的脂肪，储存在腹部的脂肪更加不健康。腰围大是新陈代谢综合征的症状之一，也是糖尿病的前兆，同时与心脏病和中风密切相关。

如果你是男性，腰围超过 40 英寸（101.6 厘米），或者你是女性，腰围超过 35 英寸（88.9 厘米），那你患上述疾病的风险就比较高。

双能 X 射线吸收测量法和其他体脂率测量方法

要点速览

看完这些你还是无法确定选择哪种体脂率测量方法吗？那我推荐你优先选择准确度较高的皮褶厚度测量法。没有可用的测量仪器或者不需要十分准确的测量结果？那你可以使用卷尺测量腰围，然后根据计算公式做出判断。

当然，无论你选择使用哪种方法都要明白，减重和减脂完全是两回事。

还有其他一些在实验室里非常有用的高科技体脂率测量方法，它们的结果非常准确。双能 X 射线扫描检查一般只能在医院完成，被测者每次需要平躺 20 多分钟，并支付 100~250 美元的费用。虽然很多专家把双能 X 射线吸收测量法（DEXA）当作新的黄金标准（也被用来分析骨密度），但问题在于，这种方法使用不方便而且费用高昂，并不适合家庭使用和个人的每周结果追踪。

如何计算脂肪重量和瘦体重？

体脂率本身只是一个数值，了解体脂率的真正意义在于监控你的身体成分以及每周取得的进展。一旦了解了自己的体脂率，下一步就是计算你的身体含有多少脂肪和多少肌肉，然后你才可以从总体重、脂肪重量和瘦体重这三个维度了解自己的进步情况。

瘦体重是你所有身体组织的重量减去脂肪重量后的重量。它不仅包括肌肉的重量，也包括骨骼以及其他不含脂肪的身体组织的重量。由于肌肉的重量是瘦体重的最大组成部分，因而监控瘦体重的变化可以告诉你究竟是增长了肌肉还是损失了肌肉。监控瘦体重是进行体脂测量最重要的目的，也是最有意义的事情。

要计算瘦体重，你需要知道两个数值：你的总体重和体脂率。首先，用你的总体重乘以体脂率，得到脂肪重量；然后，从总体重中减去脂肪重量，得到瘦体重。

举例：

总体重 194 磅（88.0 千克）

体脂率 18%（0.18）

用体脂率乘以总体重得到脂肪重量：

0.18×194 磅 =34.9 磅（15.8 千克）

用总体重减去脂肪重量得到瘦体重：

194 - 34.9 =159.1 磅（72.2 千克）

确定理想体重的简单方法

你已经了解了体脂率的重要性，并且看到了体重指数和身高 - 体重表里的陷阱，如何才能知道自己的理想体重是多少呢？

首先，不要介意你的体重是多少。如果你只有坚实的肌肉，没有一点儿多余的脂肪，并且你对自己在镜子中的形象感到满意，那么你还需要介意自己的体重吗？

不过，除了设定体脂率的目标，再设定一个体重目标，仍是明智之举。为了知道理想的体重，你需要知道目前自己的总体重、瘦体重、体脂率以及你的目标（理想的）体脂率。

输入你的瘦体重（LBM）_____

选择你的目标体脂率（TBF）_____

用 1 减去你的目标体脂率（1 - TBF）_____

用你的瘦体重除以上一行的得数，得到你的理想体重_____

• 理想体重的计算公式：瘦体重 ÷（1 - 目标体脂率）。

• 用小数表示体脂率（如 0.15 = 15%）。

• 如果需要考虑潜在的水分损失带来的影响，你可以从得到的理想体重中减去 2%~3%。

下一步：跟踪进展情况

现在你已经对身体成分及其重要性有了非常深刻的了解，可以进入实践层面了。当你开始执行饮食计划和训练计划并跟踪自己的进展时，你就真正开启了燃烧脂肪、喂养肌肉的旅程。

只需对总体重、体脂率和瘦体重进行几周的跟踪记录，你对自己身体的了解程度就能超过多年纸上谈兵的结果。老话说得好，一次准确的测量胜过成千上万位专家的建议。记录结果、用图表分步记录自己的进展、进入良性的反馈循环，将保证你永远不会失败。在下一章中，你可以开始这一尝试。

第5章

跟踪进展：让你立于不败之地的反馈循环系统

你要明白，压根就没有失败这回事。牢记这一点，你就会实现你所有的梦想。

——韦恩·W. 戴尔（Wayne W. Dyer）*

延迟获得并非对生活的剥夺

那是 5 月一个阴沉多云的星期四，我准备乘坐下午 4 点 45 分起飞的波音 757 客机，从纽瓦克飞往旧金山。我找到座位坐下后等待起飞，并期待在加利福尼亚州北部度过轻松的一周。4 点 45 分到了，但是飞机没有起飞。4 点 55 分，机长的声音通过麦克风在机舱里响起："纽瓦克市东部出现了 4~5 级雷暴天气，风暴前锋正在朝我们前进。暴风将达到龙卷风级别，我们不得不原地等待风暴过去。"于是，我们坐在飞机里等待了将近两小时，飞机外是肆虐的狂风暴雨。

6 点 30 分左右，暴风雨过去了，飞机开始在跑道上滑行。由于所有的飞机都在排队等候，我们的飞机滑行缓慢。晚上 7 点，我们终于起飞了。由于有湍流，飞

---

* 韦恩·W. 戴尔：《你相信的时候就可以看到：通往个人转变的道路》（*You'll See It When You Believe It: The Way to Your Personal Transformation*）作者。

机上升的过程很颠簸。有些乘客晕机了，还有些乘客看上去有点儿慌张。大约 5 分钟后，气流稳定了，飞机开始平稳飞行。

很多乘客不知道的是，即使起飞了，飞机也并非一直处于飞往旧金山的航线上。每当系统显示飞机偏离航线，飞行员都会做出小幅调整，使飞机重新回到正确的路线上。在 6 小时的旅程中，这一过程一直在重复。虽然不可能通过观察窗外的景物意识到这一点，但我知道这一切正在发生，因为我明白反馈系统是如何起作用的。

你看，即使拥有最精密的导航系统，飞机到达目的地的过程也不可能完美，飞行路线总会出现一定的偏离。这时，各种反馈系统，比如雷达、无线电导航台、地理地标、航空图标、导航设备等就会发挥自己的作用。它们能发现微小的路径变化，并告诉飞行员（或者自动驾驶系统）调整飞机的航向。

如何利用反馈系统跟踪进展并确保成功？

燃烧脂肪的过程和飞机的起飞与飞行的过程非常相似。有些人需要很长时间才能飞离地面，但他们要不没有耐心等待暴风雨过去，要不在达到起飞速度之前就放弃了；有些人成功离开了地面，但一旦遇到任何湍流，就会立刻放弃飞行并选择着陆；还有些人本可以舒服地飞往目的地，却在偏离航线的几分钟里选择了放弃，而非适当地调整方向。

这些人都犯了相同的错——把暂时的结果解读为彻底的失败。他们认为自己已经失败了，所以选择放弃。想象一下，如果飞行员一遇到延误、湍流或者轻微的偏离航线就选择放弃，那恐怕这世界上没有几个人能乘坐飞机到达目的地了！所以说，成功的关键始于心理重构。

没有所谓的失败——只有反馈和结果

普赖斯·普里切特（Price Pritchett），《量子跃迁策略》（The Quantum Leap Strategy）一书的作者认为，一些看上去会失败的事情实际上能够取得进展。他说："所有失败的事情都发生在半途：你不可能在不弄脏厨房的情况下烤好蛋糕，只做了一半的外科手术看上去就像发生在手术室里的谋杀案。"

如果你在努力一周后测量体脂率，发现它没有发生变化，那也不代表你已经失败了，而只说明产生了一个普通的结果。只要你有目标，并且每天都在采取有效的行动，那么无论产生什么样的结果，这些结果都属于"表现反馈"。它可能不是你想要的结果，但仍然是有价值的反馈——你至少已经排除了一种行不通的方法。

如果你想得到不同的结果，那就应当尝试不同的方法。"疯狂"意味着一遍又一遍地做同样的事情却期待产生不同的结果。托马斯·爱迪生（Thomas Edison）做了上千次试验才发现了一种能够在电灯泡内持续发光的灯丝材料。当被问及失败那么多次是什么感觉时，爱迪生说："我并没有失败，我只是发现了10000种行不通的方式。我也不会气馁，因为每排除一种错误的尝试，都意味着向前迈进了一步。即使某件事情的发展超出了预计的范畴，也不意味着它就是无用的。"

在按照本书中的计划执行的每一周，你都会得到某种结果。如何解读这些结果，将决定你能否达成目标。就像训练有素的飞行员和伟大的爱迪生那样，你需要收集和反馈信息，并适时根据反馈调整路线，注意自己是否正朝着正确的方向前进。

不会失败的减脂方法

我开发了一种包含7个步骤的系统方法来帮助你切实地实现目标。因为这个系统具有自我修正属性，所以你只有停止使用它才会失败。把它想象成你的"导航系统"，跟随它的指引前进吧！以下就是7个步骤的具体内容。

1. 了解你想要的结果，设定精准的目标

设定你的目标是通往成功的第一步。但是只说你想减肥，那肯定是不够的。设定目标是一门科学，包括了解你具体想要得到什么、需要什么时候达成目标以及你在达成目标时看上去如何等等。你将在第6章中读到这些内容，现在你只需要知道，除非你有一个明确而具体的目标，否则你从本书中学到的知识都难以发挥作用。东一榔头西一棒地尝试运用各种技巧和策略，最后难免一事无成，因为你没有写下具体的目标，并从中得到方向、决心以及动力。

2. 了解你的起点

只知道想要去哪里还是不够，你还需要知道自己现在所处的位置。只有这样，你才能从起点开始规划一条合理的路径。一旦写下了自己的目标，下一步就是采取客观的测量方法，也就是使用你在第4章中学到的方法，测量体脂率、总体重、脂肪重量和瘦体重。获得这些数据后，你要立刻把它们写在"燃烧脂肪，喂养肌肉"

进度记录表里。你可以在本书的"附录"中找到进度记录表（也可以登录 www.burnthefatfeedthemuscle.com 网站下载免费的交互式电子版表格）。

3. 制订行动计划

选择行动计划的最有效的方法就是模仿那些已经实现了你想要达成的目标的人。制造汽车并不需要你重新发明车轮，你只需将已经存在并得到认可的车轮拿来用就可以了。要学会获取前辈留下的知识和经验，并从他们的错误中吸取教训。找到成功的榜样，做他们做过的事情，你就会得到相似的结果。试错是一个长期和痛苦的过程，向专家学习是一条可以减少痛苦的捷径。

为了实现目标，你必须明智地选择你的榜样。如果你想永久地减去脂肪，就不要模仿 95% 的人，因为他们减肥的最终结果是体重反弹。那你应该选择谁为榜样呢？那些掌握了健康地燃烧脂肪和增长肌肉的方法的人，那些健美运动员和健身爱好者，应该是符合要求的最佳人选。

当然，模仿也存在局限性。没有谁能保证每个人都能成为世界级健美运动员或世界冠军，因为每个人的遗传潜力是不同的。模仿的价值在于，能够使用一种已经被证明有效的方法，帮你在最短的时间内挖掘自己的遗传潜力并达到其上限。它可以让你绕开不必要的试错过程，快速达到最佳水准。

减脂是有规律可循的，正如重力场和电场都有各自的规律一样。世界上最精壮的人群掌握了这些规律，你也可以掌握；他们遵循的基本原则，同样适用于你。但我们依然不能忽视的一点是，每个人都是独特的，所以你仍将不得不做一些试验，无论你选择的计划经过多长时间和多少人的检验。好在这样的试验不会太多。

一位大师级主厨使用相同的配方，一次次烹饪出获得大奖的菜肴——将经过多番尝试确定的各种原料以正确的数量通过正确的顺序在恰当的时机进行混合，就可以保证每次都做出美妙的大餐。本书中的方案就是保证你正确减脂的配方，它为你提供的是已经被世界上最精壮的运动员证明有效的计划。使用相同的配方，你同样可以获得成功。

4. 始终如一地推进计划

你可以拥有世界上最宏大的目标和最好的计划，但如果不付诸行动，你就不会取得任何成就。没有行动只有目标，是无意义的；没有行动支撑的信念是死的。不行动就达成目标，那只能是幻想。

付出代价才能取得成果。没有任何有价值的东西是不付出努力就能得到的。每天都要艰苦训练和有效行动，你才能逐渐接近你的目标。现在就把书放下，去健身房吧。努力付出，得到你应得的！

5. 发展感觉敏度以了解训练是否有效，有效就坚持下去

把计划付诸行动后，你需要发展你的感觉敏度以了解你的计划是否真的有效。"感觉敏度"是一个神经语言学术语，意思是你对身体最细微变化的察觉能力。总而言之，只要集中注意力，你的感觉敏度就会对你有所帮助。只要你一直在行动，一直在记录结果，犯些错也没关系。因为犯错也是一种学习的方式。不会犯错的人都是故步自封、永远不尝试新事物的人。

但是，如果你不想像有些人一样，10 年来在饮食和训练上犯同样的错却仍然不知道为什么没有取得成果，那你就必须比他们更聪明，必须在行动时集中注意力，否则就可能一遍又一遍地重复相同的错误。正如爱默生（Emerson）曾经说过的，"愚蠢的一贯性是渺小的心灵上的恶鬼"。

如果有人问"你的计划起作用了吗？"，而你回答"我不知道"，那么你肯定在行动时没有集中注意力，需要进一步提高感觉敏度。

你的计划要么有效，要么无效；你要么进步，要么退步，在原地踏步只是一种错觉。你必须把进展记录在表格中，并注意你的目标方向。如果方向出了错，你就要快速地做出改变！

健美运动员和从事相关工作的人是你最好的学习榜样，因为他们具有超出常人的感觉敏度。当饮食计划和训练计划发生变化时，他们会用自己不可思议的能力注意到身体最细微的变化。这使得他们很准确地判断出这种改变是否有效。如果没有这种能力，可能你的计划确实在发挥作用，但是你毫无察觉。更糟糕的情况是，你的计划并没有发挥任何作用，你却浑然不知！

感觉敏度是一门艺术也是一种技巧，但只要花时间练习，每个人都能获得。你只需知道自己要感觉什么，然后集中注意力就可以了。

最终，你要能了解自己的身体何时有何种反应，并根据反应调整饮食计划和训练计划。你必须自己成为专家。优秀的教练和训练员虽然对你有帮助，但没有人能够像你一样了解你的身体。一旦你锁定了某种成功的策略，并且正在向目标进发，就不要做出任何改变——保持你目前的状态，无论别人对你说什么。

6. 如果没有效果，就要及时尝试其他方法

你一旦意识到自己没有取得进步，就必须立即调整你的方法，但不要气馁。如果没有得到想要的结果，请记住：你并不是失败了，而是成功地获得了一个结果。只有当你放弃的时候，你才失败了。如果你发现所做的事情没有作用，就应该把它仅仅当作一种反馈、一个教训，然后尝试其他方法。在本书的其他部分，你将学到当事情没有像你计划的那样发展时，应该如何改变策略。当你进入平台期时，这些策略显得尤其重要。（第 18 章主要介绍突破平台期的策略。）

7. 灵活调整策略并坚持不懈

随时调整策略，指导自己达成目标。根据自己的需要，尝试尽可能多的方案。不要做你的训练伙伴、邻居或配偶要求你做的事，而要做自己需要做的事。

励志演说家和畅销书作者安东尼·罗宾斯（Anthony Robbins）讲述了他在研讨会期间遇到的一位因生意不好而非常沮丧的商人的故事。这位商人说他尝试了"所有的方法"，但没有一个方法起作用。

罗宾斯："你确定自己尝试了所有方法？"

商人："是的，我肯定已经尝试了所有方法！"

罗宾斯："告诉我你尝试过的最后 100 种方法吧。"

商人："我一共也没有尝试过 100 种方法。"

罗宾斯："那好吧，请告诉我你尝试的最后 50 种方法。"

商人："我也没有尝试过 50 种方法。"

罗宾斯："那告诉我你尝试过的最后 12 种方法。"

商人（变得有点儿尴尬）："我没有尝试过 12 种方法。"

罗宾斯："我记得你说自己尝试了所有方法。那么请告诉我，你到底尝试了多少种方法？"

商人（红着脸，缩回自己的座位上）："两三种吧。"

因此，不妨这样问问自己："我到底坚持了多久？"一定要诚实回答。你是否过早地放弃了？你是否第一次遇到困难就放弃了？你尝试了多少种训练计划和饮食计划？

如果最初的计划没有带给你想要的结果，你能够尝试的饮食计划和训练计划实际上是无限的。不要教条地使用计划，要灵活。要制订行动计划，但不要对第一个行动计划过于执着。你尝试的越多，给自己留出的进步空间就越大，成功的机会也就越多。

创造自己的方案或哲学

在自创截拳道的时候，李小龙致力于创造一种关于自卫和自我成长的哲学。他的方法包含 4 个简单的步骤：

① 研究自己的经验；

② 借鉴有用的理念；

③ 拒绝无用的理念；

④ 添加自己独有的认识。

李小龙解释说，既有方案只会限制自由，惯例只会压抑创造力和带来平庸……学习不仅仅是模仿，也不是积累和反刍既有知识的过程。学习是一个不断发现的过程，这一过程没有尽头。

小心那些刻板的计划和教条主义大师，他们通常会说："只有这一种方法，别无他法。"其实，并没有所谓的唯一的最好方法。通过阅读、研究和模仿专家，你可以快速掌握调节身体成分所需的所有普遍原则和规律，但一旦掌握了这些基本要点，你就必须通过行动、坚持、培养感觉敏度来创造自己的方案，像李小龙那样拥有自己的哲学。

你的个人方案将根据你独特的身体类型，以及你对各种饮食和训练计划的反应来制订。当你摒弃了所有僵化的方式和方法后，你就不会再受某种特定方式的束缚，而可以自由地发挥自己最大的潜力了。

获得反馈的 10 个指标

你得到的反馈越多，衡量结果的方式就越多，效果也就越好。有 10 个反馈指标可以衡量你的进展，但要记住，身体成分是最理想的衡量指标。

衡量进步的 10 个反馈指标

① 体脂率

② 皮褶厚度

③ 总体重

④ 瘦体重

⑤ 脂肪重量

⑥ 你在镜子中的样子

⑦ 新旧照片中你的变化

⑧ 卷尺测量的结果

⑨ 衣服尺寸和衣服的合身程度

⑩ 别人的意见

镜子和照片的确是有用的，但它们经过你的自我认知的过滤，有时仍会存在偏差。他人的意见也可以作为反馈，但前提是他们是诚实的。如果他们跟你关系非常好，不想伤害你的感情，就很有可能误导你。

衣服是否合身，特别是腰围是否合适，可以很好地反映情况，但你不要忘了，肌肉增长也会让衣服变紧。

因此，皮褶厚度测量仪和体脂秤结合使用，提供的反馈比较客观真实。

所有这些指标都有价值，但也都有局限性，所以你应该尽可能多地选择其中几个作为参考，多角度印证自己的成果。

如何使用进度记录表？

你的"燃烧脂肪，喂养肌肉"进度记录表的记录内容包括日期、体脂率、总体重、瘦体重、脂肪重量及每周变化等。你也可以使用电子表格，或者制作自己的进度记录表。

如果你用体脂秤进行测量，可能需要同时追踪皮褶厚度（以毫米为单位）。它会告诉你哪里储存了大量脂肪，哪里的脂肪减得最快，哪里的脂肪减得最慢。查看之前的皮褶厚度测量结果也能帮助你提高每次测量的准确度。

当你开始执行减脂方案的时候，要先称重并测量一下体内的脂肪重量，然后把表格第一行的日期、总体重、体脂率和瘦体重填好。当然，你也可以采用围度测量法。无论使用什么方法，每周都要记得重新测量并更新表格，这样才能看到自己相比上一周的变化。

如何正确称重？

称重本身具有误导性，只有与皮褶厚度测量一起进行，才能客观而准确地测出身体脂肪和肌肉的重量，也才能为你提供有价值的关键信息。

为了让结果真实可靠，你必须在相同条件下称量体重——每周同一天的同一时间，穿同样的衣服，使用同一台体重秤称量。如果你穿着鞋称重，那么每次称重都要穿那双鞋；如果你裸身称重，那么每次都要裸身。切记，只有你的体重是准确的，你的瘦体重和脂肪重量才会是准确的。我建议把这种每周的正式称重安排在周一，这样便于你在周末进行自我约束，因为周末正是大多数人放纵自己的时候。

每天称量体重其实没有必要，原因有两个。第一，一两天的时间里，你很难看到脂肪重量的明显变化；第二，每天的体重都可能因身体的含水量不同而有所波动。每天的体重波动范围为 2~5 磅（0.91~2.27 千克），这种波动更多的来自体内水分的变化。只有一周测量一次体重，你才能从统计学的角度发现显著的不同，所以我推荐每周进行一次正式的称重。

如果你是个喜欢分析的人，想要获得更多的数据，也可以每天称重。但你必须保证使用这些数据只是为了跟踪数据变化趋势或平均值变化，不要过度纠结于每天的体重波动，否则得不偿失。

如何计算肌肉的损失量和增长量？

在跟踪总体重、脂肪重量和瘦体重一段时间后，你就可以判断自己损失、保持或增加了多少肌肉。这会告诉你训练和饮食方面的调整是否真正有用，或者你是否进入了平台期，需要做出一些改变。

为了看到身体成分的变化，你可以用当前的总体重、脂肪重量和瘦体重减去之前的总体重、脂肪重量和瘦体重。在你的进度记录表中把这些信息记录下来，然后决定需要做出哪些改变。

举例：

第 1 周

总体重：194 磅（88.0 千克）

体脂率：21.1%

脂肪重量：40.9 磅（18.6 千克）

瘦体重：153.1 磅（69.4 千克）

第 2 周

总体重：192 磅（87.1 千克）

体脂率：20.5%

脂肪重量：39.3 磅（17.8 千克）

瘦体重：152.7 磅（69.3 千克）

体重变化：-2 磅（-0.91 千克）

体脂率变化：-0.6%

脂肪重量变化：-1.6 磅（-0.73 千克）

瘦体重变化：-0.4 磅（-0.18 千克）

在这个例子中，乔——我们的测试对象，在一周内减轻了 2 磅（0.91 千克）。通过测量体脂率，我们注意到，他减掉的重量中有 1.6 磅（0.73 千克）是脂肪重量，另外 0.4 磅（0.18 千克）是瘦体重。这并不理想，因为他损失了一些瘦体重。但情况也不算糟，在减肥过程中偶尔出现瘦体重减轻的情况并不罕见。对绝大多数人（非常胖的人除外）而言，每周减掉 2~3 磅（0.91~1.36 千克）并且保证减掉的重量全部是脂肪重量，也不大现实。

为什么需要每周称重并测量体脂率？

有些专家认为每周测量体脂率太频繁了，他们认为每周的变化很小，不必花费时间和精力去测量。这个观点有些道理，但我认为，如果你不能以一定的频率获得反馈，很可能会浪费宝贵的时间朝着错误的方向前进。如果一架飞机或一艘轮船偏离航线几度，并且没有及时调整航向，那么随着时间的推移，微小的偏差会变得越来越大，最终飞机或轮船可能会偏离目的地几百千米。不想让这种事情发生在你身上，你就要每周都了解一下自己的身体状况，并根据需要经常修正偏差。

瘦体重的减轻说明什么？

你每周填写进度记录表的时候，要特别留意瘦体重变化及变化的趋势。大多数人在开始时都会损失一些水分，特别是在他们限制碳水化合物的摄入量后，这可能会反映到瘦体重的数值上。单纯通过皮褶厚度测量，你不可能分别得到水的重量、肌肉重量和脂肪重量，所以你在开始执行减脂方案的时候，完全可以把最初的瘦体重减轻归咎于水分的减少，而不必过于担心。

水分同样可以让你的体重增长。如果你比平时摄入了更多的碳水化合物，同时增加了液体或钠的摄入——特别是当你之前一直处于脱水或碳水化合物摄入量偏小的状态——那么体重增长 3~5 磅（1.36~2.27 千克）并不奇怪。这时，你的进度记录表会显示瘦体重增长了几磅，但是很明显，这种体重增长不可能来自坚实的肌肉，只能来自肌肉中的糖原和水分。

因此，对于瘦体重的小幅波动或偶尔的减轻，你完全不必在意。但如果你的瘦体重持续几周明显减轻，就应该引起你的重视了，因为瘦体重的持续减轻表明你正在损失肌肉。

你同样需要注意的是脂肪减少相对于肌肉减少的比例。如果与脂肪重量相比，你损失了更多的瘦体重，那通常表明你损失了肌肉。例如，你在一周内减轻了 4 磅（1.81 千克），其中 1.8 磅（0.82 千克）是脂肪重量，2.2 磅（1.00 千克）是瘦体重，那么你不应该因为比其他人减了更多体重而高兴，因为你损失的肌肉比脂肪更多。

每周的波动和总的变化趋势

很少有谁的体脂率能够毫无波动地下降。如果你很努力，可以每周看到进步，但进步的速率却有变化。这周你可能会减掉 0.5% 的体脂，下一周可能减掉 0.8%，再下一周可能只能减 0.3%。也可能到了某个阶段，你几周都不会取得任何进展。一定不要因为这个气馁，也不要因每周的波动而慌张。长期的变化趋势才是最有意义的。

你的进度记录表很像股市的大盘，短期的波动是正常的，只要长期趋势向好就可以了。只要你坚持不懈，每天专注地为自己的身体投资，你的进步记录表就一定会表现出正向的趋势。

正如你需要对长期投资有信心一样，你也需要对身体的长期投资有信心，而不要因短期的变化而产生情绪波动。如果只盯着记录表的一小部分内容，那么你很可能放弃继续努力或做出仓促和糟糕的决定。请放眼大局，关注变化趋势，并且每天保持努力的状态。

分析数据并调整你的方案

当你读到后面关于如何突破平台期的内容时，你会对跟踪数据的重要性有更加深刻的认识。通过分析数据与视觉评估，你可以在进入平台期的第一时间察觉。通过观察体脂率、总体重和瘦体重的变化，并结合你过去一周的训练和饮食情况以及长期的变化趋势，你就可以确切地知道下一步应该怎么做才能突破平台期。

进度记录表也是重要的激励工具，因为没有人喜欢在每周的"成绩单"中看到自己的不足。它还是自我约束的工具——你需要和其他人（教练、朋友或家人）分享你的"成绩单"，这会让你有双倍的压力，进而促使你更好地执行自己的计划。

你在更新了每周的记录结果之后，把进度记录表整体看一下，根据过去一周的结果，对你的有氧训练、重量训练和营养摄入做出必要的调整。每次做出调整后，你都要特别留意接下来的一周每天都发生了什么，这有助于你提高感觉敏度。如果在调整训练计划之后，你的身体发生了变化，并且这种变化被你敏锐地捕捉到了，那你就朝着这个领域的大师地位又近了一步，最终会成为出色的健身专家。

你对每周的数据反馈和进展关注越多，就越擅长取得进步和应对难题。你在达到某一个阶段后，就有能力预测接下来会发生什么，并先于平台期的出现采取措施，巧妙地避开停滞状态，从而以最快的速度达成目标。

最终，通过足够多的重复和练习，你会对这个过程非常熟悉，不必再跟踪体重和身体成分的变化，就能对计划中的一切产生本能的反应。

解读进度记录表

用不同的饮食计划和训练计划搭配自己的生活方式，可能产生很多不同的结果。你的总体重、体脂率和瘦体重每周都会增大、减小或保持不变，下面列出了你在减脂过程中可能遇到的各种结果，以及在每种结果出现时你应该采取的措施。

瘦体重保持不变，体脂率降低

太好了！你的饮食和训练计划正在像预期的那样发挥作用。你正在通往目的地的道路上。无须做任何改变，继续保持！

瘦体重保持不变，体脂率保持不变

目前你的身体处于能量收支平衡的状态，因此你必须制造热量缺口。首先，再次检查你的饮食计划执行情况，并仔细跟踪热量的摄入情况。然后，通过有氧训练增加热量的消耗。你可以提高训练强度、延长训练时间或提高训练频率，具体措施如何取决于目前的运动量。如果一周后脂肪仍然没有减少，你可以尝试每天减少100~200千卡（418.6~837.2千焦）的热量摄入，前提是热量的减少不超过被允许的最大热量缺口。保持营养成分的比例不变，除非你已经2周没有取得进步。如果你已经坚持执行计划几个月了，并且停滞时间已经超过2周，那你可能需要削减碳水化合物的摄入，或采用碳水化合物循环饮食法（详情见第19章）。

瘦体重保持不变，体脂率增高

你的身体处于热量盈余的状态。因为你摄入的热量比你消耗的热量多，所以盈余的热量以脂肪的形式被储存起来了。再次检查你的饮食计划执行情况，并仔细追踪热量的摄入情况。你可能低估了实际摄入的热量。每天减少100~200千卡的热量摄入，保持营养成分的比例不变，并尽可能地选择天然食物。一周后再次检查你的体脂情况。如果体脂率仍然没有降低，你就需要提高有氧训练的强度。如果你的有氧训练运动量很小，你也可以提高训练频率或延长训练时间。

瘦体重减轻，体脂率降低

你的体脂在减轻，这是好消息，但是你的瘦体重同样减轻了，这是个问题。如果瘦体重的减轻出现在第一次减重时，那可能是身体含水量的变化造成的，你无须担心。如果这种情况反复出现，或者已经连续2周以上出现这种状况，就说明你正在损失肌肉，需要摄入更多的热量，至少暂时需要这么做。首先要确保你的蛋白质摄入量足够，并在执行现有训练计划的同时每天增加100~200千卡的热量摄入。也可以每4天一个周期，把热量摄入增加到维持水平（碳水化合物循环饮食法）。确保你的重量训练一致、连贯，并且每次训练都要保持一定的强度、集中精神并取得进步。

瘦体重减轻，体脂率不变或增高

在一周里，不太可能出现瘦体重减轻同时体脂率增高的情况。仔细检查你的体脂率测量结果和体重秤精度，考虑这次测量是否有误差。如果没有误差，那么你可能处于激素分泌异常和分解代谢的状态。这可能是由过度训练、疲惫、营养缺乏、睡眠不足或压力过大等因素造成的。

严格执行饮食计划，不要省略任何一餐。确保你的蛋白质摄入量足够。如果没有实现减重，你可以稍微增大有氧训练的运动量或稍微减少热量摄入（除非你的热量摄入水平已经很低），甚至双管齐下。

确保你的重量训练一致、连贯。重量训练应该是短暂且高强度的，并且要确保你的身体在训练后得到充分的恢复。要保证充足的睡眠，并学习一些疏解压力的技巧。

瘦体重增加，体脂率增高

你增长了肌肉，这很好，但同时你也增长了脂肪，这就不好了。不过，这种现象在休赛期的健美运动员身上很常见，在英语中被称为"bulkup"（中文意为"胀大"）。在增长肌肉的同时增长了不想要的脂肪——如果这种情况发生了并且持续时间超过了一周，那么很明显，你的热量摄入存在盈余。如果你的目标是减脂，那么你需要明显地减少热量摄入以制造热量缺口。尝试每天减少 200~400 千卡（837.2~1674.3 千焦）的热量摄入，注意你在这一周的体重变化，并在一周之后重新测量。如果你的体脂率没有下降，那就重复这个过程。

保持高度的自律性，仔细记录热量的摄入情况，保证食物的质量，并避免食用高热量、高脂肪和高糖分的垃圾食品。如果你的训练量很小，你可以提高训练强度、训练频率或延长有氧训练的持续时间。

瘦体重增加，体脂率降低

除了初学者、天赋异禀的人（纯外胚型人士）以及部分代谢率较高的内胚型人士，很少有人会出现这种情况。不过，如果你在一周中既增长了肌肉又减少了脂肪，那么很棒，你的成绩很好。不要做任何改变，继续保持。你正前进在达到甚至超越目标的路上。

瘦体重增加，体脂率保持不变

干得漂亮！你增长了肌肉但是没有增长脂肪！这对增肌来说是很理想的结果。但是，你的身体可能存在热量盈余，至少有时候是这样。如果你需要降低体脂率，那么你同样需要制造热量缺口，这需要你在稍稍减少热量摄入的情况下保持相同的训练强度和运动量。如果你的有氧训练的运动量很小，你可以提高训练频率、训练强度或延长每次训练的时间。

反馈系统的本质：让结果决定策略

我一直在强调：让结果决定你的策略。

如果你从碳水化合物中摄入了所需总热量的 60% 甚至更多，但脂肪还在持续燃烧，那很好，你可以继续执行这样的饮食计划，即使有专家告诉你低碳水化合物饮食法的效果更好，你也可以不予理睬。如果仅仅营养策略和重量训练就能使你变瘦，那很好，不要做任何有氧运动。

如果没有问题，就不要做任何改变！只要你做的事情都是健康的、可持续的，结果就能证明方法的有效性。事实上，每周的结果是你是否做出了正确选择的唯一的判断标准。一切都由结果说了算。

"燃烧脂肪，喂养肌肉"方案中的四大要素——营养供应、有氧训练、重量训练和心理训练——都可以根据个人情况进行调整，为什么不给独一无二的你量身定制方案呢？不要被方案锁死，很多方案都限制了自由。当你发现一种方法适合你的时候，不要理睬那些对你没有帮助的批评。你只需要根据每周的进展来评估你的成绩。

> ### 要点速览
>
> 希望尽快得到想要的结果吗？向所有伟大的体育教练和业务经理那样去做吧：衡量你想要改进的一切。当你的表现被量化时，它就更容易得到改进。因此，要经常给自己打分。通过使用本书"附录"中的进度记录表跟踪自己的身体成分的变化，并且每周根据得到的结果调整自己的方案。

通过测量身体成分、评估表现反馈、使用进度记录表以及进化式的学习，你可以快速确定自己的身体类型，并设计出适合自己的方案。一旦你发现了适合自己的方案，它就会追随你一生，无论你何时想使用它，它都在那里等你。

第三部分

心理训练（第一要素）

在前面的章节中，我已经为你成功执行"燃烧脂肪，喂养肌肉"方案搭建好了舞台。现在，你已经进入本书的核心部分。这个部分聚焦于如何设定目标，并把你的思维调整到成功模式。无数读者告诉我，这对他们来说一直是缺失的一环，直到他们通过本书掌握了这种方法。以前他们从来没能集中精神、保持动力并坚持推进计划。但他们掌握了这种方法后，就再也停不下来了！

具有讽刺意味的是，即使是最为睿智的读者，也倾向于跳过这个部分，因为他们觉得，成功的秘诀在于执行饮食计划或训练计划，而非阅读激励性文字。但事实证明，那些跳过这个环节的人，无一例外地没能取得预期的效果，并最终意识到改变身体的最大秘诀其实是心理层面的改变。因此，他们会回到这个部分，遵从指导，并最终实现了多年没有实现的目标。

我建议你全神贯注地阅读第6章，仔细研究其中的内容并完全掌握它们，从第一天就应用你所学到的全部知识。这样，你得到的回报将是不可估量的，你获得的也不仅仅是更多的肌肉和更有型的身材。而且，这些知识将帮助你在生活中的所有领域取得成功。

第 6 章
设定目标和心理训练

世界上最神奇的秘密就是你会变成你想象的样子。

——厄尔·南丁格尔（Earl Nightingale）

在执行任何饮食和训练计划之前，必须完成简单的第一步

这可能是整个"燃烧脂肪，喂养肌肉"方案中最重要的元素，即便它与热量、蛋白质、碳水化合物、脂肪、有氧训练、重量训练或其他与营养和训练相关的事物都没有直接关联。你应该明白，在你练习举重、慢跑 1 英里（1.6 千米）、制订饮食计划或进入健身房之前，你必须完成这个简单但重要的步骤。如果你成功地完成了这个步骤，那么饮食和训练计划就会自然而然地进行下去，精壮和健康的身体也会随之而来。如果你像大多数人一样忽视这个步骤，那么无论你做什么，无论你多么努力，都可能失败。

这重要的第一步就是设定目标。

我们已经讲了很多关于目标设定的内容——整本书都在服务于你设定的目标——可实际上，大多数人并不能确切地知道他们想要得到什么。一些人对自己的目标有短暂的思考，但大多数人从来不会明确表达自己的梦想和愿望并把它们详细地写下来。《成功心理学》（*The Psychology of Winning*）的作者丹尼斯·威特利（Denis Waitley）说："大多数人会花费相当多的时间来计划一次聚会、读报、写圣诞节购

物清单，但就是不愿意花些时间计划自己的生活。"世界上最受人尊敬的励志演说家、已故的齐格·齐格勒（Zig Ziglar）曾说："仅仅有 3% 的美国人真正会花费必要的时间和精力把自己的目标写在纸上。"

这很糟糕，因为在生活中导致减肥失败的第一个原因就是缺乏明确限定的、写在纸上的目标。齐格勒把这样的人形容为"蒙着眼睛漫无目标射击靶子的人"。他说："你甚至没有看到靶子，又怎么可能击中它呢？"如果不知道自己要去哪里，那你可能最终无处可去。没有计划的行动是导致失败的最重要的原因之一。

知道做什么和做你知道的是有区别的

饮食和训练是令人困惑的主题。因此，一开始的时候，你面临的挑战是你不知道自己要做什么。使用本书的"燃烧脂肪，喂养肌肉"方案的话，应该做什么已不再是问题。然而，获取知识仅仅是成功的开始。对大多数人来说，运用知识、将其付诸行动才是最大的挑战。知道做什么和做你知道的，二者之间有很大的不同，而目标就是跨越它们之间鸿沟的桥梁。

你应当把目标适当地"植入"你的潜意识，为你提供方向并刺激你的行动。目标催生精力和动力，目标让你早早起床进入健身房，目标在你想要放弃的时候帮助你保持前进的状态。时刻保持动力的秘诀是设定充满激情的目标，把它写下来，然后夜以继日地专注于此。意图明确的目标是推动你前进的"燃料"。

你可能认为，你的行为都是自己有意识地控制的，但其实很多时候，是你的潜意识在发挥作用。如果你知道该做什么却不去做，很可能是因为你的潜意识里有消极的或抵触性的信息。由潜意识产生的条件反射式的重复行为，通常被称为习惯。值得庆幸的是，你可以通过明确的指令为潜意识重新编程，为它加载一个积极的程序，这项工作和你成为消极习惯的受害者一样容易。这一切都是从有意识地决定和写下你的目标开始的。

思考的力量

在参加了数十次健美比赛、帮助成千上万人制订了训练计划和饮食计划后，我相信，对保持体形来说，最重要的部分是你下定决心去做。通过设定目标和不停地思考来保持体形，这听起来有些奇怪，但给我一点儿时间解释，你就会明白。

我并没有说你可以"想着自己瘦，然后就瘦了"。没有行动支撑的积极思考即使再多也没有效果。显然，在积极思考的同时，你还必须加入适量的训练，吃适量的健康的食物。我的意思是，如果你没有恰当地引导你的精神力量，那么最好的饮食和训练计划也是无用的，因为你的精神一直在妨碍你进步。

你是否想过，为什么你存在意志力薄弱的问题，为什么有时候你不会敦促自己去健身房，为什么你停止了控制饮食，为什么你不再对巧克力说"不"，或者忍不住去吃第二份食物。其实，这些都是潜意识中的消极程序控制你的行为的结果。

这绝不是伪科学，目标设定有其科学性和理论依据。设定目标之所以能发挥作用，是因为它利用并引导了潜意识的超强力量，使你的行为进入"自动驾驶"状态。

"精神计算机"如何决定你的成功或失败？

你的思维分为两种：有意识的和潜意识的。前者意味着理性、逻辑、分析，它不断地通过5种感官获取信息，然后经过分析推理来判断信息是正确还是错误的。后者则包括信息存储（记忆）、自动行为（习惯）、条件反射和诸如消化、呼吸、循环等身体的自主神经功能。

不同于有意识的思维的是，潜意识的思维不能进行判断。它本质上就像一台计算机，接收输入的所有数据，不会分辨这些内容是对的还是错的，甚至可以说，所有到达潜意识层面的内容都会被默认是正确的。你的潜意识思维正是在以与计算机相同的方式执行程序。

在大脑深度放松时进行催眠和暗示是快速"访问"潜意识的有效方法。另一种"侵入"潜意识的方式是间隔性重复，不过这种方式的进程要慢得多。

所有你听到的、看到的、谈论的、阅读的或反复思考的，最终都会经过过滤进入你的潜意识。尤其是带有感情的重复，更容易进入潜意识。换句话说，你的大脑可以通过自我暗示不断接收程序，或者通过无意识的外部暗示进行自我编程。因此，你必须有意识地控制你的潜意识编程的过程。

潜意识服从于暗示是"积极思维"和"吸引力法则"等理论的基础。那些认为积极的想法和承诺不起作用的人，是无法有效或持续地控制和利用潜意识的，他们一般会在希望收获积极结果的同时消极地思考。

如果一名船长命令向东行驶后却不断地改变指令——"不，向西……不，向北"——那么他的船将永远不会到达任何地方！这也是大多数人在健身、减肥、努力增肌时的状态。最具讽刺意味的是，"积极思维不起作用"本身就是一种消极的暗示，它可以确保这样思考的人不会获得积极的结果！

心理原因——大多数人破坏自己减脂努力的根源

有意识的思维很像站在驾驶舱里的船长，负责将指令发送到执行部门。潜意识的思维则像执行指令的船员，不管船长发出什么样的指令，哪怕是将船撞到礁石上的愚蠢指令，船员都要执行。发生这种情况的原因是，船员无法看清船的行驶方向，只能服从指令。

就像船上的船员那样，你的潜意识思维会执行从有意识思维层面接收到的每一条指令。它存在的唯一目的就是服从指令，即使你发出的是"我要永远胖下去"这样的指令。想法（精神指令）的频繁重复是指令进入潜意识的一种有效方式。通过不断重复消极的思维，比如"我不可能减肥"，你的潜意识就会确保你的体重永远减不下去，因为这是它的工作——无条件执行你的每一条指令。如果你经常用消极的建议规划自己的大脑，那么它就会引导你在饮食方面作弊、在训练时偷懒，或者用其他形式让你实现自我伤害。

马克斯韦尔·马尔茨（Maxwell Maltz）博士，《心理控制论》（*Psycho-Cybernetics*）这本不可思议的著作的作者，把人类的大脑和神经系统描述为一个"完美的目标导向型伺服系统"。这个系统可以帮助你实现已经选定的目标，就像自主式制导鱼雷或导弹寻找目标并飞向它那样。因此，你的大脑只有在你选定了一个目标之后，才能达成你的心愿。

没有目标，你的心理"伺服机制"只能引导你走向你的主导思想。潜意识每天24 小时都在发挥作用，无论你是否在有意识地直接指导它。丹尼斯·威特利说："因为大多数时候我们能够成为我们所认为的那样，所以不论我们现在在想什么，都会无意识地朝着实现这个想法的方向迈进。对一个酒鬼来说，他下次会再喝；对一个吸毒者来说，他总说下次再戒；对一个冲浪者来说，他会等待下一个浪头。离婚、破产和生病都是消极态度和思维模式造成的结果。"

专注的力量

潜意识的运作机制决定了你必须专注于自己想要实现的，而非想要避免的，这是成功的关键所在。这可绝不是说说而已，它与减脂之间的确存在深度暗示的关系。如果我告诉你"不要去想粉红色的大象"，你肯定会去想粉红色的大象，因为大脑就是这么运转的。因此，无论是消极还是积极，你都会朝着思考最多的方向前进。

和优质的土壤一样，你的潜意识也是完全公正的，它不存在任何歧视。无论你想在那里种什么种子或被允许种什么种子，种子都会生长。许多人有完美的目标，却会在不知不觉间，通过思考和讨论他们不想要的东西，命令潜意识不要达成自己的目标。作家路易丝·海伊（Louise Hay）提醒我们："你对不想要的东西关注越多，你就越容易创造它们。"还有一些人不在意自己的任何想法，使得大脑就像一座被忽视的花园，杂草丛生。最终，杂草接管了他们的花园。

这里列举了一些消极的或会起反作用的想法。

无论我做什么都不能减肥。

为什么我不能减掉这最后的 10 磅（4.5 千克）脂肪？

为什么减肥对我来说这么难？

我代谢缓慢。

我一直很胖，还会继续胖下去。

我很胖不是我的错，因为我的遗传基因不好。

虽然我不想再胖下去了，但我还是会继续胖下去。

我希望我能抛弃我的消化道。

这不会起作用的，因为我太爱美食啦！

我没有意志力去减肥。

我可以解决问题，但我没有时间。

我只是不能迅速解决问题。

我讨厌肥胖，但无法摆脱肥胖。

我厌倦了超重，但无力改变。

我厌倦了工作，却毫无办法。

我准备放弃。

我永远也不会看到我的腹肌。

我讨厌有氧运动。

我不行。

我只能试试看。

你一整天都在与自己进行精神层面的对话。据心理学家估计，我们每天会产生60000 个想法，其中的 98% 与我们昨天的想法是相同的，并且大多数属于消极的想法。这样，一年下来，你的消极想法几乎会达到 2200 万个！如果麦迪逊大道的广告仅仅通过 20 次重复播出就可以影响你的潜意识，使你做出购买的决定，那么你想象一下，数以千万计的消极指令会对你的潜意识产生多大的影响。这一结果是惊人的！因此，我们必须有意识地控制自己的精神对话，通过积极的指令指导大脑编程。现在看来，这些是如此重要。

值得庆幸的是，在生活中，你完全能够控制自己的思想。毕竟大脑是你的，不是别人的，对吧？如果你想成功地变瘦，或者在生活的其他方面取得成功，就必须掌握与自己沟通的技巧，必须对自己的"自言自语"负责，必须"监督"思考的过程，并为取得成功给大脑重新编程。正如金克拉所说的，如果你的头脑已经被"讨厌的想法"占据了，如何消除它们将是你首先要面对的严峻挑战。给自己时间重新编写程序并覆盖旧的程序吧，这是完全可以做到的。

首先，你要意识到你在想什么以及在和自己说什么，深入了解你的想法和思维语言。其次，在消极的想法或会带来挫败感的思绪出现时，及时抓住并杀死它！也就是说，你要像踩住一辆驶向悬崖的汽车的刹车一样，停止原有的负面思考方式！同时，建议你想象头脑中出现了一个刻有"取消"字样的巨大图章，把它盖下去，终止消极程序。鲍勃·普罗克特（Bob Proctor），这位大师级教练和"目标实现计划"的设计者曾建议："你要在意识到消极想法的瞬间说出'下一个'或'切换'指令，然后立刻用一个积极的想法、承诺或问题去取代它。不久你会发现，你的思维向着积极的方向转换，消极的想法随之减少了。"

这里有一些例子向你展示如何把消极的自我对话转变为积极的自我对话。

我要如何燃烧脂肪且享受这个过程？

今天我能做些什么，让我的体重更接近理想体重？

这顿饭吃些什么有助于我燃烧脂肪？

今天完成训练之后，我的感觉难道不好吗？

我的代谢速度每天都在加快。

我每天都在变瘦。

我喜欢我现在的外形。

我要对这个结果付 100% 的责任。

我愿意做任何需要我做的事情。

我喜欢吃健康食品。

我喜欢锻炼。

一大早训练令人非常振奋。

我有时间做任何事情。

我的进步是不可阻挡的。

我喜欢我自己。

我是最好的。

我能做到。

我会做到这一点。

世界上最强大的实现目标的方案

在本章的开头，我承诺会向你展示世界上最强大的实现目标的方案。现在你已经了解了潜意识的本质以及为什么要设定目标，所以你也就为学习这种程式做好了准备。

1. 设定清晰的目标

当我问人们，他们想要通过健身计划达成什么样的目标时，得到的答案通常都是模糊的，比如"我想更瘦""我想减肥""我想增长肌肉"等等。这些是好的开始，但太笼统了，只有特定的目标才会对你的潜意识产生巨大的影响。设定一个模糊的目标，就像一艘船的船长说"向西"一样。这艘船前进的大方向可能是正确的，但没有特定的目的地，它仍然可能在海上迷路。

缩小目标范围，比如问自己：究竟想减几磅？想在什么时候实现目标？想减掉多少脂肪？想穿什么尺寸的衣服？

2. 设定可衡量的目标

你必须选择一种方式客观地衡量自己的进步，否则永远不会知道自己是否真正实现了目标。镜子是一种有用的工具，因为你无非想拥有令自己满意的外形。不过，这种对身体变化的感知还是相当主观的，所以最好有其他方法来衡量你的成绩。

体重秤也是有用的工具，但它仍不能为你提供所需的所有反馈。你的关注点不应在你的体重上，也不应在你的脂肪重量上。衡量体形变化的理想方法是测量身体成分。通过测量皮褶厚度可以轻松确定体脂率。第 3 章详细介绍了身体成分的测量方法，第 4 章介绍了如何使用进度记录表并针对结果做出改进。

3. 设定远大的目标

人往往会欺骗自己，并发表类似于"我永远不可能像他那样"和"我太老了"这样的言论。其他人则对这种低期望值的想法表示赞同，因为好心的家人或朋友支持他们活得现实和快乐一些。

大多数人都害怕设定远大的目标，只会问自己能得到什么，而非真正想要什么。他们认为现实中就没有什么伟大的成就。其实，这是极其错误的观点。微不足道的目标丝毫不具激励性，只有远大的目标才能带来令人意想不到的激励效果。因此，不设定远大的目标，自然无法取得伟大的成就。

拒绝欺骗自己，提高你的标准。即使你的目标吓到你也没有关系。事实上，如果你的目标既不能让你感到害怕，又不能让你感到兴奋，那就说明你的目标太渺小了。设定一个之前从未实现过甚至从不敢想的远大目标，总会让你感觉有点儿不舒服，也正是这种感觉使大多数人选择缩回自己的舒适区。但是，一定不要让害怕失败的恐惧或不适阻止你追求真正想要的东西。你要始终朝成长迈进，绝不能退回到舒适区。建筑师丹尼尔·伯纳姆（Daniel Burnham）曾说过："不要制订小计划，它们缺少令你热血沸腾、马上行动的魔力。要制订大计划，设定远大的工作目标，怀抱令你激动的希望。"

不要害怕思考大问题和把眼界放得更加高远，因为它们有助于你设定远大的目标！如果你有自己想要的身材，那就大胆做出决定吧。在你的脑海中想象出这个形象，尽量使其清晰、生动、富有活力，甚至带些梦幻般的感觉。如果你做到了，那么恭喜你，你已经拥有了了不起的和具有创造性的想象力。充分地利用它，它就会成为你创造新形象和持久改变的起点。

每个人的运动能力和身体潜力都会受到遗传因素的限制，但现实情况是，大多数人并未发挥他们的全部潜力，因为他们不相信这是可以实现的，所以从不去尝试。这更像一个心理问题而非遗传学问题。

因此，不要问自己"我有可能实现这个目标吗？"，而要问自己"我怎样才能实现这个目标呢？我愿意付出必要的代价去实现这一目标吗？"。如果你坚持这样问自己，就总能找到一种方法；如果你愿意付出相应的代价，那你最终能够实现任何合理的目标。

4. 设定合理且现实的最后期限

"30 天内减掉 30 磅（13.6 千克）！""这个周末减掉 10 磅（4.5 千克）！"在杂志和互联网页面的角落里，你可以看到很多这样的快速减肥广告。它们的确很诱人。但是可能吗？你真的能那么快地减肥吗？确实可能。但是，如果你的目标是在这么短的时间内减重那么多，那你就会犯下大错。因为真正的问题在于：你减掉的究竟是哪部分体重。

做任何使你脱水的事情都可以实现快速减重。如果你在周末停止饮水，可以轻松减掉 10 磅。当然，那是相当愚蠢并且危险的。同样的事情还会发生在你按照快速减肥食谱饮食时，而它只能帮你脱水。更糟糕的是，你还可能因此丧失肌肉。你要知道，你的目标是减脂，而不是减重。

合理且现实的减脂速度是什么样的？世界上最大、最受尊敬的健康、医疗和运动机构之一——美国运动医学学院制订了健康减肥的指导方针。他们在关于"适当和不当的减肥计划"的声明中推荐，将减肥目标设定为每周 1~2 磅（0.45~0.91 千克）是最合适的。

每周减掉 2 磅（0.91 千克）以上的脂肪是有可能的，特别是在你有很多脂肪需要减掉的情况下。但如果每周你减掉的体重超过 2 磅或 3 磅，那么其中的很大一部分是水的重量和瘦体重。如果你失去的是水，那在你补充水分之后体重会迅速反弹；如果你失去的是肌肉，你的力量就会减弱，代谢就会减慢，身体就会很疲弱。

不要欺骗自己，不要害怕远大的目标，无论它是减掉 100 磅（45.4 千克）脂肪，还是参加健美比赛。但为了实现这个目标，你还需要设定一个合理且现实的最后期限。通常，实现这个目标要有耐心，因为人体安全燃烧脂肪的速度是有明确限制的。

5. 设定长期目标和短期目标

购买装修材料前，你不会只记下一样东西的名称，而会列出一份采购清单。只有这样，你才能装修出漂亮的房子。同理，你的健身目标也不能太简单，通常应该包括以下 6 种：

① 长期目标和终极目标（理想的身材）；

② 全年目标；

③ 季度目标；

④ 周目标（每周身体成分和称重结果）；

⑤ 每天的目标（习惯和行为表现）；

⑥ 持续打破个人最好成绩（个人纪录）的目标。

首先，设定长期目标和终极目标，包括你对理想身材的憧憬、你最终想要的身体成分等。尽管大胆地让你的想象自由驰骋，不要理睬那些说你做不到的人，更不要经常与那些总是打击你的消极人士联系。只要你真的想得到并愿意为此付出努力，就毫无顾忌地把它设定为目标并奋勇向前吧。

接下来要设定全年目标。如果你需要减掉很多脂肪，那么全年目标对你来说特别重要。例如，你的长期目标是减掉 100 磅（45.4 千克），那么设定一年的期限对你来说将是最合理的。如果你安全、健康地实现了这一目标，而且没有花一年这么长的时间，那你真是太厉害了！但如果你做不到，又想实现这样远大的目标，那还是给自己留出足够充裕的时间吧。这样对你增强动力大有帮助。

在任何时候，季度目标都是最重要的目标。通常你应该把季度目标写在一张卡片上并随身携带，然后在一天中反复思考、仔细揣摩。用一季度（3 个月）的时间去减脂或增肌是最理想的，因为这样既易于你锁定中心任务，又给了你足够的时间去展开行动。一个理性的、现实的季度目标可以帮助你减掉约 6% 的体脂，即 18~24 磅（8.2~10.9 千克）。

季度目标之所以重要，还有一个原因是，长期目标和全年目标都显得非常遥远，让你缺乏紧迫感。因为最后期限还很远，你很可能会出现拖延的情况。心理学有一个"帕金森定律"：工作量会不断扩张，去填满可用的全部时间。也就是说，只要还有时间，任务就会一直做下去，永远不会完成。因此，设定最后期限不仅有激励作用，而且非常必要，否则你什么都完成不了。没有时间压力，你会觉得在饮食上作弊无关痛痒，你的心就会一直对你说"你还有很多时间，错过这次训练没什么关系"。只有最后期限就在眼前，你才会感觉到每一次训练和每一餐都非常重要。

你还需要设定周目标，让你知道自己是否还走在正确的道路上。每周的测量结果会提供即时反馈，告诉你前进的方向是否出现了偏差。每周称量体重，并用皮褶厚度测量仪来确定身体成分。如果得到了想要的结果，你就继续像之前那样做；如果没有得到预期的结果，你就要立即调整训练计划或饮食计划，让自己重回正轨。想了解关于调整每周执行方法的指导方针，请回顾第 5 章。答案总是存在于反馈循环系统之中。如果你真的感觉陷入了困境，可以使用突破平台期的策略，相关内容我会在本书的第 18 章中介绍。

为了实现周目标、季度目标、全年目标以及更长期的目标，你必须养成积极的日常习惯。设定并实现每天的目标，不断地重复，直到这些行为变得像刷牙和洗脸一样自然，积极的日常习惯就算养成了。因此，为了实现你的中长期目标，你应该写出每天的目标清单、待办事项和行动步骤。其中包括每餐要吃蛋白质、水果、蔬菜，选择天然的、未经加工的食品等；还可以包括制订时间表或日程表并按照它行动，比如早晨什么时候起床，什么时候训练，什么时候吃饭，晚上什么时候睡觉等；作为日常目标的一部分，你还应该提前计划每次训练的目标，比如训练持续多长时间，计划举起多大的重量，重复多少次，进行多久的有氧训练，等等。

> **要点速览**
>
> 目标卡是成功人士的秘密武器。选择未来 3 个月里最重要和最优先的目标，将其写在一张口袋大小的卡片上并随身携带。你要习惯每天都看目标卡，让自己做到没有它就受不了。你每天可以尽可能频繁地看它——吃早餐的时候、排队的时候、等人的时候以及在跑步机上跑步的时候。它是你今天就可以开始使用的最简单、最方便和最强大的工具，可以帮助你保持专注，并训练你的头脑。你可以登录我的网站免费下载目标卡模板。

长期目标很重要，但如果你只着眼于远景规划，距离上的遥远会让你在行动时感到无助与茫然。有句老话说得好："吃大象的唯一方法就是一口一口地吃。"只要把大目标进行分解，每次只专注于一个小目标，你就不会不知所措了。"以英里为单位测量婴儿的步伐是不现实的，以码为单位测量也很困难，但以英寸为单位测量却很容易。"每迈出一步——无论这一步有多小——都会为你带来成就感并使你保持前进的动力。更重要的是，你将感受到自己一直朝着正确的方向前进。

你在感到沮丧、气馁或缺乏动力时，首先应该关注的是每天的目标，而不是眼前的大量工作。你可以告诉自己："不管 30 分钟还是 1 小时，只要我做了今天必须做的事，最终就可以实现目标。今天、这一刻、这次训练、这顿饭，都是实现我的目标的组成部分。"正如禅宗大师提醒我们的，最应专注处理的，是当下的任务。

第六类目标其实并不能算目标，因为它更像一种心态。如果你陷入了不断把自己与他人做比较的泥潭，那么无论你取得了什么样的成果，都不会感到快乐和满足。这就是所谓的比较心理。总会有人比你更强壮、更精瘦、更高效、更具运动天赋、遗传潜力更有优势。跟他们比较，只会让自己感觉更糟糕。灵感来自他人，但是比成绩只跟自己比就好。

为自己设定目标的目的是帮助自己变得比以前更好，而不是比他人更好。不断挑战自己，向着目标前进，是为了刷新自己的最好成绩。当你能够不断提高自己的时候，训练就会变得有趣和令人兴奋。如何让它变得有趣呢？可以和过去的自己进行一次比赛：再重复一组动作、增加 5 磅（2.3 千克）重量、将训练时间延长 5 分钟，或者完成一次更高强度的有氧训练。只要你致力于持续不断提高，并使这个过程成为有趣的自我挑战，获得最低体脂率的目标就可以实现。

6. 确保你的目标不相互冲突，优先考虑和专注于最重要的目标

有句谚语说得好，追两只兔子的人什么也得不到。这个道理放在健身计划中，就是你设定了两个或两个以上相互冲突的目标。例如，在进行重量训练和增肌训练的同时，你还准备参加长跑这种耐力训练项目。要知道，耐力训练会干扰重量训练和增肌训练，它们并不兼容。

很多人喜欢尝试在增长肌肉的同时减脂，也就是进行"身体重建"，这被看作健身成就中的"圣杯"。虽然这不是不能实现的目标，但实现它需要更复杂的方法以及更严格的周期性饮食计划。与只专注于增肌或减脂相比，实现这个目标会更缓慢、更艰难。经过几周或几个月的努力，你可能会发现，随着脂肪的减少，肌肉确实出现了小幅增长，而且由于脂肪从肌肉上消失，你的肌肉会显得轮廓清晰、更加发达。但如果你想在减脂的同时让肌肉大幅增长，那就非常困难了。这个现象有时会出现在初学者身上，被称为"新手效应"。他们能够短暂地取得优异的成绩，是因为他们未经训练的身体对运动刺激高度敏感。当然，类似的现象也会出现在遗传基因优越的个体（中胚型人士）身上。如果你不是以上两类人，那奇迹发生的可能性就很低。

快速取得成绩最有效的方式是，将 100% 的精力投入到唯一的、最重要的目标上。如果你的体脂率高于平均水平，那么你的首要目标应该是减脂，因为体脂率高的人将面临较高的健康风险，而且在你的身体瘦下来之后，增肌会变得更加容易。一旦减脂目标达成，你就要重新设定目标以保持成果，或者致力于增加瘦体重。在下一章中，我会谈到热量，还会给你简要介绍如何通过调整计划来增加肌肉。

7. 确定情感因素：你为什么要设定这个目标？

几乎每个人都有不想锻炼或想吃垃圾食品的时候。在这种情况下，自我约束的秘诀是不仅要设定一个目标，还要找到设定这个目标的原因。揭示你想要达成某个

目标的原因，能够激发你的情感。激发的情感越多，实现目标的动力就越强。尼采曾说过，一个人知道自己为什么而活，就可以忍受任何一种生活。

在目标的实现过程中加入情感因素，能够让目标更深入地进入你的潜意识。无论你潜意识里的固有想法是什么，它们都会以物理的形式呈现，这就是思维转化成行动。

在婚礼和假期中有更好的身材，是很多人健身的重要原因。他们认为这样对伴侣更有吸引力。对另外一些人来说，他们主要是担心健康问题。医生告诉他们，如果在接下来的 6 个月不减掉 50 磅（22.7 千克），那么他们可能会死于心脏病。这些人就会行动起来，因为他们想变得更健康、更长寿，能够看着自己的孙子慢慢长大。

你设定目标的原因是什么呢？回答下面的问题可以帮助你发现它们。

① 实现目标后，什么对你最重要？

② 为什么它对你最重要？

③ 具体来说，实现这一目标对你的生活有什么影响？（目标实现之后，你的生活会有哪些不同，哪些方面会变得更好？）

回答这些问题能帮助你发现目标背后的驱动力，为你实现目标增加感情砝码。

类似的问题还有以下这些。

你的健身榜样是谁？

你希望自己看起来是什么样子的？像健美运动员、其他运动员还是模特？

你想给人留下深刻而美好的印象吗？

你想要证明什么吗？

你想要成为榜样或表率吗？

你想要拥有更充沛的精力吗？

你想更灵活，在运动中享受更多的快乐吗？

你想赢得一场比赛的冠军头衔或某个奖项吗？

你想收获更多的自信吗？

你想在穿上某种类型的衣服后看起来很棒吗？

你想在某一特定场合（比如假期、婚礼、聚会或生日宴会）中看起来很棒吗？

你想在漫步海滩时拥有美妙的身材吗？

你想吸引某个特别的人进入你的生活吗？

8. 以自我肯定的方式写下目标清单

在根据体重和体脂率完成目标设定后，你也明确了实现目标的原因，那么下一步就是把你的所有目标写在一张纸或卡片上。记住，一定要使用积极的表达方式，这被称为自我肯定。

以自我肯定的方式写下目标需要遵循 3 个指导方针。

① 使用第一人称，后面加动词。

我运动、我做饭、我起床、我吃饭、我拥有、我计划、我喜欢、我举重、我行动、我应得等等，都是自我肯定。使用第一人称会使你的潜意识对指令做出最佳反应。把任何词语放在"我"后面都会显得很有力量。我听过的最好的自我肯定来自鲍勃·普罗克特，他这样写道："我很高兴，充满感激，现在我＿＿＿（填写目标）。"

② 以现在时时态写下自我肯定。

潜意识永远会对现在时的指令做出最佳反应。虽然这样写下目标可能会让人感觉有点儿奇怪，但如果把它以将来时时态写下来（比如"明年我会……"或"我将……"），你的潜意识就真的会把这些事分配到将来再做。为了达到最佳效果，你要写下并思考你的现在时目标，不断使其形象化，让自己觉得它正在实现。

③ 以积极的方式表述你的目标。

你的潜意识会将你引向你关注的事物，无论是积极的还是消极的。因此，你要写下你想要的，而非你想避免或想摆脱的。例如，不能写"我想减 20 磅（9.1 千克）"，而要写"我要达到体重 130 磅（59.0 千克）、体脂率 18% 的目标"。

9. 每天至少看两次目标清单，始终让目标走在你前面并永驻在你的脑海中

心理学家证实，重复是对潜意识进行渗透和重新编程的有效方式。财富 500 强企业每年花费数十亿美元做广告正是基于这样的事实。为什么人们习惯购买可口可乐、百事可乐、百威啤酒、万宝路、佳洁士和其他名牌产品？因为重复出现的广告已经渗透到他们的潜意识中，促使他们如此行动。

你可以用间隔性重复的力量来影响自己的潜意识，使自己付诸行动。你在以自我肯定的方式写下目标后，至少每天看两次，一次在早上，一次在晚上。如果可能，你可以看更多遍。如果你想放大自我肯定的效果，就不能只是看看而已，还要再次把它们写下来，或者录下来放给自己听。

设定并写下了所有目标之后，你要更多地利用重复的力量，让目标在你的脑海中永驻。你可以把目标卡贴在显眼的地方，比如冰箱、浴室镜、记事簿上或汽车的仪表盘旁，或者装在口袋里，甚至可以将其设置为手机或者电脑显示器的屏保或桌面，让自己每天都能很方便地看到它。

你可能之前已经接触过这种肯定自我的方式，但尝试后把它当成笑话。如果真是这样，我问你：你在尝试时真诚地对待它了吗？你至少连续28天使用它，并给予它100%的正面预期了吗？如果没有，那么你就是在否认可以帮助你实现梦寐以求的一切的机会。你要保持开放的心态，不要预先做出判断，要相信自我肯定的力量远比你想象的更加强大。如果你只尝试一两次就放弃了，它当然不会起作用。即使你尝试了几天，它依然不会起作用。如果你嘴上念叨它，却用负面的行为否定它，那它自然不会起作用。你只有充满信念和激情，满怀信心、一次又一次地重复使用它，它才会取代旧有的、消极的思维，发挥积极的作用。

进行自我肯定的最终目的是帮助你永久性地改变在你的意识中每天循环播放的"磁带"。当自我肯定成为你新的思维方式和语言习惯时，结果会令你感到震惊，你想象的东西将真实地出现在你的生活中。

10. 带着信心看目标

美国心理学之父威廉·詹姆斯（William James）写道："潜意识会把任何在脑海中不断重复并得到信心支持的画面带入现实。"《思考致富》（*Think and Grow Rich*）和《成功定律》（*The Law of Success*）的作者拿破仑·希尔（Napoleon Hill）说："所有情绪化并混合着信心的思维都能迅速将自身转化为等量的物质形式。"信心，作为一种不可动摇的信念，是在你的潜意识中培育欲望的另一种方式。

有信心就是相信看不到的东西。有信心就是即使你对着镜子没有看到什么变化，但你知道自己最终会实现目标。相信的对立面是怀疑。莎士比亚写道："我们的怀疑是我们的叛徒，它让我们失去可能赢得的胜利，害怕尝试。"诗人威廉·布莱克（William Blake）写道："如果太阳和月亮心存猜疑，它们将会转瞬消失……"正如励志作家韦恩·W. 戴尔所说的，"你必须相信自己"或者"消除疑虑"。

要如何培养信心呢？你要表现得就好像它们真正存在那样。阅读用现在时时态写下的自我肯定的语句，就好像它们已经实现了一样；在脑海中想象自己的目标形象，就好像它已经存在了一样；每天照镜子的时候，努力在镜子里看到自己将成为的样子，而不是现在的样子。有句谚语说得好："表现得就像目标已经实现了那样，就能实现目标。"

11. 使自己的目标视觉化，就像它们已经实现了那样

视觉化思维是在脑海中拍摄照片或电影，是没有语言的思维，是大脑形象地思考。如果我让你想你的车，你的头脑中可能不会出现"汽车"这两个字，而会立刻浮现一辆车的画面。因为你的大脑习惯以视觉化的方式思考，所以你的目标要显眼、明亮、形象生动。当它以图片或影像的形式呈现在你脑海中时，它会比你简单地阅读目标清单更快、更深入地为你的潜意识编程。

在《心理控制论》中，马尔茨博士写道："实验和临床心理学家已经证明，人类的神经系统无法区分实际体验与存在于想象中的生动细节之间的差异。"与自我肯定一样，视觉化思维是让你的身体处于放松状态（形成 α 脑电波）最有效的方式。而当你的身体处于放松状态时，你的潜意识最容易被侵入。

查尔斯·A. 加菲尔德（Charles A. Garfield）博士在《巅峰表现：世界上最伟大运动员的心理训练技巧》（*Peak Performance: Mental Training Techniques of the World's Greatest Athletes*）一书中写道："毫无疑问，近年来在提高目标设定技能方面，最引人注目的贡献是苏联引入的视觉化训练。通过心理预演，运动员能够根据需要做出的动作，在精神层面形成精确的影像。使用这一技能可以大幅提高目标设定的有效性，这比写无聊的清单有用得多。"

加菲尔德在书中还讨论了苏联体育科学家进行的一项惊人实验。在 1980 年普莱西德湖冬季奥运会之前，这项实验对 4 组世界级运动员进行了心理训练（包括视觉化训练）效果研究。

第 1 组：100% 的体能训练
第 2 组：75% 的体能锻炼，25% 的心理训练
第 3 组：50% 的体能锻炼，50% 的心理训练
第 4 组：25% 的体能锻炼，75% 的心理训练

研究人员发现，心理训练占比最高的第 4 组，其训练效果显著优于第 3 组。第 3 组的训练效果则显著优于第 2 组，第 2 组的训练效果显著优于第 1 组。

莫尔茨博士曾介绍过一项关于心理训练对提高篮球罚球效果的实验，它与上述实验类似。该实验的研究成果发表在《锻炼与运动研究季刊》（*Research Quarterly for Exercise and Sports*）上。

该实验将研究对象分成 3 组，每组在实验开始和结束时分别完成一次罚球精度测试。

第 1 组练习罚球 20 天，每天 20 分钟。第 2 组不进行任何关于罚球的训练。第 3 组每天用 20 分钟时间进入深度放松状态，想象自己练习罚球。当想象中的投篮失误时，他们也会通过想象的方式进行纠正。

实验结果十分惊人：第 1 组受试者得分率提高了 24%，第 2 组受试者没有任何提高，第 3 组受试者得分率提高了 23%！原来，心理训练的效果几乎与实际训练的效果相同。

这项针对运动员的研究与减脂有什么关系呢？关系密切！你要知道，潜意识是负责自我行为（习惯）的思维。为了减脂，你必须有良好的习惯，而通过把减脂和健身目标视觉化，你可以向潜意识发出指令，使自己迅速进入持续努力以实现目标的模式中。"自动驾驶模式"一旦启动，你靠意志力和自己做斗争的情况就会减少很多。

如果你处在一个诱惑众多的环境中，就会发现自己不再那么容易被诱惑了；如果你之前害怕去健身房，就会开始对去健身房充满期待；如果你对吃健康、天然的食物有抵触情绪，现在你已经开始懂得如何去享用它们；如果你曾对某些垃圾食品非常渴望，那么现在这种渴望会神秘消失。

一切看上去都变得更加容易了，训练的效果也变得比以往更好。制造"精神影像"的最终结果是，你可以比以往更快、更容易地实现目标。

所有伟大的运动员和顶尖的表演者都会使用视觉化思维方法。高尔夫球选手杰克·尼克劳斯（Jack Nicklaus）说，他从未在头脑中还没有形成清晰、聚焦的影像时击球，更不用说练习其他技术了。

网球明星安德烈·阿加西（Andre Agassi）曾经告诉一位采访者，说他至少赢得过 10000 次温布尔登网球锦标赛冠军。当记者问他这是什么意思时，阿加西说："我从 5 岁起，脑海中就一遍又一遍地重复着胜利的场景。当我走上球场、击败对手、胜利真实地来到我身边时，我感觉自己只是进入了一个为之奋斗多年的角色！"

健美运动员和健身爱好者使用视觉化思维方法的形式有很多：他们经常看自己的照片，并努力将自己最终实现目标时的样子和照片里的自己合为一体。阿诺德·施瓦辛格说："当我做杠铃弯举时，我会把我的肱二头肌想象成山峰——它们不是大，而是巨大！"

健美运动员李·拉夫拉达（Lee Labrada）在为比赛减脂时会想象自己的腹部皮肤变得越来越薄、越来越紧，就像玻璃纸一样包裹住腹部肌肉。

三届奥林匹亚先生弗兰克·赞恩（Frank Zane）说，他至少在精神层面看到自己赢得过百万次奥林匹亚先生头衔，这才真正获得了奥林匹亚先生头衔。

奥林匹亚小姐蕾切尔·麦克利什（Rachel McLish）说："我想象着每完成一次重复、一组练习，血液都会涌入肌肉。当我摆好姿势时，我的头脑中已经浮现我想要的样子。当你的大脑中有这样的画面时，你的身体就会做出响应。"

另一种视觉化思维是将为实现目标而要采取的行动视觉化。你可以想象自己每天早上早起锻炼，提前准备好一整天的健康饮食，在餐馆选择健康食物，自信地对诱惑说"不"，等等。

你也可以通过视觉化思维方法在精神层面为训练做出预演，比如想象自己以极高强度完成训练，在健身房不断打破纪录，以完美的技术完成各种练习，满怀热情地进行有氧训练，然后，脂肪消失了。

你的视觉化训练可以很短，每天 5~10 分钟足矣，但如果你愿意，也可以投入更多的时间。最好把它当作一种日常训练，每天安排两次。

你可以在任何时候进行视觉化训练，但最好的两个时间段是清晨和晚上睡觉之前。在即将入睡的时候，你想象着目标已经实现，这样在你睡着的时候，你的潜意识就会为了实现它继续工作；第二天，你的潜意识会自动调整你的行动，使你更加接近目标。

如果不擅长视觉化思维，怎么办？如果不能"看到"生动的"彩色影像"，怎么办？不用担心，每个人都能以自己独特的方式创造出精神层面的影像，只是有些人看到的是清晰生动的画面，有些人只能得到大概的印象。但无论用哪种方式，都能得到很好的结果。经过训练的话，这种方法的效果会更好。你可以详细地将目标写下来，文字会自动形成影像，浮现在你的脑海中。

另一种提高视觉化思维能力的方式是翻阅健身杂志，并把符合你要求的模特照片剪下来每天看，同时想象自己拥有同样的身材。

你还可以更进一步——剪下自己的头像粘贴到你剪下来的模特照片上。如果你会使用照片编辑软件（比如 Adobe Photoshop），那么这些经过处理的照片会带给你很多乐趣。这听起来可能很傻，但的确是能够重塑自我形象的有效手段。

目标设定和自我肯定示例

我已经为你提供了很多想法，帮助你激发自己的想象力。接下来我还要为你提供一些更为具体的参考资料来帮助你写下目标和自我肯定。

以下是真实的人——既有男人也有女人——写下的真实的目标和自我肯定，他们都成功地完成了我的私教训练计划。希望这些能够带给你灵感，帮助你顺利写出自己的目标清单。

女性

我非常高兴，也非常感恩，因为我现在的体脂率只有 13%！

我的脂肪正在减少，我的体重正在达到 110 磅（49.9 千克）这一理想值，我的目标是到 6 月 1 日体脂率达到 14%。

到 11 月初的时候，我的牛仔裤变得合身了。当我穿着牛仔裤工作的时候，我看上去棒极了。

我的故事登上了健身杂志，一位明星摄影师打电话邀请我拍照，并把我的照片列入了下一期泳装版面计划。

我尽可能多地吃天然的、未经加工的食物，它们在自然界是什么样的，我吃下去的就是什么样的。

我穿上了今年夏天买的黑色西装，它很合身。现在我穿着这件西装去上班。

我去年夏天买的细吊带碎花裙非常合身，冬天我穿着它去加勒比海度假。

我学习了足够多的关于身体、营养和训练的知识，所以我的体重很容易终生保持在理想体重上下 2~3 磅（0.91~1.36 千克）的水平。

我用清晰可见的腹肌庆祝新年的到来。

我每天早晨 6 点起床，这样可以在 7 点之前吃第一餐，并完成有氧训练——是的，我是习惯早起的人。

我每天吃 5 餐，每餐都会合理搭配蛋白质、天然碳水化合物和健康脂肪，两餐之间的间隔都是 3~4 小时。

我每天喝 1 加仑（3.8 升）水来保证体内有充足的水分以净化身体。

我不断改善自己的身体成分，最大限度地挖掘我的遗传潜力。

我为今天看上去状态这么好而感恩和自豪。

我就应该这么健康——超级健康。

我以身作则，并通过提供可靠的健康和营养信息帮助身边的人养成更健康的生活习惯。

我正在养成清淡饮食和持续锻炼的习惯，它们将融入我的生活，并陪伴我一生。

男性

我很高兴并且心里充满感激，因为我的体脂率降到了一位数——9%，我看上去棒极了。

到 1 月 1 日本计划结束时，我就可以实现自己的体重和体脂率目标了，它们分别是 217 磅（98.4 千克）和 19.3%。

当我低头的时候，我可以看到我所有的脚趾。

到 1 月 1 日，我不需要吸气就能很轻松地穿上腰围 32 英寸（81.3 厘米）的裤子了。

我在圣诞节时的样子会让有一段时间没见到我的朋友和家人感到吃惊（甚至是震惊）。

当计划结束后，我依旧可以保持这种健康的生活方式。

我会在 4 月实现体重和体脂率目标，这样我就可以在夏天展示我的好身材了。

我总是随身携带目标卡，并时常看它（每天至少 3 次）。

我会在 12 月 31 日达到体脂率 15% 和体重 199 磅（90.3 千克）的目标。我知道这有点儿快，但这是我的新年愿望，我能做到。

到 6 月 15 日我 35 岁生日的时候，我很高兴已经减掉了 24 磅（10.9 千克），体脂率也降低了 6%，我看上去棒极了，感觉很好。我准备在夏天好好玩一把。

我买了修身的西装和漂亮的休闲装去展示我的好身材。

圣诞节的时候，我的身材看上去棒极了，我的妻子不停地抚摸和拥抱我。

我现在比 30 分钟前更瘦了（完成每项有氧训练之后我都会这么对自己说）。

当我脱去衬衫的时候回头率很高。

脱掉衬衫后我看上去很棒。

我致力于学习健美并成为一名健美运动员（为了更健壮，也为了使肌肉轮廓更清晰）。

我会继续按照这个计划训练 3 个月，再燃烧掉 24 磅（10.9 千克）脂肪。

我在为周末和假期做计划的时候总会加入健康运动这一项。

我每天吃 5 餐，每餐的食量都在中等水平，食物包含蛋白质和全天然复杂碳水化合物。我会在每天早晨准备好一天的食物。

每次实现目标后你应该做什么？

每当你实现一个重要目标，你都要做 3 件事。

① 庆祝一下或奖励自己。

伟大的管理者、伟大的父母和伟大的驯兽师有一个共同点，那就是他们知道如何让自己的员工、孩子或动物重复他们所期望的行为。他们通过奖励来做到这一点，你也应该做同样的事情——通过奖励自己来强化你的成功。

这一周你是否在营养摄入和训练方面做得很好？如果是，那就出去放松一下吧！例如，随心所欲地吃一顿比萨饼来犒赏自己。如果对你而言，食物的奖励效果不够好，那就通过其他方式（比如度假、做按摩或者购物）奖励自己。给自己买一些一直渴求的东西，比如新衣服（但可能很快你就需要更小尺码的衣服了）。享受自己应该获得的奖励时，不要有内疚感。

② 将已经实现的目标记下来。

人们常说，成功可以孕育更大的成功。因此，你应该收集自己所有的成功。在实现最终目标的过程中，你会实现很多小目标，把它们列入一份清单。等你感到动力不足、情绪低迷或灰心丧气时，你可以看看这份成功清单，它将成为帮助你振奋精神的灵丹妙药。很快，你就会因这份清单的长度而感到惊讶。通过总结过去的成功，你将轻松获得前进的动力。

③ 不断设定新目标。

永远不要停止设定目标，这是一个持续的过程，而不是一个独立的事件。事实上，从来没有所谓的“最终目标”，因为如果有的话，你在实现这个目标之后要怎么办呢？当某一天你没有任何目标的时候，你的人生也就不再有意义了。在《释放内在力量》（*Unleash the Power Within*）一书中，安东尼·罗宾斯写道：“生命中唯一的安全感来自每天你都在以某种方式完善自己，也就是你致力于不断提高自己的素质。我从来不担心保持生活品质这个问题，因为每天我都在努力提高它。”

为什么你现在应该放下本书并且立刻设定自己的目标?

到了这一章的尾声,我想告诉你,为什么你现在应该放下本书并写下你的目标——是的,就是现在!

几年前,表现超凡的教练安东尼·罗宾斯的《无限的力量:个人成功的新科学》(*Unlimited Power: The New Science of Personal Achievement*)一书给我留下了非常深刻的印象,于是我购买了他的名为"个人力量"(Personal Power)的系列磁带。在那些录音中,罗宾斯讨论了设定目标的重要性。

当我听到"设定目标"这一部分时,罗宾斯要求"现在就关掉录音机,开始练习设定目标"。经过短暂的停顿,罗宾斯重复了一遍指令。他用一种搞笑的声音说:"如果你只是一直在听,而没有写下你的目标,那么请关掉录音机,现在就关。"他说对了,我确实只是一直在听。当时我对自己说:"我知道我的目标是什么,不需要做任何毫无新意的目标设定练习"。现在想来,我真是愚蠢! 愚蠢! 很愚蠢!

8 年后,我在生活中的某些领域取得了一些成绩,包括在健美方面。但我很沮丧,因为我还没有实现最重要的目标,我想不出是为什么。这时,我想到了罗宾斯的磁带。我想:"虽然我确切地知道自己想要什么,但一直没有花时间把它写下来并每天看看它。也许问题就出在这里"。

因为不满足于平庸的成绩,我妥协了——退回到 8 年前自己曾经嗤之以鼻的目标设定练习环节。结果,在之后的一年内,我两次赢得了健美冠军。在写下我的目标并每天看看它们的短短几年内,我实现了清单中的每一个目标! 这太神奇了,神奇得几乎有点儿吓人! 之后,我重新制作了一份清单,里面有更宏大、更高远的目标,现在,我仍然在为实现这些目标而努力工作——我知道我可以实现这些目标。

现在就放下本书,列出你的目标清单,并把季度目标写在一张小卡片上随身携带吧。不要担心这份清单不完美,因为你可以随时回过头去修改它。重要的是,你必须现在就把它写下来,现在就写!

第四部分

营养供应（第二要素）

　　本书提到的4个要素，每一个都很重要，并且相得益彰，但营养供应是一切的基础。你所吃的食物是决定你成败的关键。错误的营养获取方式会使你的所有努力付诸东流。相反，如果能正确获取营养，那么其他部分就会水到渠成。

　　饮食实在太重要了，因此我们必须给予额外的关注。这也是为什么我在本书中分配更大的篇幅讨论营养的原因。也正因为后面8章介绍了详细而丰富的营养知识，本书才被人们称为"营养圣经"，并将成为贯穿你整个训练生涯的参考指南。无论何时，你只要有关于饮食和营养方面的问题，把这本书从书架上取下来翻阅，就一定可以找到答案。

　　后面这些章节包含了足够多的营养知识，有助于你理解训练计划背后的基本原理，而且始终结合理论与实践，其中的指南、原则和操作步骤等都有助于你立即投身于实践活动。从现在开始，让你的身体变得更精瘦、更强壮、更健康、更加精力充沛吧——这一切都将快速地发生！

第 7 章

了解热量

如果你不计算出实际的热量摄入，那么进行任何关于最佳热量摄入值的讨论都是在浪费时间。你必须以书面形式完成热量摄入记录，并坚持 4~12 周，否则对热量的讨论就属于纯粹的学术行为。不要欺骗自己，而要帮助自己——扔掉日记本，买一本热量计算簿或营养计算簿，开始真正了解你在做什么，了解特定营养组合会产生什么样的效果。

——伊恩·金（Ian King）*

热量计算

人们总是在讨论热量，但如果你在大街上找一个普通人，问问热量究竟是什么，或者让他告诉你他每天摄入多少热量或消耗多少热量，他可能完全没有概念。更令人吃惊的是，如果你向一个普通的节食者询问这件事，他同样一无所知。

当你读完本章的时候，你就会成为一名热量方面的专家了。你将确切地了解卡路里到底是什么，热量是如何在身体中储存的，你每天会消耗多少热量，以及根据你的身材和活动水平你每天应该摄入多少热量才能保证在燃烧脂肪的同时不损失肌

---

*伊恩·金：澳大利亚力量教练，《变得强壮》（*Get Buffed*）和《伊恩·金健美指南》（*Ian King's Guide to Getting Bigger, Stronger and Leaner*）作者。

肉。我还会告诉你，为什么不跟踪记录热量摄入情况会成为阻碍你变得精瘦的唯一因素。最重要的是，我还会告诉你一个简便的方法，让你快速、方便地计算热量和跟踪热量摄入情况。

卡路里

卡路里是衡量热量的单位。1000 卡路里（1 千卡）指的是 1 千克（1 升）水在 1 标准大气压下温度升高 1℃所需的热量。与任何一种能源（汽油、煤炭、木材等）一样，食物经过燃烧也会释放能量。食物中储存的热量越多，释放的能量也就越多。

我们用"卡路里"这个词来描述储存在食物中的能量数量，以及以脂肪和糖原的形式储存在身体里的能量数量。例如，一个甜甜圈可以将 210 千卡（879.0 千焦）热量存入你的身体里，在跑步机上进行 25 分钟的快速行走才能把这些热量从你身体的能量储备中消耗掉。

热量、脂肪和生存

脂肪就像一个储存能量的罐子。当我们谈论"燃烧脂肪"的时候，我们实际上就是要从这个罐中释放能量，并将其用作维持身体活动的燃料。如果你活动得不够多，你身体里的脂肪就会被储存起来，直到你需要它们。

如果你是一个体重 185 磅（83.9 千克）的普通男性，体脂率约 18%，或者你是一个体重 135 磅（61.2 千克）的普通女性，体脂率约 25%，那么你大约有 33 磅（15.0 千克）脂肪。每一磅脂肪都含有 3500 千卡（14650.5 千焦）热量，这样全身的脂肪储备总共含有 115500 千卡（483465.9 千焦）热量。这些储备足够你维持生存很长时间。

在原始社会，从生存的角度来说，体脂率高是有优势的，太瘦反而是一种缺陷。但在现代社会，我们不用再像我们的祖先那样担心挨饿，多余的脂肪就成了一个恼人的问题，因为体脂率过高会对健康带来威胁。

好消息是，通过了解热量以及学会如何平衡能量的收入和支出，你可以随心所欲地燃烧脂肪，同时终生保持健康而有吸引力的身材。

热量银行

一个帮助你理解"热量"这个概念的方式就是把你自己的身体看成一家热量银行，热量（能量）就是银行里的钱。你可以像在银行存钱和取钱那样在自己的身体中储存和支出热量，至于是储存还是支出热量则完全取决于你的热量消耗水平。

当你消耗的热量与你通过食物摄入的热量持平时，就不会发生热量储存这种情况，你的热量银行里的余额会保持不变；当你消耗的热量多于你通过食物摄入的热量时，你就需要从热量银行里取出部分热量，此时你的体脂就会减少；当你消耗的热量少于通过食物摄入的热量时，你就存入了热量，体脂就会增多。

不过，在你进行重量训练时会出现例外：少量的热量盈余会转化为肌肉。但是，如果热量盈余过多，那么即使你努力训练，超出肌肉增长所需的部分热量仍会转化为脂肪储存起来。

能量平衡法则

接下来我们介绍一下能量平衡法则，它是所有营养法则的基础。如果你想变得特别瘦，那它就是你必须理解和遵守的营养学第一基本原理。

能量平衡法则指出，如果你消耗的热量超过摄入的热量，那么你的身体会取出储存的燃料来提供能量以弥补热量缺口，此时你就可以减重。如果你每天摄入的热量比消耗的热量多，那么盈余的热量就会以脂肪的形式储存起来，这样你就会增重。

也就是说，根据能量平衡法则：

为了减重，你每天消耗的热量必须多于摄入的热量；

为了增重，你每天摄入的热量必须多于消耗的热量。

由能量平衡法则得出的第一个推论

由能量平衡法则得出的第一个推论是，任何食物——即使是健康的食物——的热量只要摄入过多，都会转化为脂肪储存起来。

热量很重要！热力学定律决定了人体的能量平衡。面对这样的铁律，很多饮食法的拥护者却仍坚持认为热量并不重要。他们声称，如果你只吃某种食物，可以想吃多少就吃多少，然后仍然可以减肥。

的确，有些食物比其他食物更健康，因为它们营养密度高并且没有经过加工。但是，以健康为导向的饮食和以减重为导向的饮食是完全不同的。无论食物多么健康，只要摄入的热量超过了消耗的热量，你就会增重，并且增加的体重通常会以脂肪的形式存在。

还有一些饮食法声称，通过减少碳水化合物的摄入，你可以不受限制地摄入其他任何营养（蛋白质和脂肪等），但事实并非如此。如果每天从蛋白质和脂肪中摄入的热量比消耗的多，即使你没有摄入碳水化合物，你的身体仍然会囤积脂肪。只不过，低碳水化合物、高蛋白质、高脂肪饮食能够减轻饥饿感，并且不易让人过度饮食，借此可以帮助大多数人自动减少热量摄入（减小食量）。

许多人相信，摄入过量的蛋白质能够帮助他们增长更多的肌肉，但他们不知道，过量的蛋白质提供的热量最终也会转化成脂肪。

实际上，既允许你随心所欲地进食（或者避开）某种特定的食物又能让你轻松减肥的饮食法根本不存在。

由能量平衡法则得出的第二个推论

由能量平衡法则得出的第二个推论是，如果你每天摄入的热量比消耗的热量少（存在热量缺口），即使吃不健康的食物（垃圾食品），你的脂肪储备依然不会增加。但第二个推论并不是让你随心所欲进食的通行证。你可能摄入了低热量的垃圾食品而没有增加体重，但是如果你想保持健康，那么提供热量的食物的质量还是很重要的。不过，这个推论可以让你减轻压力，偶尔放松一下，享用一些自己最喜欢的美食而不产生负罪感。你只要能保证热量缺口一直存在，就可以吃蛋糕，只是不能吃掉整个蛋糕。

控制食量的重要性

能量平衡法则和它的两条推论在其他所有减重法则面前，都处于支配地位。很多人勤奋训练、选择健康的食物，把其他工作都做到了最好，却忽略了最重要的因素——他们吃得太多了。有时候，唯一阻碍你实现减脂目标的因素就是你忽略了食物摄入的总量。

瘦身需要自律和意志力，需要你时刻控制热量摄入，即使偶尔放松，也不能肆无忌惮。一定要注意控制食量。要注意饱腹感，在八成饱的时候停止进食，永远不要让自己陷入困境。吃饭的时候你必须抛开不能剩菜的念头，特别是当你在餐馆用餐或者有侍者服务的时候。你要知道自己确切的热量需求，并在每餐达到预定热量限度的时候停止进食。

如何计算每日总能量消耗?

　　制订个人燃脂计划的第一步就是计算你每天消耗的热量，我们称之为每日总能量消耗（TDEE），也称为热量的维持水平，因为这个能耗量是维持你目前的体重所需的热量。每日总能量消耗是你的身体在 24 小时内消耗的总热量，包括基本的新陈代谢和所有活动需要的热量。

　　在计算这个数值之前，我们一起来看看决定每日总能量消耗的因素。所有的热量计算公式都只能得到估计值，但是你考虑的因素越多，你的估计值就越准确、越有针对性。

影响每日热量需求的 6 个因素

（1）基础代谢率

　　正如你在第 3 章中学到的，基础代谢率是你每天为了维持基本身体功能而消耗的总热量。这些身体功能包括消化功能、循环功能、呼吸功能、体温调节、细胞构建以及身体中其他所有生化产应。换言之，基础代谢率是体力活动之外你每天用掉的所有热量。基础代谢率通常在每日总能量消耗中的占比是最大的——约为 2/3。

（2）活动量

　　活动量对每日热量需求的影响仅次于基础代谢率，是决定你每天所需热量的第二大因素。你的活动量越大，消耗的热量就越多。如果你整天都坐在桌子前，整晚都躺在沙发上，那么你不会消耗多少热量。

（3）总体重

　　你的总体重和身材也是影响你每日热量需求的主要因素。你长得越高大，维持身体活动所需的热量就越多。这个因素在为自己量身定制健身计划时是至关重要的。小个子的人不能跟身材高大的人吃等量的食物，身材娇小的女士最容易在这方面犯错误。如果她们吃得像男士或高个子女士一样多，就无法减肥，只会增重。

（4）瘦体重

　　把你的总体重分为瘦体重和脂肪重量，能够帮助你准确计算身体所需的热量。你的瘦体重越大，你的基础代谢率就越高。肌肉是代谢活跃的组织，需要大量能量来生成肌细胞和保持肌细胞数量。这意味着，你的肌肉越多，你在静息状态下消耗的热量就越多。

（5）年龄

基础代谢率会随着年龄的增长而下降。因此，普通人每天所需的热量会随着年龄增长而不断减少。那些不运动的人如果一直保持同样的食量，到了 35 岁或者 40 岁之后其体脂就会增加。幸运的是，通过重量训练和合理的营养策略，你可以减缓甚至逆转代谢率的下降、脂肪的堆积以及年龄增长所造成的肌肉损失。

（6）性别

通常来说，男性比女性需要更多的热量。当然，这也不完全取决于性别，同样会受到身材的影响。普通男性通常比普通女性更高大并且拥有更多的肌肉。如果活动量和瘦体重相同，不考虑基础代谢率在遗传层面的差别，那么一个体重 150 磅（61.2 千克）的男性和一个体重 150 磅的女性所需的热量大致一样多。

估计热量需求最快捷的方法

根据运动生理学家威廉·麦卡德尔（William McArdle）和弗兰克·卡恰（Frank Katch）的理论，女性每日热量需求为 2000~2200 千卡（8371.7~9208.9 千焦），男性每日热量需求为 2700~2900 千卡（11301.8~12139.0 千焦）。

当然，以上所说的只是平均值，人们实际消耗的热量会有很大差距，比如活动量极大的人的热量支出就比平均值高得多。一些铁人三项运动员和进行耐力型运动的运动员每天摄入 5000~6000 千卡（20929.3~25115.1 千焦）热量的话，可能只够维持其体重。耐力型自行车选手经常在骑行过程中补充能量棒、能量胶和其他高热量的碳水化合物饮料，以免在骑行过程中损失体重。

要点速览

以维持体重为目的的每日总能量消耗：
男性（平均）: 2700~2900 千卡
女性（平均）: 2000~2200 千卡

以减重为目的的每日总热量摄入：
男性（平均）: 2100~2500 千卡（8790.3~10464.6 千焦）
女性（平均）: 1400~1800 千卡（5860.2~7534.5 千焦）

以增重为目的的每日总热量摄入：
男性（平均）: 3200~3800 千卡（13394.7~15906.2 千焦）或更多
女性（平均）: 2300~2600 千卡（9627.5~10883.2 千焦）或更多

尽可能精确地估计热量需求，并制订属于自己的饮食计划，是最好的选择。但如果你的身材和活动量都处于平均水平，并且你讨厌计算，那就参考上页"要点速览"中的平均值，这是估计你的热量需求最快捷的方法。

计算个体热量需求的 3 个公式

运动生理学家已经开发出一系列公式，用来帮助你计算每日热量需求。我列出了其中 3 个供你选择。这 3 个公式已经经过测试和实践检验，可以为你提供有效的帮助：

- 速算公式（使用这个公式能够快速得到最小热量需求）；
- 哈里斯 - 贝内迪克特公式（如果你不知道自己的瘦体重，可以使用这个公式）；
- 卡恰 - 麦卡德尔公式（如果你知道自己的瘦体重，可以使用这个公式）。

（1）速算公式

一种简单快速计算每天所需热量的方法就是用你目前的体重（以磅为单位）乘以一个系数，这个系数在 11~20 之间。

减重所需热量 =（11~13 千卡 / 磅）× 体重（磅）

维持体重所需热量 =（14~16 千卡 / 磅）× 体重（磅）

增重所需热量 =（18~20 千卡 / 磅）× 体重（磅）

速算公式因为简单而备受欢迎，但它并没有考虑活动量、年龄和身体成分等因素。因此，如果你特别喜欢运动，该公式就会大大低估你的热量需求；如果你较为年长，或者你的体重远高于平均水平，该公式可能会高估你的热量需求。

尽管存在一些局限性，但这个简单的公式还是可以帮助绝大多数人快速且较为准确地得到估计值。只要你的活动量和体脂率处于平均水平，或比平均水平略高，就可以使用这个公式。

（2）哈里斯 - 贝内迪克特公式

哈里斯 - 贝内迪克特公式用身高、体重、年龄和性别参数来确定基础代谢率。该公式唯一没有考虑到的变量是瘦体重，但这也比仅仅根据体重计算热量需求准确得多。大多数人都可以使用这个公式，除了肌肉量非常大的人和极度肥胖的人。对这两类人来说，该公式可能会高估其热量需求。

男性基础代谢率 = 66 + (13.7 × 体重的千克数) + (5 × 身高的厘米数) - (6.8 × 年龄)

女性基础代谢率 = 655 + (9.6 × 体重的千克数) + (1.8 × 身高的厘米数) - (4.7 × 年龄)

举例：

你是男性。

你今年 30 岁。

你的身高是 5 英尺 8 英寸 (172.7 厘米)。

你的体重是 172 磅 (78 千克)。

你的基础代谢率 = 66 + 1069 + 864 - 204 = 1795 千卡 / 天 (7471.7 千焦 / 天)

一旦计算出了基础代谢率，你就可以用活动系数乘以你的基础代谢率来计算出每日总能量消耗了。表 7.1 可以帮助你判断自己的活动量。如果你觉得得出的数值过高，可以适度调低活动系数，因为大多数人的确会高估自己每天的活动量。

表 7.1　活动量水平

活动量	活动系数	状态描述
久坐	1.2	很少运动或不运动，从事案头工作
活动量小	1.375	每周 3~5 次低强度训练或体育运动
活动量中等	1.55	每周 3~5 次中等强度训练或体育运动
活动量大	1.725	每周 6~7 次高强度训练或体育运动
活动量非常大	1.9	每天高强度训练或体育运动、体力劳动，或者每天训练 2 次 (如参加足球训练营等)

继续举之前的例子：

你的基础代谢率是 1795 千卡 / 天。

你的活动量中等 (每周 3~5 次中等强度训练或体育运动)。

你的活动系数是 1.55。

你的每日总能量消耗 = 1.55 × 1795 = 2782 千卡 / 天 (12021.8 千焦 / 天)

（3）卡恰 - 麦卡德尔公式

卡恰 - 麦卡德尔公式考虑到了瘦体重，对男性和女性都适用。它是计算日常热量需求最准确的公式。

基础代谢率（男性或女性）= 370 +（21.6 × 瘦体重的千克数）

举例：

你的体重是 172 磅（78 千克）。

你的体脂率是 14%。

你的瘦体重是 147.9 磅（67.2 千克）。

你的基础代谢率 = 370 + 21.6 × 67.2 = 1821 千卡 / 天（7622.4 千焦 / 天）

想通过基础代谢率计算每日总能量消耗，只需用基础代谢率乘以活动系数。

继续举之前的例子：

你的基础代谢率是 1821 千卡 / 天。

你的活动量中等（每周 3~5 次中等强度训练或体育运动）。

你的活动系数是 1.55。

你的每日总能量消耗 = 1.55 × 1821 = 2822 千卡 / 天（11812.5 千焦 / 天）

我们可以看到，根据以上两个公式计算出来的每日总能量消耗，从统计学上来说区别不明显（一个是 2782 千卡 / 天，另一个是 2822 千卡 / 天）。这是因为，案例中的个体的各项指标都处于平均水平。

把瘦体重因素加入到公式中的好处是，不管你的身体成分偏向哪一端（肌肉量非常大或者非常肥胖），你都可以计算出较为准确的结果。

控制体重的诀窍：调整热量摄入的指导原则

一旦了解了你的每日总能量消耗（维持水平），下一步就要根据你的目标调整热量摄入。其实，控制体重很简单，遵循以下指导原则即可。

① 要想保持体重，就使你的日常热量摄入值等于维持水平。

② 要想减重，就把热量摄入值降低到维持水平以下来制造热量缺口（或保持热量摄入不变，通过增大活动量来制造热量缺口）。

③ 要想增重，就把热量摄入值增高到维持水平以上来制造热量盈余。为了在增重的同时增加瘦体重，渐进式重量训练也是必不可少的。

如何为减脂调整热量摄入?

脂肪细胞释放和储存能量涉及复杂的神经内分泌过程,但控制脂肪量的方法很容易理解——通过消耗比摄入热量更多的热量来制造热量缺口。

每磅体脂能储存 3500 千卡(14650.5 千焦)热量。理论上,如果你每周能通过控制饮食、运动或将二者结合起来制造 3500 千卡的热量缺口,就可以减重 1 磅(0.5 千克)——假设减掉的都是脂肪。如果你每周能制造 7000 千卡(29300.9 千焦)的热量缺口,就可以减重 2 磅(0.9 千克)。

所以说,通过减少饮食、增加运动或者把二者结合起来,你可以制造出热量缺口并且借此减重。

举例:

你的体重是 172 磅(78.2 千克)。

你的每日总能量消耗是 2822 千卡 / 天(11812.5 千焦 / 天)。

为了减脂,你的热量缺口应该是 500 千卡 / 天(2092.9 千焦 / 天)。

如果你想每周减 1 磅脂肪,你的每日热量摄入应为 2822-500 = 2322 千卡 / 天(9719.5 千焦 / 天)。

如果你想每周减 2 磅脂肪,你的每日热量摄入应为 2822-500×2 = 1822 千卡 / 天(7626.6 千焦 / 天)。

这种"500~1000 千卡热量削减法"可以告诉你,要想每周减重 1~2 磅,你需要摄入多少热量。当然,这也存在个体差异,每周 500~1000 千卡的热量缺口对大多数人来说是安全和合理的。如果制造了更大的热量缺口,可能会导致大多数人处于半饥饿状态。

举个例子,你是一个身材高大、活动量非常大的成年男性,你的每日总能量消耗,即维持水平为 3400 千卡(14231.9 千焦)左右,那么制造 1000 千卡(4185.9 千焦)的热量缺口意味着你每天只能摄入 2400 千卡(10046.0 千焦)热量,这样你的热量缺口几乎占维持水平的 30%。这个计划略显激进,但仍处于合理的范围。如果你是一位身材娇小、活动量不大的女性,你的每日维持热量为 1900 千卡(7953.1 千焦),那么制造 1000 千卡的热量缺口意味着你每天只能摄入 900 千卡(3767.3 千焦)热量。此时,热量缺口占维持水平的 53%,这会让你基本上处于半饥饿状态,进而导致潜在的健康问题。正如爱因斯坦所说，问题都是相对的。

"燃烧脂肪，喂养肌肉"方案的指导原则

确定热量缺口的理想方式是利用一个数值范围可变的量表（参见表 7.2），根据你的维持水平选择合适的热量缺口。为了健康和可持续地减脂，15%~30% 的热量缺口比例是比较合适的。

表 7.2　热量缺口比例

保守的热量缺口比例：热量缺口占维持水平的 15%~20%
正常的热量缺口比例：热量缺口占维持水平的 21%~25%
激进的热量缺口比例：热量缺口占维持水平的 26%~30%
极端激进的热量缺口比例：热量缺口占维持水平的 31%~40%
让人处于半饥饿状态的热量缺口比例：热量缺口占维持水平的 50%

举例（保守的热量缺口比例）：

你的每日总能量消耗是 2822 千卡 / 天（11812.5 千焦 / 天）。

你的热量缺口比例是 20%，即 0.20×2822 = 564 千卡 / 天（2360.8 千焦 / 天）。

以减脂为目标的最佳热量摄入值为 2822 － 564 = 2258 千卡 / 天（9451.7 千焦 / 天）。

预期的减重速度为 1.1 磅 / 周（0.5 千克 / 周）。

举例（激进的热量缺口比例）：

你的每日总能量消耗是 2822 千卡 / 天。

你的热量缺口比例是 30%，即 0.30×2822 = 847 千卡 / 天（3545.4 千焦 / 天）。

以减脂为目标的最佳热量摄入值为 2822－847 = 1975 千卡 / 天（8267.1 千焦 / 天）。

预期的减重速度为 1.7 磅 / 周（0.7 千克 / 周）。

确定你的热量缺口比例——较维持水平削减的幅度——是你为自己定制计划的第一步。当决定是采取激进的还是保守的热量削减策略时，你不能只考虑自己期望的减重速度（你可能会因为担心不能在最后期限之前实现目标而做出不理智的选择），也要考虑自己的初始体脂率。

要点速览

你想简便快速地计算出自己理想的基础代谢率、每日总能量消耗以及以减脂为目的的每日最佳热量摄入值吗？或者说，你想找到一条计算热量的捷径吗？没问题，你只需翻到"附录"部分，按照各种公式计算并填写表格即可。

在一份激进的减脂计划中，较瘦的人往往会失去更多肌肉并留下更多脂肪，而肥胖的人则会失去更多脂肪并保留更多肌肉。因此，相比较瘦的人，肥胖的人更容易适应低热量饮食。如果你的体脂储备充足，那么与非常瘦的人相比，你感受到饥饿带来的痛苦的概率就更小。

对已经很瘦但还想变得更瘦的人来说，如果使用激进的热量削减策略，那么损失肌肉的风险会更高，特别是在训练量非常大、训练强度非常高的情况下。因此，如果你很瘦，使用正常或者保守的热量削减策略更为明智；如果你已经超重了，那么使用更加激进的热量削减策略仍然是安全的。

热量缺口不能太大

更大的热量缺口有利于更快地减肥，但是热量缺口过大或存在时间过长的话，就会导致瘦体重损失、代谢率变低、饥饿感增强、精力下降、关键性营养元素摄入减少，使你陷入进退两难的困境。那么，要如何做才能获得最大的减脂效果，同时把副作用减到最小呢？

这里存在一个临界点。超过这个临界点，进一步削减热量就会更快地触发新陈代谢和其他方面的健康问题。美国运动医学学院建议，女性每日热量摄入值最少为1200 千卡（5023.0 千焦），男性为 1800 千卡（7534.5 千焦）。但是，与所有的建议一样，这些建议也是一般性的，只有定制属于自己的方案才是最理想的。

只在某些特定的情况下，更大的热量缺口才有意义，比如严重超重或肥胖的患者在医生的指导下采取极端激进的热量削减策略。但是，这样做的风险也很大。因此，除非情况特殊，否则不建议采用激进策略。最好的办法是遵循"燃烧脂肪，喂养肌肉"方案的指导原则，相比维持水平减少 30% 左右的热量摄入。

想增肌应该怎么做？

本书的终极目标是让人快速、有效地燃烧脂肪。很多人在获得理想的体脂率后会重新设定新目标——增长肌肉。这时，本书提倡的原则仍然适用。你只要多吃一点儿，同时继续刻苦训练，慢慢增加热量摄入，保持较小的热量盈余，就无须担心脂肪反弹、肌肉不增加。

如果你的热量维持水平是每天 2800 千卡（11720.4 千焦），那么你在减脂时的最佳热量摄入值就是每天 2240 千卡（9376.3 千焦）——制造 20% 的热量缺口。如果你的首要目标是增肌，那么你的热量摄入值至少要达到每天 3220 千卡（13478.4 千焦）——制造 15% 的热量盈余。也就是说，增肌计划和减脂计划之间存在近 1000 千卡（4185.9 千焦）的热量差值。减脂要少吃，但想以最大速度增肌，就必须吃更多的东西。

健身杂志上的广告使很多人相信，在大量减脂的同时实现大幅增肌很容易。但我们通过前面的数据可以看到，减脂和增肌处在热量摄入范围的两端，同时实现这两个目标极具挑战性。

体脂率高是不健康的，所以如果你的身体有很多脂肪，那么你的首要目标应该是减脂。只有减脂成功，你才能逐渐把热量摄入增加到和热量支出平衡的水平并保持下去。也只有到那时，你将热量摄入调整到盈余状态，设定新的增肌目标才是现实可行的。

如何协调理论（纸上的）和实际（真实的）的热量需求？

使用本章中的热量计算公式可以算出精确的数值，但是请记住，由公式计算得到的数值再精确，也仅仅是估计值而已，只能为你提供参考。就像本书中的其他建议一样，相比真实的反馈，纸上的东西永远是次要的。

检验你的估计值是否准确的唯一方法，就是付诸行动，并记录每周的情况。如果不能取得预期的效果，那就调整热量摄入和活动量。不断重复这个过程，直到达成目标。

为了帮助自己明确自己的基线并快速确定热量摄入值，你可以把最近的实际摄入值和计算得到的数值做一下比较。回忆一下在典型的一天里你的饮食情况，把你从早晨起床到晚上睡觉这段时间里吃过的所有食物都记下来。不要忽略酱料、调味品、薄荷糖、咖啡中的牛奶、训练期间喝的运动饮料、周末喝的啤酒、深夜吃的零食、"零热量"甜味剂（其实含有热量）等看似不起眼的东西。如果每天摄入的食物都有变化，从未有过"典型的一天"，那么你就需要记录下最近 3 天的饮食情况，然后把它们的分量加在一起除以 3，得到一个日常的平均值。

然后，查出每种食物的热量并将其记录下来。本书的"附录"中有食物热量快速查询表可供你参考。另外，你也可以考虑使用热量计算应用程序、线上食物热量数据库，或者参考科琳娜·T.内策（Corinne T. Netzer）的《食物计算完全手册》（*Complete Book of Food Counts*）等介绍食物营养的书。这样，把所有数值加在一起，你就能知道自己的实际热量摄入值了。

一旦你明确了自己的热量摄入基线，就可以根据实际的结果每周持续调整热量摄入。只要没有结束减脂并转换到维持和增肌阶段，也没有出现活动量和体重的大幅变化，你就不需要重新计算热量。

如何根据需要逐渐调整热量摄入？

有时候，急剧（一次性）调整热量摄入并不明智。在完成热量摄入计算和典型一天的食物热量统计之后，你要比较这两个数值。如果你的实际热量摄入值比你根据公式计算出的目标值高或者低了几百千卡，那么你可能需要缓慢地调整热量的实际摄入。

快速、急剧地减少热量摄入通常会导致计划失败和体重反弹，这是因为变化过于剧烈而无法持续。如果你实际摄入的热量比计算出的摄入值小很多，那么你的代谢必定十分缓慢，在这种情况下，你需要逐渐增加热量摄入。如果突然增加热量摄入，那么往往会从一开始就导致体重增加。

最好的方法是缓慢、少量地每周增减 100~200 千卡（418.6~837.2 千焦）热量，从而保证新陈代谢逐渐适应变化。

简化热量计算

有些人认为，计算热量摄入值太麻烦，并且对绝大多数人来说，长期坚持也不现实。他们推荐计算食物量，认为并不需要知道确切的热量摄入值，如果需要增大热量缺口，减小食物的分量就可以了。然而，记录食物的分量只是一个开始，了解热量摄入和支出的具体数值才有意义。只记录食物分量的缺点在于，你只能猜测热量的摄入值，却无法精确地知道它们是多少。尽管有少数的幸运儿能够猜出比较精确的结果，但拥有世界上最健美身体的人，都是一丝不苟地记录热量摄入值的人。他们不会抱任何侥幸心理，你也应该如此。你要想在最后期限前实现目标，尤其应该如此，无论你的目标是参加健美比赛、减肥比赛，还是在假期前减掉 6% 的体脂。

如果你进入了减脂平台期，记录热量就显得更加重要了。因为如果你没有量化并记录食物的摄入，要解决减脂停滞的问题几乎是不可能的。

在 Excel 等电子表格中制订自己的饮食计划，是一种简单快捷的方法。很多应用程序和软件也能用来制订饮食计划或记录热量摄入值。如果你是我们的会员，也可以登录 www.burnthefatinnercircle.com，获取专属于你的 "燃烧脂肪" 饮食计划软件。

制订了日常饮食计划后，就要将其打印出来贴到冰箱上（或下载到移动设备中随身携带），这样你就有了每日饮食目标。

如果你无论如何也不想进行精确的计算，那你可以使用本书第 14 章提供的每日饮食计划模板。

为了获得更好的身体成分，你必须根据自己的热量需求制订一份合理的饮食计划。如果你每天吃同样的食物，就可以记录热量摄入并确定自己的基线，坚持推进计划，突破平台期也会变得非常容易。如果你喜欢变化，也可以以几天或一周为周期来制订不同的饮食计划。给食物分组，并以此为基础制作一张替换清单，这样替换食物就会变得非常简单。每天的饮食计划包含多样的食物是很好，但你必须确保各种维生素、矿物质、膳食纤维和其他营养成分足够维持你的健康。

在初始阶段，所有食物都要称量。买一台厨房秤，还要准备一套量杯和量勺。你要养成阅读包装食品营养标签的习惯，了解食物的成分、热量和营养价值。面对没有标签的农产品和天然食品（比如水果、绿叶蔬菜和豆类等）时，一本食物热量参考书、一份热量对照表或一个电子数据库会对你很有帮助。

坚持称量和计算，直到你实现目标或对食物的分量及其热量有了 "第六感"。之后，你就可以停止称量和计算，如果进入平台期，你也可以随时返回到称量食物的阶段。

如果你对所吃的食物的热量不了解，特别是如果你每天的食谱都有变化，我强烈建议你每天记饮食日记（电子版和纸质版的都可以），坚持 4~12 周。在你的人生中，至少要有一次记饮食日记的经历，这种经历能够带给你惊人的学习体验，这种体验是你永远无法通过阅读书籍或遵循饮食计划获得的。你一旦掌握了在纸上记录的诀窍，就可以通过目测得知食物的分量与热量，而不再借助于计算去获得更加有型的身材了。

设计自己的饮食计划首先需要你付出一些努力，但如果你按照"燃烧脂肪，喂养肌肉"的方法来设计，那么只需在开始时计算一次热量就足够了——付出最小的努力，收获最大的成果。

为什么规划饮食和追踪热量需要自律?

你虽然没有必要在余下的人生旅程中每天都记录自己的饮食和摄入热量，但了解和遵守能量平衡法则，熟知经常食用的食物的热量，知道自己每日需要的热量，对你来说至关重要。最好的方法就是在开始执行计划前仔细地计算一次热量，不要让自己一直处于猜测的状态。

最终，计算结果会告诉你，你到底需要多细致的饮食记录。如果你没有做任何计算，并能在保持瘦体重的情况下持续减脂，完全可以继续这样。但是，如果你并没有取得预期的效果，那么缺乏准确性的饮食计划可能是阻碍你进步的主要原因。

可能没有人认为计算营养值是件有趣或简单的事情，但不可否认，记录食物的摄入量是一门学问，可以帮助你在营养摄入和训练方面更加自律，为你带来巨大的红利。你不仅能够借此获得养眼的身材、充沛的精力、更多的肌肉和更少的脂肪，而且可以拥有持续的、可预测的、完全在你掌控之中的健康人生。

在我的心目中，"自律"最好的定义来自成就评估专家博恩·崔西（Brian Tracy）。他说："自律并不简单和有趣，是很难做到但又必须做到的事情。自律意味着，只要需要，你就必须去做，不管你是否愿意。"

如果你想得到最好的结果，就要做必须做的事情，比如打开你的热量计算器、电子表格或应用程序，着手设计自己的饮食计划；再比如拿出你的量杯、量勺和厨房秤，开始记录你的食物种类和热量摄入值。

在接下来的章节中，你将学习其他需要记录的重要内容——宏量营养素——并将你的体脂减到极低的水平，显露出你一直梦寐以求的肌肉线条。

第 8 章

平衡宏量营养素

每一餐都应包含优质蛋白质、淀粉类碳水化合物以及纤维类碳水化合物。这样搭配的蛋白质和膳食纤维能够延缓碳水化合物的消化，从而产生稳定的供能水平、持续的营养供应以及持久的耐力。只有这样，才能满足身体对生长、修复和能量供给的需求。

——约翰·帕里略（John Parrillo）*

"1 千卡"和"1 千卡"一样吗？

制造热量缺口是减脂的必要条件，制订一份健康的燃脂计划只涉及热量问题，无关其他。因此，吃下 3 种所含热量相等的食物——第一种是 100% 的蛋白质，第二种是 100% 的碳水化合物，第三种是 100% 的脂肪——效果是一样的。但常识告诉你，吃下含有 2000 千卡（8371.2 千焦）热量的鱼和蔬菜（优质蛋白质和纤维类碳水化合物）与吃下含有 2000 千卡热量的薯片和苏打水（经过加工的脂肪和碳水化合物），效果绝对是不同的。

你对蛋白质、碳水化合物和脂肪摄入量的分配，以及你选取了何种食物来补充这 3 类宏量营养素，都会对你的身体和健康产生深远影响。过度限制任何一种宏量营养素的摄入都会造成营养缺乏并导致你的运动表现下降。

---

* 约翰·帕里略：健身营养专家。

对宏量营养素的选择会直接影响到热量的摄入。一些食物每克所含的热量高于其他食物，所以很容易造成摄入热量过量。还有一些食物非常容易产生饱腹感，这会让你少吃。

如何分配宏量营养素的摄入量甚至会影响到你的激素水平。受到影响的包括与饥饿感、新陈代谢和能量分配有关的激素，它们会影响你每天摄入和消耗的热量。食物代谢后产生的能量和营养会被送到脂肪还是肌肉里，将直接关系到你减轻或增加的是脂肪重量还是瘦体重，从而最终关系到你的目标能否实现。

控制热量是良好的开始，但不能只考虑热量，因为营养比热量更为重要。为了达到目标——不只减重，还要减脂、增肌、改善健康状况、提高运动表现——正确地摄入蛋白质、碳水化合物及脂肪非常重要。平衡它们的摄入量是本书中每个饮食计划的基础。

摄入宏量营养素的第一原则：每一餐都要包含蛋白质和碳水化合物

在谈论具体摄入量和百分比之前，让我们谈谈摄入营养素的基本原则：你的营养方案永远不能只包含单一种类的食物或宏量营养素，你要均衡地摄入蛋白质和碳水化合物。

不需要使用电子表格或进行任何计算，只要每一餐都包含一份优质蛋白质和一份天然碳水化合物，你的宏量营养素比例就是合适的。如果每一餐只摄入蛋白质或只摄入碳水化合物，那么一天中的营养摄入比例就很可能失调。

很多流行的饮食法——比如纯蛋白质饮食法或纯蔬果饮食法——都违背了这一原则，因为它们过分夸大了某一类宏量营养素的作用。营养专家通常会强调某种食物的作用，你可能会因此产生误解，为了减小食量而限制某种食物的摄入。但是，任何通过极端的限制实现的减脂效果都可能反弹，而且你会因宏量营养素缺乏而付出健康的代价。除了过敏和不耐受的情况，其他拒绝某种食物的做法绝对不值得提倡。

有一种因几本畅销书而变得非常流行的饮食法，叫"食物组合法"，更准确地说，叫"食物分隔法"。因为这种饮食法的倡导者认为，某些食物，诸如肉和土豆，或者蛋白质和水果，是不能一起食用的。支持者声称，不恰当的食物组合可能导致消化不良，给你的免疫系统造成压力，甚至导致疾病。

我想要说的是，在你选择食物和制订自己的饮食计划时，某些食物组合可能会让你感觉更好或更差，但还没有证据表明，把碳水化合物和蛋白质分开食用有任何好处。

在本书提供的饮食计划中，你的每一餐都要包含优质蛋白质和天然碳水化合物。例如，早餐有鸡蛋（蛋白质）和燕麦（天然碳水化合物），晚餐有鸡肉（蛋白质）、蔬菜和米饭（天然碳水化合物）。

我们如此搭配宏量营养素，有几个重要的理由。

每一餐都要摄入优质蛋白质和天然碳水化合物的五大理由

① 想要增肌，你最好在一天中定时摄入优质蛋白质。蛋白质不像脂肪那样会储存在你的身体中，如果你有太多餐没有摄入蛋白质，你的身体就不能提供合成新的肌细胞所需的原材料，而且可能会分解现有的肌细胞来为代谢提供氨基酸。

② 研究表明，蛋白质可以抑制食欲并增强你的饱腹感。摄入优质蛋白质很难过量，摄入碳水化合物则很容易过量。因此，每一餐都适度控制碳水化合物的摄入量并摄入优质蛋白质是控制热量摄入总量的绝佳方法。

③ 在所有宏量营养素中，蛋白质的热效应最高（最容易提高新陈代谢率），因为人体消化和利用它都需要消耗额外的能量。一份只含有碳水化合物的膳食比包含蛋白质的膳食的热效应低，而一份富含脂肪同时缺少蛋白质的膳食的热效应是最低的。

④ 肌糖原是进行举重和其他高强度训练的人的主要能量来源，但是肌糖原的储备是有限的，必须通过不断摄入碳水化合物来补充。如果饮食中只有蛋白质，没有碳水化合物，那么肌糖原就会慢慢耗尽，你的运动表现就会下降，体能恢复也会受到影响。即使你的体质属于碳水化合物不耐受体质，或者你更倾向于限制碳水化合物的摄入量，每天的饮食中也要加入一些碳水化合物以支持高强度训练。

⑤ 如果你有过饥饿、嗜吃或低血糖的经历，那么你肯定摄入过过多的糖和加工类碳水化合物。要想避免上述情况出现，你每一餐都要食用富含膳食纤维的天然碳水化合物、优质蛋白质和健康脂肪。这种均衡的膳食组合能够延缓消化，形成更加稳定的能量水平和血糖水平，并且使胰岛素的分泌更加可控。

在这个营养方案中，我们对营养全面而均衡的膳食的定义是：同时包含优质蛋白质和天然碳水化合物的饮食。通过在膳食中加入蔬菜，我们还可以进一步提高营养品质，使得最终的膳食组合包含 3 个部分——优质蛋白质、淀粉类碳水化合物和纤维类碳水化合物。

一顿正餐可以包括：鸡胸肉（优质蛋白质）、糙米（淀粉类碳水化合物）和绿叶类蔬菜（纤维类碳水化合物）。一顿早餐可以包括：煎鸡蛋（优质蛋白质）、燕麦片（淀粉类碳水化合物）、菠菜和蘑菇（纤维类碳水化合物）。在这些饮食模板中，你也可以用水果代替蔬菜（比如鸡蛋、燕麦和蓝莓组合），或者把水果作为额外的补充。很多乳制品都是优质蛋白质的来源，所以用希腊酸奶代替鸡蛋的话，你同样可以得到理想的组合。当你读到第 14 章的时候，你可以获得更多关于饮食计划的信息。

通过计算确定营养需求

在制订饮食计划的时候，有些人一想到要将所有食物的热量都计算一番，就感到不知所措。好消息是，使用电子表格或软件，你很容易就能完成这项工作。我们的"优质蛋白质 - 天然碳水化合物饮食模板"本身就是一条捷径。你每一餐都使用这种组合，并且计算出大体准确的热量，只需微调蛋白质、碳水化合物和脂肪的比例，就可以实现自己的目标了。

就像对待热量计算一样，只要能够得到想要的结果，估算宏量营养素的需求也未尝不可。但是如果你对结果不满意，就需要认真记录和追踪这些数值了。而且，如果你是新手，预先根据计算结果制订饮食计划依旧是最有效的方法，它可以帮助你快速入门，并告诉你如何根据实践结果对这些数值进行微调。

健身营养专家克里斯·阿切托（Chris Aceto）同意这个观点。他在《关于减脂你需要知道的一切》（*Everything You Need to Know About Fat Loss*）一书中写道："我认为，计算是了解营养的非常重要的组成部分。如果你不知道如何计算热量以及碳水化合物、蛋白质和脂肪的摄入量，就永远不能得到真正起作用的、为你量身定制的饮食计划。"

基于计算制订的饮食计划能够保证营养摄入的精确度，使你完全掌控自己的体重变化——轻松突破平台期、加速减脂或者在指定日期达到巅峰状态都不在话下。这就是世界上最精壮之人的做法。

我们必须根据个人情况设定营养比例，但正如你将学到的那样，设定前必须确定一条切合实际的基线，然后开始执行计划。

确定宏量营养素的比例

宏量营养素的比例指蛋白质、碳水化合物和脂肪产生的热量在摄入总热量中所占的比例。为了精确制订饮食计划，你需要根据上一章计算得来的每日热量摄入目标，确定宏量营养素的需求并分配热量。建议你把每天的营养需求当作一块馅饼，这样更容易形象地去分割。如果把这块"馅饼"三等分，那么相应的比例就应该是 1/3 的碳水化合物、1/3 的蛋白质和 1/3 的脂肪。

如何定义高碳水化合物饮食和低碳水化合物饮食呢？什么样的饮食计划属于高蛋白饮食计划呢？高脂肪饮食指的是什么？给它们划定范围可能很难，但为了方便讨论，我们可以试着说明一下，当涉及宏量营养素的比例时，高、中、低水平到底指什么（参见表 8.1、表 8.2 和表 8.3）。

表 8.1　碳水化合物水平

碳水化合物水平	在摄入总热量中所占比例
非常高	65%~70% 或更多
高	55%~60%
中等	40%~50%
低	25%~35%
非常低	低于 20%

表 8.2　蛋白质水平

蛋白质水平	在摄入总热量中所占比例
非常高	45%~50%
高	35%~40%
中等	25%~30%
低	15%~20%
非常低	低于 15%

表 8.3　脂肪水平

脂肪水平	在摄入总热量中所占比例
非常高	40% 或更多
高	30%~40%

（续表）

脂肪水平	在摄入总热量中所占比例
中等	20%~30%
低	10%~20%
非常低	低于 10%

什么样的比例才是理想的？其实，没有哪种比例适合所有人。只有适合你的才是最好的。

在这里我只想给出一个提示，那就是：避免走极端。为了改变身体成分，对大多数人来说，最好的营养比例是中等水平的碳水化合物、中等水平的脂肪和中等水平到高水平的蛋白质。这就是我们所说的均衡！以此为起点，你可以根据身体的反应做出调整，设定适合自己的黄金比例。

但在节食者的世界里，极端的饮食法总是最吸引眼球，特别是极低碳水化合物饮食法和极低脂肪饮食法。我们在开始探讨如何找到理想的基线之前，不妨分析一下这两种极端的饮食法。

极低脂肪饮食法

在 20 世纪 80 年代和 90 年代初期，低脂肪饮食法最为流行。这种饮食法要求同时搭配极高水平的碳水化合物。在当时一些最受欢迎的饮食法中，碳水化合物的比例大约是 70%，蛋白质是 20%，脂肪是 10%。

今天，这样的饮食法没有那么流行了，但仍有不少饮食法推崇极低脂肪饮食。这类饮食法的支持者认为，脂肪不仅会让你变胖，还会引发心脏病和其他健康问题，因此是"不良宏量营养素"。不过，这种观点现在受到了置疑。

很多人在减重时为了保持热量缺口，会使用极低脂肪 - 高碳水化合物饮食法。如果碳水化合物经过精心挑选，包括富含纤维的水果、蔬菜、全谷物以及天然淀粉，那么也能算作健康的食物，但无论怎样，任何一种极端的饮食法都是有问题的。极低脂肪饮食法的潜在问题包括：缺乏必需脂肪酸；蛋白质含量过低，不适应严格的重量训练（不利于增长肌肉）；不利于碳水化合物不耐受者燃烧脂肪并保持健康。

极低碳水化合物饮食法

极低碳水化合物饮食法是另一种极端的饮食法。在这种饮食法中，脂肪和蛋白质的比例一般都比较高。但也有例外，比如生酮饮食法，其脂肪比例非常高，但蛋白质比例很低。

在极低碳水化合物饮食法中，碳水化合物含量通常在 10%~35% 之间，我们偶尔也听说过非常极端的零碳水化合物饮食法。其支持者认为，碳水化合物会刺激胰岛素分泌，造成脂肪堆积，进而导致肥胖。因此，碳水化合物被称为"不良宏量营养素"。与极低脂肪饮食法一样，这种饮食法现在也受到了质疑。

对摄入过量碳水化合物的担忧是合理的。很多人存在糖摄入过量、优质蛋白质和健康脂肪摄入不足的问题。但不得不说的是，人们对碳水化合物的担忧被严重夸大了，造成了很多不必要的恐慌。

除非你毫无节制地摄入碳水化合物，否则摄入碳水化合物并不会导致肥胖。此外，并非所有的身体类型都存在碳水化合物代谢的问题。大多数运动员都可以因碳水化合物的摄入茁壮成长，因为运动可以提高任何人对碳水化合物的耐受度和对胰岛素的敏感度。限制碳水化合物的摄入能够加快减脂，但碳水化合物并不是让你变胖的罪魁祸首。

早期的健美饮食法

"60-30-10"这一营养比例是我在开始练健美的时候最早使用的。我最初参加健美比赛是在 20 世纪 90 年代初期，那时正是脂肪恐惧症盛行的时代。我采用的是高天然碳水化合物 - 低脂肪饮食法。之所以选择这种饮食法，是因为它很时髦，被人们广泛接受。

因此，我和其他人一样按计划进食，确实也取得了一些效果——"60-30-10"的营养比例对减脂非常有效，并让我感觉强壮有力。我记录了自己的热量缺口，我的蛋白质摄入也足够，但这时我发现，我的身体似乎并不擅长消化和吸收碳水化合物。因此，我做了很小的调整，想借此进一步改善我的健美成果。

经过一段漫长的调整期，直到 20 世纪 90 年代后期，我的身体才真正达到了最佳状态。我赢得了多个健美冠军头衔，身材达到了绝佳的水平。从此事得出经验后，我开始热衷于把自己当作一只小白鼠，去尝试各种我能够想到的饮食法。从极高碳

水化合物 - 零脂肪饮食法到高脂肪 - 零碳水化合物的生酮饮食法，我全都尝试了一遍。一路经过跌跌撞撞，我终于找到了一种最适合自己且非常有效的饮食法。

有了这一饮食法，我在休赛期可以增长更多的肌肉，在赛季可以燃烧更多脂肪（我的体脂率曾降到 4% 以下），并且能够在全年保持精壮的状态（保持 9% 的体脂率没有任何困难），还上升了一个重量级。我身体更强壮，精力更充沛，注意力也更集中了。

这种饮食法是什么样的呢？你可能不会相信，我只是摄入了更多脂肪而已。我将碳水化合物的比例减少了 10%，并用健康的脂肪——坚果（大杏仁、核桃等）、天然花生酱、三文鱼等富含脂肪的鱼类、亚麻籽油及特级初榨橄榄油——代替减少的碳水化合物。我还允许自己每天吃一些红肉和一两个蛋黄，而不只吃作为健美运动员主要蛋白质来源的蛋白。

在下一章中，你将详细了解膳食中的脂肪。而现在，你只要记住，为了提高你的健康水平、改变你的身体成分，在膳食中加入一些优质脂肪至关重要。

燃烧脂肪的营养基线——你的起点

经过微小的调整，我的宏量营养素比例变成 50% 的碳水化合物、30% 的蛋白质和 20% 的脂肪。这个比例不仅适合我，而且对我的大部分客户和接受我指导的教练也非常有效。我的个人经验、客户反馈的结果加上研究结论，使我相信这是一个很好的起点，它因此成为"燃烧脂肪，喂养肌肉"方案的营养基线。

你的目标包括燃烧脂肪和改变身体成分吗？你是否想要以一种健康而平衡的方式实现这些目标，同时不损失肌肉呢？

你是否已经开始训练或计划开始训练？如果是，那么以 50% 的碳水化合物、30% 的蛋白质和 20% 的脂肪这种营养方案为起点，是不会有任何问题的。

宏量营养素 5∶3∶2 的比例并不是固定不变的，每种宏量营养素的比例都可以上下浮动 5%。因为你或许需要根据自己的目标、过去的经验和身体类型对这一比例稍做调整；活动量非常大的运动员或许需要 55% 的碳水化合物；对内胚型人士或碳水化合物不耐受者来说，45% 的碳水化合物也许是更好的起点；力量型运动员和健美运动员则会选取 35% 的蛋白质比例，因为他们知道这样做才能承受高强度的重量训练。

有些人甚至会完全因为个人偏好做出一些调整。也许他们发现，摄入更多的脂肪可以让他们的进食过程变得更加愉快，饥饿感更少，精力更加充沛。因此，有什么理由阻止他们增加 5% 的脂肪摄入呢？

一旦开始减脂，你就很可能在追逐目标几周或几个月后做出更多调整。当你想要加速减脂或突破平台期时，最常见的做法就是减少碳水化合物的摄入，同时增加优质蛋白质（有时也可以是健康脂肪）的摄入。

无论你要做出什么改变，都需要事先制订一个基线计划，并在实施这个计划时根据自己的变化获得及时的反馈。

首先确定一条基线，然后尝试和调整

无论何时，你只要想掌握一个新方法或获得一项新技能，都必须从基础着手。如果基础没有打牢，那么无论你做什么，城堡都会崩塌。正如艾默生所说的，"高塔的高度取决于地基的深度"。因此，基础非常重要。

牢记二八法则。这是一个效率准则，讲的是 20% 的行动——关键性的少数——会带来大部分成果，另外 80% 的部分——琐碎的事情——则微不足道。可惜，大多数人把他们的精力浪费在了琐事上。他们热衷于追逐有"魔力"的食物组合、异国的燃脂浆果或者古怪的节食方式，却忽视了最简单和最明显的因素，而这些因素对他们体质产生的影响才是最重要的。

本书将带领你做一些使用速成饮食法的人完全无法理解的事情：你会从确定热量和宏量营养素的数值开始，再根据这些数值和测量结果确定一条基线。如果基于基线的行动能够产生良好的效果，你就无须做任何改变；如果效果不好，你就需要进行一系列的尝试和调整。

你可以针对任何内容进行尝试，比如调整宏量营养素的比例、选择替代食物甚至减掉某一餐。但不管做什么尝试，你都要找准调整的时机。只有在合适的时候进行精细的调整，才能帮助你制订自己的计划，使你获得别人无法获得的几个百分点的进步。

你要忽略一些奇怪的事情，避免陷入任何超前的、激进的或有局限性的事情当中。确定基线后立刻开始记录结果，进入反馈循环。只有有了这些真实的数据，你才能看到自己的身体是如何对这些变量做出响应的，也才可能在正确的时机做出正确的选择。

根据身体类型调整营养比例

身体类型、目标、活动量和训练类型不同，宏量营养素的摄入量也应有所不同。例如，健美运动员相比久坐的人需要更多的蛋白质，耐力型运动员有时候需要的热量和碳水化合物的量远远超过普通人。尽管竞技型健美运动员和耐力型运动员代表了健身人群的两个极端，但他们的做法有助于说明制订个人计划的重要性。

中胚型

中胚型人士几乎可以使用任何营养比例的饮食计划并获得预期效果。我认识一些中胚型人士，他们即使采用"50-50"的饮食计划——50% 的麦当劳，50% 的比萨饼——仍能疯狂地增长肌肉，并获得轮廓分明的腹肌。当然，我并不支持这种做法，而且我想说：如果那些天赋异秉的中胚型朋友能够更加细致地设置宏量营养素的比例，选择更加健康的食物，那么他们一定可以取得更好的效果。

外胚型

外胚型人士基本不存在减脂的问题，他们的目标通常是增长肌肉。为了增长肌肉，摄入 50% 的碳水化合物、30% 的蛋白质和 20% 的脂肪的极端饮食计划是一个很好的起点。外胚型人士很少需要控制碳水化合物的摄入量，有时甚至要吃更多的脂肪（比如把坚果当零食，它们属于热量密度高的食物）以产生热量盈余。

内胚型

内胚型人士需要重点关注食物中宏量营养素的比例，特别是碳水化合物的。相比一般人群，超重的内胚型人士通常对碳水化合物的不耐受度更高。这类人天生不爱运动，所以减少食物中的碳水化合物是他们最常用也最适用的调整方式。有些内胚型人士选择的碳水化合物的起始比例可能为 40%~45%，然后他们根据每周的结果考虑是否需要进一步削减碳水化合物。

调整基线，实现加速减脂

如果你在短期内的目标是最大限度地减脂，那么宏量营养素的调整策略就应该是增加蛋白质，同时减少碳水化合物。在健美运动中，你可以看到世界上最精壮的人在减脂阶段最常用的宏量营养素比例为 40% 的碳水化合物、40% 的蛋白质和 20% 的脂肪。

在减脂方面，减少碳水化合物并增加蛋白质可以为你带来一些明显的优势，比如通过食物的热效应加快新陈代谢、减少饥饿感、使热量控制更加容易并在热量缺口比较大的时候保持瘦体重等。

还有一个很好的方法就是尽可能地减少糖的摄入，同时减少高热量密度的淀粉类食品和谷物（如意大利面、面包、米饭、土豆和燕麦等）的量，只保留低热量密度的碳水化合物（如绿色蔬菜和沙拉等）、优质蛋白质和健康脂肪。

当碳水化合物的摄入量极低时，出现饥饿、精神涣散、瘦体重减轻以及恐怖的"脑雾"（原本记忆清晰的事情变得模糊，一时间怎么也想不起来）现象的风险会相应增高。因此，只有小幅削减碳水化合物才能促进减脂，同时不会产生副作用。采用碳水化合物循环饮食法也有很好的效果，我们将在后面更加详细地讨论，让大家了解如何使用高级策略来加快减脂速度。

> **要点速览**
>
> 如果你很健康且代谢活跃，可以按照 50% 的碳水化合物、30% 的蛋白质和 20% 的脂肪的比例确定营养基线。如果你的体质属于内胚型或者你想加速减脂，可以减小碳水化合物的比例，并增大蛋白质的比例（40% 的碳水化合物、40% 的蛋白质和 20% 的脂肪的比例在健美运动员中非常受欢迎）。使用电子表格或软件可以轻松计算出你的宏量营养素比例！但是，如果你能够确保每一餐都摄入一种优质蛋白质、一种富含纤维的蔬菜和一种天然淀粉类碳水化合物，那么你摄入的宏量营养素的比例会自动进入合理的区间！

用电子表格规划饮食计划

一种简便的分配宏量营养素的方法是遵循 3-2-1 法则。想象你的盘子像馅饼一样被分为 6 份。用土豆、红薯、全谷物、水果和蔬菜等天然碳水化合物填满其中的 3 份（或 50%），用蛋白、鸡肉、鱼肉等优质蛋白质填满 2 份（或 33%），最后用脂肪填满剩下的 1 份或 17%。这是一种非常简单的方法，无须数学运算就可以让你得到与最佳比例非常接近的饮食计划。

另外，你还可以使用营养应用程序和软件制订饮食计划，在我们只对会员开放的内部社区（网址 www.burnthefatinnercircle.com）下载电子版饮食计划也很方便。不过，最简单也最准确的计算工具，应该还是你电脑中的普通电子表格，比如微软的 Excel 表格。

上述这些工具使用方便，并且能与移动设备或智能手机兼容。它们可以让饮食计划的制订变得简单，因为电子表格内置的功能可以替你完成全部运算。你需要做的，只剩下设定目标和选择喜欢的食物了。

为了确定不同宏量营养素的摄入量，你需要确定每天的热量目标（可以根据上一章的内容进行计算），并用它乘以每种宏量营养素的目标百分比，然后计算出宏量营养素的热量。想算出每一类食物的分量，你还需要知道以下换算系数，从而进行相关计算。它们被称为阿特沃特通用系数：

1 克碳水化合物含有的热量 = 4 千卡（16.7 千焦）

1 克蛋白质含有的热量 = 4 千卡

1 克脂肪含有的热量 = 9 千卡（37.7 千焦）

这些数值是很好的参考，你可以根据它们确定自己要吃的食物的重量。下面我通过典型男性和女性的例子（参见表 8.4 和表 8.5）来教你如何计算。

根据某位男性的减脂计划，他每天要摄入 2300 千卡（9627.5 千焦）热量。

表 8.4　某男性的宏量营养素摄入量

宏量营养素类型和占总热量的百分比	转化成食物的重量
碳水化合物 50%	0.5×2300 千卡 = 1150 千卡 1150 千卡 ÷4 千卡 / 克 = 287.5 克
蛋白质 30%	0.3×2300 千卡 = 690 千卡 690 千卡 ÷4 千卡 / 克 = 172.5 克
脂肪 20%	0.2×2300 千卡 = 460 千卡 460 千卡 ÷9 千卡 / 克 = 51.1 克

根据某位女性的减脂计划，她每天要摄入 1600 千卡（6697.4 千焦）热量。

表 8.5　某女性的宏量营养素摄入量

宏量营养素类型和占总热量的百分比	转化成食物的重量
碳水化合物 50%	0.5×1600 千卡 = 800 千卡 800 千卡 ÷4 千卡 / 克 = 200 克
蛋白质 30%	0.3×1600 千卡 = 480 千卡 480 千卡 ÷4 千卡 / 克 = 120 克
脂肪 20%	0.2×1600 千卡 = 320 千卡 320 千卡 ÷9 千卡 / 克 = 35.6 克

如果每天都严格遵守热量摄入标准，那么你一整天的热量摄入肯定是合适的。而且，只要三餐加起来的营养总比例和总热量符合要求，你就不必担心每餐摄入的营养比例和热量过多或过少。例如，你在训练之后的食量可以比较大，吃更多的碳水化合物也没有问题；或者，你也可以像我一样早餐吃得多，也就是每天的第一餐摄入更多的碳水化合物和热量。

你需要做的是使每天的总热量摄入尽可能地接近目标，但不要追求完美。如果你试图从细节上完全掌控目标，可能会把自己逼疯。蛋白质、碳水化合物和脂肪的摄入量处于目标值正负 5% 的范围内，已经算非常接近目标了，不必 100% 精确。而且，食品数据库以及食物标签上的营养信息也都是估计值，因此就算你计算的结果没有 100% 地达到目标，也不代表你错了。

懒虫式营养方案和健美式营养方案

本章建议的营养比例是为进行重量训练和有氧训练的人设计的，所以一些保守的或传统的营养学家可能会告诉你，你的蛋白质摄入量太大了，遵照政府的指导值行事已经足够，蛋白质的比例保持在 15% 才是合适的。但是，这个比例只适合整天躺在沙发上看电视的人，如果你致力于努力训练并追求身体成分的改变，这种建议就与你一点儿关系也没有。

你执行本书设定的计划能否取得成功，取决于你持续整合四大要素——营养供应、有氧训练、重量训练和心理训练——的完美程度。如果你训练得不够刻苦，就无法完成这个计划；如果你训练得很刻苦，你的营养方案就应该与那些躺在沙发上看电视的人的明显不同。

看到针对一般人群的营养建议时，你要告诉自己：普通人是不训练的，最低营养需求和最佳营养需求完全是两个概念。如果你想变瘦并增长肌肉，就要紧紧跟随那些既精瘦又有大量肌肉的人的脚步，同时倾听自己身体发出的声音，这样才能针对自己的情况做出正确的调整。

不存在通用的方案

虽然追求宏量营养素比例健康和均衡是明智的，但并不存在适合所有人的完美比例。

√没有任何一种宏量营养素比例具有神奇的燃脂或增肌属性。

√没有任何一种宏量营养素比例可以超越能量平衡法则。与热量摄入水平相比，宏量营养素比例对减脂效果的影响微不足道。

√如果你热量摄入过高，没有任何一种宏量营养素比例可以阻止你长胖。

√如果你热量摄入过低，没有任何一种宏量营养素比例可以让你增肌。

√如果你长期保持过低的热量摄入，没有任何一种宏量营养素比例可以阻止你的代谢放缓。

√没有任何一种宏量营养素比例适合所有人。最佳配比取决于你的目标、身体类型和对碳水化合物的耐受度。

宏量营养素比例并不是影响减脂效果的唯一因素，但它们确实能够为你制订健康的日常饮食计划提供绝佳参考。另外请永远记住，无论你选择高碳水化合物饮食法、低碳水化合物饮食法，还是介于二者之间的其他饮食法，只要你摄入的热量过高，你就永远无法减掉脂肪。

从确定基线开始，通过尝试找到最适合你的宏量营养素比例吧。如果认为高碳水化合物饮食对你来说有问题，那就减少碳水化合物的摄入，增加蛋白质和脂肪的摄入；如果你属于极端的碳水化合物不耐受人群，或者为了参加健美比赛想要肌肉轮廓变得更加清晰，那就把碳水化合物的摄入量削减到更低水平，同时提高蛋白质的比例。你完全可以按照自己的情况去尝试，主要是看看接下来会发生什么。

相信自己的直觉

你是否注意过，一些人会在没有得到任何饮食建议的情况下倾向于某种特定的饮食？为什么有些人本能地成为素食主义者，而另外一些人则成为典型的食肉动物？为什么有些人选择避开小麦制品和乳制品？为什么有些人对特定的食物有强烈的渴望？原因就在于他们的身体告诉他们要这样做，而他们明智地听从了身体的建议。

我不是素食主义者，但是如果你的身体告诉你不应该吃那么多肉，我认为你应该重视你的身体发出的声音，并尝试其他蛋白质来源。如果身体告诉你，你对碳水化合物不耐受，那你务必听从它的劝告；如果你的身体认为碳水化合物摄入量过低了，你要听从；你的胃说它不适合消化某种食物，你同样应该听从。总之，你要重视和尊重身体发出的声音，并注意每周的训练结果。这对调整宏量营养素的比例以及制订有针对性的饮食计划都很有用。

虽然身体发出的声音非常重要，但只凭直觉去探索仍然不是明智的做法。同样，盲目地追随计划，而不根据直觉灵活地做出调整，也会导致失败。每周做出正确的调整需要科学的方法、真实的反馈和敏锐的直觉。世界上拥有最精壮、最完美身材的人都是努力训练、合理饮食、持续追踪结果并听从直觉的人。

在接下来的 3 章里，我会详细分析每一种宏量营养素。你将了解到关于蛋白质、碳水化合物和脂肪的一切。它们是你变得更精壮、更健康以及增长更多肌肉的基础。

第 9 章
优质脂肪与不良脂肪

很多人会把油、脂肪以及劣质油脂混为一谈。在他们心里，这些东西具有同样的属性，所以他们会试图避开所有的脂肪和油，以免增加体脂，也避免让自己看上去像一个面团。但是，我要告诉你，脂肪有好坏之分，并且二者之间的差别非常大，了解这一点非常重要。

——威廉·D. 布林克（William D.Brink）*

寻找缺失的链条——"健康脂肪"

在上一章我曾说过，我在长时间执行低脂肪饮食法后，做了一个很小的调整——摄入了更多的脂肪。结果，我的水平得到了提升。当然，不是增加哪种脂肪都可以。正如研究膳食脂肪的专家乌多·伊拉斯谟（Udo Erasmus）所说："脂肪与脂肪是不同的。有的脂肪有治愈效果，有的脂肪却可以杀人。"

食用不良脂肪会造成体重增加、动脉阻塞，严重损害你的身体健康。而优质脂肪却可以帮助你增强活力、增大关节力量、燃烧更多脂肪、促进与增肌有关的激素分泌、改善血糖调控能力，甚至改善皮肤色泽。

这么一看，优质脂肪简直就像灵丹妙药。的确如此，只需食用少量富含优质脂

*威廉·D. 布林克：《打造合成代谢环境：增肌的艺术和科学实用指南》（*Priming the Anabolic Environment: A Practical Scientific Guide to the Art and Science of Building Muscle*）作者。

肪的食物或油脂，同时减少或避免摄入不良脂肪，你就可以看到种种神奇的效果发生在自己身上。

脂肪恐惧症

我第一次举起杠铃是在 1983 年——脂肪恐惧症流行的高峰年代。20 世纪 80 年代和 90 年代初期，杂志、电视以及其他所有媒体都在告诉我们：脂肪对健康不利。当时人们对脂肪不做类型上的区分，总是黑白分明地说："脂肪是不健康的，脂肪会使你变胖。"

这种认识使无脂食品行业蓬勃发展。冷冻晚餐、午餐肉、糖果、冰淇淋、酸奶，以及几乎所有你能想到的食品，都可以被脱脂。即使是一直都不含脂肪的食品，也被迫贴上了注明"零脂肪"的新标签。那是无脂饼干和无脂蛋糕盛行于世的年代，几乎所有人都吃那些所谓的"健康美味"和让人毫无负罪感的食物。人们之所以吃下那些食物时毫无负罪感并且认为它们是健康的，只因为它们的标签上写着"零脂肪"！

尽管膳食脂肪的消费在随后的 20 年中显著减少，但非常奇怪的是，肥胖现象和与之相关的健康问题不但没有减少，反而增加了很多。根据美国政府的统计，成人的肥胖率从 1980 年的 15% 上升到了 2004 年的 32%。今天，美国 2/3 的成年人肥胖或超重，心脏病和糖尿病没有得到任何遏制，仍然是健康的最大杀手。

为什么我们大幅减小了脂肪的摄入量，肥胖等问题却变得更加严重了呢？

其实，答案非常明显而且令人尴尬，那就是：零脂肪不意味着不含糖，更不代表零热量！

很多人的确削减了以脂肪为来源的热量，但实质上是用来自糖的热量代替了。一种注明"零脂肪"的食品，可能是 100% 的糖制品！如果摄入了过多的糖，那么你的膳食脂肪摄入再少，体脂仍会增加，并且你还可能生病。

大多数人已经习惯性地认为，高脂肪的食物是造成高胆固醇和心脏病等健康问题的罪魁祸首。但绝大多数人没有意识到，经过加工的碳水化合物和糖对你的健康更加有害，并且与疾病的发生和肥胖率的攀升直接相关。真正的问题出在摄入加工食品上，而非摄入某种特定的宏量营养素上。

为什么无脂饮食不是获得低体脂率的最好途径?

此前，我们将极低脂饮食定义为"在摄入总热量中脂肪来源的热量占比低于10%的饮食"。每天摄入热量为 2300 千卡（9627.5 千焦）的话，脂肪只能摄入 25 克或更少；每天摄入热量为 1600 千卡（6697.4 千焦）的话，脂肪只能摄入 17 克。我接待过一些每天只摄入 10~15 克脂肪的客户，有些人甚至兴奋地说他们的脂肪摄入量几乎为 0！极具讽刺意味的是，他们找到我，是因为他们遭遇了困境——无法继续瘦下去了。

我告诉他们，不要对脂肪心存恐惧，要区分优质脂肪和不良脂肪，并在摄入优质蛋白质和天然碳水化合物的同时摄入少量优质脂肪。开始进食优质脂肪后，他们几乎像被施了魔法一般，变得精力充沛、更有力量，减脂的进程也再度开启。

当今社会，脂肪恐惧症仍然根深蒂固地存在于人们的意识中，大多数人并不愿意在饮食中重新加入脂肪。因此，要想打破人们对脂肪的恐惧，向他们解释去掉所有脂肪对健康弊大于利是十分必要的。

脂肪恐惧症最大的问题在于，人们不分青红皂白，把优质脂肪与不良脂肪一起从餐桌上赶了下去。要知道，如果人体缺乏必需脂肪酸，就会出现一系列健康问题，包括皮肤和头发没有光泽、关节疼痛、疲劳、抑郁症、心血管疾病、睾酮水平低和代谢减缓等。你需要脂肪，哪怕是饱和脂肪，因为它们是维持体内激素水平正常的重要物质。

如果饮食中只有碳水化合物而没有脂肪，易感人群的血糖问题就会恶化，进而发展为代谢综合征，并最终导致 2 型糖尿病和心血管疾病。摄入优质脂肪和膳食纤维可以延缓消化，有助于身体控制血糖和胰岛素水平。这对碳水化合物不耐受者来说尤其重要。

最应该引起注意的是，无脂 - 高碳水化合物饮食会增强饥饿感，从而妨碍你实现减脂目标。在你摄入无膳食纤维或脂肪的碳水化合物后，你的血糖水平会达到峰值并迅速下滑，你会感觉摇摇欲坠，心里全是"我得马上吃东西，否则就要晕过去了"的念头。这不是心理上对食物的渴望，而是生理层面真实的饥饿感，让人很难抗拒。

综上所述，从食物中去掉所有脂肪并不是解决问题的办法。你需要摄入脂肪，但不能摄入过多。

高脂肪饮食

大多数人认为，低碳水化合物饮食都属于高蛋白饮食，但情况并不总是这样。生酮饮食就是一种脂肪含量很高、蛋白质含量适中、碳水化合物含量很低的饮食。尽管其宏量营养素比例极不均衡，但这种具有争议性的饮食法仍然引起了很多人的兴趣。支持者说，生酮饮食者的代谢状态使其比采用其他饮食法的人获得更好的减脂效果，但这种说法从未得到科学的证实。他们还声称，高脂肪饮食并非天生就不健康。在这一点上，他们倒不是完全错误的。

格陵兰岛的因纽特人，其食物主要是肉类和脂肪（占60%），但他们的健康状况极好。海洋性食物富含能够保护心血管的 ω-3 脂肪酸（来自鱼、海豹和鲸鱼的脂肪中的脂肪酸），这也许可以解释因纽特人极低的心血管疾病发病率。和因纽特人比起来，现代美国人的高脂饮食简直不可想象。后者通常食用养殖动物的肉、烘焙食品、油炸食品、氢化植物油、精炼食用油和其他经过加工的脂肪，精制谷物和糖更是餐桌上的常客。

因此，采用什么样的营养比例不是问题，真正的问题在于，到底哪种类型的营养方案对改变你的身体成分最理想。如果违背传统理论，奉行高脂肪饮食法（食用优质脂肪）并且确实可以减少体脂、保持健康，那么这样做下去也没有什么不可以。

虽然没有科学证据证实高脂肪 - 低碳水化合物饮食在减脂方面的确切效果，但可以肯定的是，这种饮食在增肌方面的效果确实很不理想。因此，低碳水化合物 - 高脂肪的生酮饮食虽然在主流减肥界受到狂热追捧，但对健美运动员来说，这种饮食从未出现在其饮食计划中。

对进行高强度训练的训练者而言，肌糖原是他们最有效的"燃料"，而这种糖原只有通过摄入碳水化合物才能得到补充和恢复。如果摄入过多的脂肪，碳水化合物的摄入就会不足，最终导致肌糖原耗尽，进而使训练效果和增肌目标的实现受到影响。更糟糕的是，有研究表明，在肌糖原耗尽的状态下继续训练会促使肌细胞分解并减少蛋白质的合成。

少量摄入优质脂肪能够使我们获益。摄入脂肪时要重视其质量，而非数量。在接下来的部分，你将了解哪些脂肪应该多吃一些，哪些脂肪要少吃，哪些脂肪应该完全避开。要正确选择脂肪，你就必须先了解它们之间的差别。

两类主要的脂肪酸

脂肪酸从分子结构上说是含有氢原子的碳链。分子结构上的差异赋予每种脂肪酸独特的性质，比如熔点、在血液中的"黏性"以及对人体健康的影响等。脂肪酸从结构上可以分为饱和脂肪酸与不饱和脂肪酸（参见表 9.1）。

1. 饱和脂肪酸

黄油、奶酪、乳脂、巧克力、蛋黄、动物脂肪、起酥油、棕榈油、棕榈仁油、椰子油等都是饱和脂肪酸的主要来源。除了热带作物产出的油（棕榈油、棕榈仁油和椰子油），动物脂肪是饱和脂肪酸最主要的来源。

除了植物油，饱和脂肪在室温下呈固态或半固态（想想黄油或动物脂肪）。它们因为会升高人体血液中胆固醇的水平，历来被认为是最不宜食用的脂肪。但是，如果不结合遗传学、健康状况、生活方式、食用量和总体饮食状况来分别考察每一种饱和脂肪，就武断地认为所有饱和脂肪都是有害的，那还是显得过于简单粗暴了。不错，饱和脂肪确实对健康不利，但如果你通过食用不饱和脂肪来加以平衡，它们也没有那么可怕。

2. 不饱和脂肪酸

不饱和脂肪酸可进一步细分为多不饱和脂肪酸与单不饱和脂肪酸，它们主要来自植物和水产品。不饱和脂肪在室温下一般呈液态（如橄榄油），它们有助于降低血液中的胆固醇水平，并起保护心脏的作用。它们的益处还有很多。总而言之，不饱和脂肪酸含有保持健康不可缺少的必需脂肪酸（EFA）。

表 9.1　脂肪酸来源

饱和脂肪酸来源（部分）	多不饱和脂肪酸来源（部分）	单不饱和脂肪酸来源（部分）
牛肉脂肪	鱼油	橄榄油、橄榄
家禽脂肪	亚麻籽油	高油酸葵花籽油
其他肉类脂肪	葵花籽油	高油酸红花籽油
牛乳脂	红花籽油	牛油果
椰子油、椰子	菜籽油	菜籽油
可可脂	芝麻油	花生油、花生酱

（续表）

饱和脂肪酸来源（部分）	多不饱和脂肪酸来源（部分）	单不饱和脂肪酸来源（部分）
棕榈油	月见草油	腰果
棕榈仁油	琉璃苣油	山核桃
起酥油、猪油	核桃油、核桃	杏仁、杏仁酱
奶油	大麻籽油、大麻籽	巴西栗
半奶油（牛奶和奶油各半）	大豆油	开心果
奶酪	玉米油	澳洲坚果（夏威夷果）
奶油奶酪	松子	榛子

必需脂肪酸

与很多营养素（比如氨基酸）一样，必需脂肪酸是你的身体无法合成的、必须从饮食中以正确的数量和比例获取的脂肪酸。两种主要的必需脂肪酸分别是 ω-3 脂肪酸（如亚麻酸，简称 LNA）和 ω-6 脂肪酸（如亚油酸，简称 LA）。

《欧米茄饮食：基于克里特岛饮食的营养求生计划》（*The Omega Diet: The Lifesaving Nutritional Program Based on the Diet of the Island of Crete*）一书的作者阿泰米斯·P. 西莫奥普勒斯（Artemis P. Simopoulos）认为，过去人类的饮食中没有人造反式脂肪酸，不仅所含饱和脂肪酸少于现代饮食，而且包含大致等量的 ω-3 脂肪酸和 ω-6 脂肪酸。现代西方饮食中的 ω-6 脂肪酸含量非常高，与 ω-3 脂肪酸的比例约为 20:1，甚至更高，而它们的最佳比例应为 2:1。

造成这种失衡的一个重要原因是我们对精制谷物的消费增加，对富含 ω-3 脂肪酸的鱼类的消费减少。另外，含有大量 ω-6 脂肪酸的谷物作为饲料被大量生产，动物在食用这些饲料后，其组织也含有大量 ω-6 脂肪酸。这就使得我们与食用富含 ω-3 脂肪酸的野生动物肉的祖先比起来，在食物结构上出现了巨大差异。

我们在食用富含 ω-6 脂肪酸的肉类和精制谷物后，打破了两种脂肪酸的平衡，而这种平衡正是我们茁壮成长所必需的，于是我们开始遭受一些闻所未闻的炎症及心血管疾病的困扰。通过提高 ω-3 脂肪酸的摄入量，你会获得一系列有利于健康的好处，并使体内两种必需脂肪酸的比例恢复到自然和平衡的状态。

必需脂肪酸惊人的益处

大多数人不仅存在 ω-3 脂肪酸摄入不足的问题，还存在 ω-3 脂肪酸与 ω-6 脂肪酸比例严重失调的问题（ω-3 脂肪酸占比过小）。很多人可能不知道，ω-3 脂肪酸有很多非常重要的功能。

√提高胰岛素敏感性。

√促进脂溶性维生素的吸收。

√促进关节健康。

√使身体产生能量。

√使体内的氧气得以传输。

√维持细胞膜的完整。

√抑制皮质醇合成。

√改善皮肤质地。

√促进肌肉生长。

√提高代谢率。

√有助于脂肪燃烧。

普通人只需少量必需脂肪酸，就能维持合理的营养水平，但如果想最大限度地减脂、增肌并提高运动表现，那就需要适当提高必需脂肪酸的摄入量。你可以每天至少添加一种富含 ω-3 脂肪酸的食物来达到这个目的。

富含脂肪的鱼类是二十碳五烯酸（EPA）和二十二碳六烯酸（DHA）的最佳来源，它们都是 ω-3 脂肪酸家族的成员。同时，鱼类还可以提供优质蛋白质，是真正的"超级食物"。因此，几乎所有的权威健康机构都建议每周至少吃两次鱼肉。

可以提供 ω-3 脂肪酸的植物也很多。甘蓝、菠菜都含有少量 ω-3 脂肪酸，亚麻籽和核桃等则含有大量 ω-3 脂肪酸。

将亚麻籽磨碎了食用是获得 ω-3 脂肪酸绝佳的方式。同时，亚麻籽含有丰富的膳食纤维（约 3 克 / 汤匙），可用于烘焙、烹炒和凉拌。把磨碎的亚麻籽混入蛋白粉、拌进燕麦片或者撒在沙拉上，都非常好。把亚麻籽磨碎的目的是让你充分地消化它。要知道，大约 3 汤匙亚麻籽粉就可以提供 1 汤匙亚麻籽油所含的必需脂肪酸。

富含 ω-3 脂肪酸的食物包括：

• 三文鱼

- 沙丁鱼
- 鲱鱼
- 鲭鱼
- 虹鳟鱼
- 长鳍金枪鱼
- 亚麻籽
- 核桃
- 鱼油
- 磷虾油
- 亚麻籽油

必需脂肪酸补充剂：鱼油和亚麻籽油

从食物中获取所需的全部健康脂肪是完全可能的，但因为 ω-3 脂肪酸太重要了，所以很多人还会通过服用营养补充剂来保证自己获得每天所需的最佳剂量。最受欢迎的两种 ω-3 脂肪酸补充剂是鱼油和亚麻籽油。虽然营养补充剂永远不能代替食物，但如果你服用补充剂，就更容易制订饮食计划，因为你不用担心每天的食物是否包含了足够多的 ω-3 脂肪酸。

对鱼油的研究表明，每天 1.5~2 克的 DHA/EPA 混合鱼油是适合减脂的理想剂量，只有大个子才需要服用 3 克以上。但有些研究者就高剂量鱼油对于特定疾病的影响进行过测试，结果表明这种服用方式有增加出血时间等潜在的副作用，所以美国心脏病学会警告说，在没有医生指导的情况下，不要每天服用 3 克以上的 EPA / DHA 混合鱼油。因此，我建议你在服用任何营养补充剂之前，最好向你的医生咨询一下。

亚麻籽油中的 ω-3 脂肪酸含量极高，一般是鱼油的 2 倍。亚麻籽油中的 ω-3 脂肪酸是 α-亚麻酸，它会在体内转化成可用的 EPA 和 DHA。亚麻籽油是否优于鱼油一直存在争论，但在过去的 10 年中，由于越来越多的研究结果支持，鱼油已经成为医学界和健身界的宠儿，也成了最受欢迎的健康脂肪补充剂。但无论如何，亚麻籽油仍是 ω-3 脂肪酸极为丰富的来源，是素食主义者或不吃鱼的人补充这种物质的最佳选择。

每天 1 汤匙亚麻籽油是标准的剂量，只有身材异常高大或运动量极大的人才可能需要食用更多。亚麻籽油对高温敏感，所以不适合烹调。不过，你可以把它添加到烹调好的食物中，或者沙拉或蛋白粉饮料中。亚麻籽油会很快变质，所以要购买冷链产品并冷藏保存，打开包装后要尽快食用。

　　和所有食物来源的脂肪和油一样，必需脂肪酸补充剂也含有热量。因此，如果你服用补充剂，一定要将其热量和脂肪克数计入每天的饮食计划中。

适量摄入饱和脂肪

　　完全避免摄入饱和脂肪其实是没有必要的，只要保证其在总热量和总脂肪中占比较小就可以了。大多数健康和营养组织建议源于饱和脂肪的热量摄入要限制在总热量的 10% 以内，剩余的脂肪部分可以按照单不饱和脂肪和多不饱和脂肪各 10% 的比例进行分配。只要遵循本章的建议，你就不必担心这些数值的问题，因为它们会以非常合适的比例出现在你的食谱中。

　　当你食用肉类时，会有少量的饱和脂肪与蛋白质一起被摄入。此时建议你选择最瘦的那部分肉食用，这样可以把脂肪和热量的摄入水平控制在最低。如果你以红肉作为饮食中的蛋白质来源，它们也会带来一些脂肪。推荐食用用草饲养的牛的肉，因为它们偏瘦，热量和饱和脂肪的含量较低，而且和用谷物饲养的牛的肉比起来，其中 ω-3 脂肪酸与 ω-6 脂肪酸的比例更理想。

　　蛋类是另外一类含有脂肪（在蛋黄中）的蛋白质类食物。许多健美运动员都知道，当他们需要更多的蛋白质与更少的热量时，只能吃蛋白。不过，为了防止胆固醇升高和预防心脏病而拒绝吃全蛋的做法，在近年来受到了很大的置疑。因为越来越多的证据表明，每天吃一两个全蛋对体内的胆固醇水平没有负面影响。虽然食用大量全蛋可能会增高血液中的胆固醇含量，但研究表明，健康的高密度脂蛋白（HDL）胆固醇与不健康的低密度脂蛋白（LDL）胆固醇的含量的上升是同步的，而且两者的比例并未改变。其他研究也未发现食用蛋类与心脏病之间有因果关系。

　　蛋黄含有叶黄素、玉米黄素等非常有价值的营养物质，有助于你远离黄斑变性。有些鸡饲料含有亚麻籽粉或海藻，所以有些鸡蛋的 ω-3 脂肪酸含量较高。富含 ω-3 脂肪酸的全蛋虽然不能成为多脂鱼类的替代品，但至少可以让你多摄入一些 ω-3 脂肪酸。康涅狄格大学的研究团队还发现，早餐食用全蛋能够稳定血糖，降低饥饿激素（生长激素释放肽）的水平，并减少当天的热量摄入。

　　乳制品也含有饱和脂肪，但钙和两种非常优质的蛋白质——乳清蛋白和酪蛋白——同样来自乳制品。许多人因其很难消化而不去食用，但如果你对乳制品具有良好的耐受性，完全可以将其纳入自己的减肥食谱中。事实上，最近的研究表明，习惯食用乳制品的人具有更好的身体成分。如果你想在减少饱和脂肪摄入的同时获得更多的蛋白质，那么可以选择脱脂或低脂乳制品。

最好减小黄油的食用量，因为黄油是高热量食品，却不能提供必需脂肪酸。如今有许多黄油的低热量替代品，比如黄油风味酒、黄油喷雾剂、低脂涂抹黄油等。它们都可以在控制热量的同时保持食物美妙的味道。（食用这些替代品之前，请仔细阅读产品标签，因为并非所有产品都适合你。）

现在，未精炼的特级初榨椰子油越来越受欢迎，它已经摆脱了过去作为饱和脂肪的坏名声。许多人喜欢它，是因为它不仅可以用于烹饪，还可以用来调味。椰子油有时会被拔高为健康食品，甚至被当作减肥的辅助品加以推销。这时你务必保持清醒，因为没有证据表明它可以帮助减肥，而且你不小心的话，热量密度高的椰子油还会妨碍你的减肥计划。

控制脂肪，控制热量

许多油脂虽然具有健康的特性，但是仍属于热量密度高的食物，每克所含的热量比蛋白质或碳水化合物都要高出一倍以上。例如，特级初榨橄榄油因含有酚类化合物而具有强效的抗氧化性，从而成为健康的选择（非常适合制作凉菜和非高温烹饪），然而橄榄油是一种高热量食物，1汤匙橄榄油含有130千卡（544.2千焦）热量和14克脂肪。

如果你需要控制热量摄入，使用烹饪喷雾比将油倒在锅里更明智，因为烹饪喷雾喷15秒后所含的热量才相当于1汤匙油的热量。

坚果是小型的"营养中心"。它们能够为你提供膳食纤维、维生素、健康的植物营养素和优质脂肪（有些还含有 ω-3 脂肪酸）。但如果你在没有计算热量的情况下食用大量核桃、杏仁、澳洲坚果、腰果或花生，你摄入的热量仍会比所需热量多出数百甚至上千千卡。

具有讽刺意味的是，人们进入减脂平台期的一个常见原因就是吃下了太多的健康食品，而健康脂肪首当其冲。坚持执行脂肪总量较低的饮食计划有助于你控制热量摄入，并使你更容易变瘦。记住：你只需要补充一点点健康脂肪就能获得身体需要的营养，过多的热量摄入是有害的，哪怕吃的食物都是健康的。

应避开的脂肪：部分氢化植物油和反式脂肪酸

就本质而言，油是一种暴露在光线和空气中会迅速变质的不稳定物质。将植物油部分氢化是食品公司用于延长食品保质期和生产易于涂抹的产品（如人造黄油等）的工业化操作。这种油也被用于烤制含水分的片状食品。乌多·伊拉斯谟夸张地宣称，部分氢化植物油实现了"生产商的梦想"，是一种永远不会坏的食品。

糟糕的是，部分氢化作用把天然的、健康的脂类变成非天然的、不健康的脂类，就像面粉经过深加工，成为不健康的碳水化合物一样。

部分氢化植物油含有大量反式脂肪酸，是一种可以食用但不健康的食品。

某些反刍动物的肉和乳制品中天然存在反式脂肪酸，工业生产的反式脂肪酸则存在于部分氢化植物油、人造黄油、涂抹酱、烘焙食品和油炸食品中。食品公司在反式脂肪酸的问题上一直刻意回避，直到 2006 年，相关法律才强制要求必须将其列在食品标签上。在此之前，许多食品的标签上通常只写着"不含胆固醇"或"低饱和脂肪"，没人知道该产品含有大量有害的反式脂肪酸。当时的人们甚至还认为，从吃黄油转向吃人造黄油是件可以让大家远离饱和脂肪的好事。

虽然当一系列有力的研究结果证实反式脂肪酸非常有害时，政府修订了相关法规，但如今的食品标签仍然存在很多问题，比如，只要产品中反式脂肪酸的量没有超过 0.5 克，标签上就可以注明"无反式脂肪酸"。而反式脂肪酸就是通过这个漏洞悄悄潜入你每天的食物中的。

哪些食品含有反式脂肪酸？

- 油炸食品（炸鸡、炸薯条、炸洋葱圈等）
- 曲奇
- 薄脆饼干
- 松饼
- 派
- 酥皮糕点
- 糖霜
- 甜甜圈
- 玉米片
- 粟米饼

- 起酥油
- 部分氢化植物油
- 精炼植物油
- 包装烘焙食品（面包、蛋糕等）
- 人造黄油

反式脂肪酸对身体的影响

反式脂肪酸会引起包括心脏病在内的多种健康问题。从反式脂肪酸中得到的热量每增加 2%，心血管疾病发生的概率就会增大 23%。部分氢化植物油中的反式脂肪酸会导致不健康的低密度脂蛋白胆固醇和甘油三酯水平升高，同时导致健康的高密度脂蛋白胆固醇的水平降低。反式脂肪酸还会通过多种途径减缓脂肪的燃烧。

美国心脏病学会建议每天摄入的反式脂肪酸不超过 2 克，但一些专家认为，反式脂肪酸根本没有安全的参考摄入量。提到部分氢化植物油脂，伊拉斯谟博士说："如果你看到食品标签上有'H'打头的字眼，就一定要远离这种食品！"

反式脂肪酸的 12 种破坏性影响

- 提高不健康的低密度脂蛋白胆固醇的水平。
- 降低健康的高密度脂蛋白胆固醇的水平。
- 增大血液中甘油三酯的含量。
- 降低身体对胰岛素的敏感性。
- 增强胰岛素对葡萄糖的反应。
- 妨碍免疫系统工作。
- 干扰肝脏的解毒过程。
- 诱发癌症。
- 增高 2 型糖尿病的发病风险。
- 引起体内炎症。
- 干扰必需脂肪酸发挥功能。
- 提高血小板黏度。

世界上最精壮之人是怎么做的？

大多数主流医疗机构、健康组织和营养组织都发表了声明，对膳食脂肪的摄入量提出了相似的观点——为了保持健康和控制体重，源于膳食脂肪的热量摄入应保持在总热量的 20%~35%。

健美运动员通常会严格遵循传统的营养方案，把脂肪摄入量控制在正常范围较低的一端，为优质蛋白质和天然碳水化合物的摄入留出足够的空间。另外，他们在挑选最具营养价值的高品质脂肪方面也非常谨慎。

我对现实中的健美运动员进行了观察和研究，发现当每天有 20% 的热量来源于优质脂肪时，大多数人都能获得最佳效果。

你可能需要针对自己的目标做出调整，并尝试找到适合你的身体的最佳方案。当然，对碳水化合物不耐受者来说，摄入更低比例的碳水化合物和更高比例的脂肪效果会更好。如果你通过减少碳水化合物的摄入来加速减脂，那么稍微提高脂肪的摄入往往会有帮助。

另有报告称，稍稍提高脂肪的摄入能使人精力更充沛并减少饥饿感。而且，有些人在某个特定的方面存在个人偏好，这种偏好有助于他们更好地坚持饮食计划。只要你谨慎选择脂肪，就没人有理由阻止你把源于脂肪的热量摄入设定在总热量的 25%~30%。

你如果在实践时因为这些数值产生了困扰，那就意味着你需要检查一下自己的饮食计划。虽然你可能习惯了无脂或低脂饮食，但为了达成目标，有时你也需要改变一下自己的习惯——在优质蛋白质和天然碳水化合物中添加一些健康脂肪。你可以在食谱中添加多脂的鱼类，使用特级初榨橄榄油，每天吃 1~2 个全蛋，将亚麻籽拌入燕麦片中，在沙拉中加入牛油果，吃一把坚果作为零食，或者吃 1 汤匙天然花生酱。如果你决定服用必需脂肪酸补充剂，那一切就会变得更加简单。

无脂和低脂饮食并不是最大限度实现减脂或增肌目标的良方，当然高脂肪饮食同样不是。只有摄入适量和恰当的脂肪，你才能找到获得健康、强壮和精瘦身体的正确道路。

在下一章中，你将了解让健身爱好者、健美运动员、竞技运动员和几乎任何一个曾经在健身房锻炼的人更为着迷和关注的宏量营养素——蛋白质。

"燃烧脂肪，喂养肌肉"行动总结——脂肪篇

- 从脂肪中获取的热量应达到总热量的 20%~35%。
- 每周至少吃 2~3 次富含脂肪的鱼类，如鲑鱼、鲭鱼、沙丁鱼和鲱鱼。
- 在热量摄入允许的范围内吃些坚果和种子（坚果是健康的，但热量密度高）。
- 在热量摄入允许的范围内吃些牛油果和橄榄。

要点速览

　　获得充足的优质脂肪和避免摄入不良脂肪其实并不难。你只要遵循以上行动总结中的 8 项指导方针，即使没有进行精确的计算，优质脂肪的摄入量也会符合标准。

- 在执行有热量缺口的饮食计划时，要通过减少脂肪摄入来控制热量。
- 如果没有从食物中获得足够的健康脂肪，就需要服用必需脂肪酸补充剂，如亚麻籽油或鱼油。
- 避免食用反式脂肪酸和标签上标明含有部分氢化植物油的食品。
- 避免食用任何油炸食品。

第 10 章

蛋白质——制造肌肉的原材料和代谢推进器

习惯进行重量训练或耐力训练的人比久坐的人需要摄入更多的蛋白质。相比"低"蛋白质饮食，"高"蛋白质饮食一直具有更好的减脂效果和保持瘦体重的效果。

——斯图亚特·菲利普斯（Stuart Phillips）*

为什么说"你就是你吃的东西"？

古希腊哲学家赫拉克利特（Heraclitus）说过，你不能两次踏进同一条河流。一条河看起来每天都是一样的，但事实上并不一样，因为会有来自源头的水源源不断地汇入其中。人体也如此，虽然你的身体结构看起来很稳定，但随着老细胞的死亡和新细胞的出现，老化的细胞不断地被新生的细胞替代，身体其实处于不断变化的状态之中。

每个月你的身体都会生成新的皮肤；骨骼成分每 10 年左右会彻底更新一次；每隔 5 个月左右肝脏细胞会全部更新；每隔 5 天胃黏膜会全部更新；旧组织分解、新

＊斯图亚特·菲利普斯：加拿大安大略省汉密尔顿市麦克马斯特大学人体运动学系运动代谢研究组成员。

组织合成时，肌肉中的蛋白质也在不断地合成和分解。可以说，你的身体处在一个不断循环变化的过程中。

从分子角度看，你与一年前的你并不相同。这样你就能理解"你就是你吃的东西"这句话的意思了。是的，就是字面的意思。一旦你理解了这句话，它就会促使你思考，思考每天应该为自己的身体提供什么样的食物。

蛋白质——构建身体的原材料

如果你的身体在不断地产生新细胞，那么问题来了：这些新细胞是从哪里来的？当然是来自食物，特别是蛋白质类食物。蛋白质在你的身体中扮演了许多角色——它们作为酶、激素、抗体和营养物质的转运载体发挥作用。但蛋白质最广为人知的是其结构功能——它们实际上是制造身体细胞的原材料，就像砖是建造大楼的原材料一样。

由蛋白质构建的身体结构包括皮肤、毛发、指甲、骨骼和结缔组织等，当然还包括肌肉。除了水，蛋白质是你身体中含量最丰富的物质，约占体重的18%。对那些致力于提高身体素质的人来说，他们最感兴趣的是骨骼肌中占身体蛋白质总量65%的那部分蛋白质。

氨基酸——蛋白质的构建模块

糖原是由葡萄糖结合而成的，而蛋白质是由氨基酸连接而成的。蛋白质的基本组成单位就是氨基酸。砖作为建筑材料，通过黏合在一起建造出各种结构，比如墙、房屋、烟囱和道路等。同样，单个的氨基酸通过肽键连接形成各种各样的结构，才组成人体的肌肉组织以及其他器官。

人体生长需要20种氨基酸，它们可以组成种类数不清的蛋白质分子。每种蛋白质都是由不同的氨基酸连接在一起形成的不同的结构物质。例如，生长激素是由191个氨基酸形成的蛋白质链，肌肉中的肌球蛋白是由4500个单位的氨基酸连接而成的。

必需氨基酸和非必需氨基酸

在人体所需的 20 种氨基酸（参见表 10.1）中，人体可以合成 11 种，这 11 种氨基酸被称为非必需氨基酸（也被称为非必要氨基酸）。其他 9 种氨基酸被称为必需氨基酸（或必要氨基酸）。必需氨基酸不能由人体合成，只能从食物中获取。

表 10.1　人体所需氨基酸

必需氨基酸	非必需氨基酸
组氨酸	丙氨酸
异亮氨酸 *	精氨酸 **
亮氨酸 *	天冬酰胺
赖氨酸	天冬氨酸
甲硫氨酸	半胱氨酸
苯丙氨酸	谷氨酸
苏氨酸	谷氨酰胺 **
色氨酸	甘氨酸
缬氨酸 *	脯氨酸
	丝氨酸
	酪氨酸

* 亮氨酸、异亮氨酸、缬氨酸被称为支链氨基酸（BCAAS），主要在肌肉中代谢，并在蛋白质的合成过程中发挥重要作用。
** 精氨酸、谷氨酰胺被称为条件性必需氨基酸，因为在遭受压力或创伤等情况下，人体对这类氨基酸的需求会超过人体能够产生的量。

为什么你必须每天摄入完全蛋白质？

含有的必需氨基酸种类齐全、含量充足、比例适当，能够维持生命和促进生长发育的蛋白质被称为完全蛋白质。为了满足身体合成肌肉的需要，你必须同时摄入所有的必需氨基酸。因为非必需氨基酸供应不足的话，人体可以通过肝脏合成加以弥补，但如果缺少了某种必需氨基酸，你的身体就无能为力了。

蛋白质在体内无法有效储存。血液和组织中的游离氨基酸也被统称为氨基酸池，但它们的数量微乎其微。为了给肌肉提供理想的生长环境并防止它们被分解，我们必须每天都食用完全蛋白质，最好每餐都食用一些。

在所有宏量营养素中，蛋白质的热效应是最高的：每天人体中有高达 30% 的热量被用于蛋白质的消化和吸收。碳水化合物的热效应只有 10% 或更低，所以用蛋白质替换一部分碳水化合物有利于提高代谢水平。高质量的完全蛋白质（如鸡肉、牛肉、鱼、蛋和乳制品）与豆类、小麦等低生物学价值的蛋白质比起来，更能提高代谢水平。一份发表在《美国临床营养学杂志》（*American Journal of Clinical Nutrition*）上的报告称，当受试者摄取的蛋白质主要来自肉类而非大豆时，其热量消耗增加了 2%。

蛋白质的质量：完全蛋白质与不完全蛋白质

蛋白质的质量指蛋白质的可消化率和可利用率。

科学家有很多方法来评价蛋白质的质量，比如测量生物学价值、蛋白质效率比值或可消化率等。你无须知道这些数据，只要记住最优质的蛋白质来自动物就可以了。牛奶、鸡蛋、鱼和肉类都是完全蛋白质的来源，它们包含了身体所需的高质量必需氨基酸。

蛋白质补充剂比蛋白质类食物更好吗？

蛋白质补充剂产业规模巨大且利润丰厚，因此广告将蛋白质补充剂宣传成增肌神物。但事实上，各种蛋白质补充剂——蛋白粉、蛋白粉饮料和片剂等——并不比营养全面的食物更好，并且也不是人体必需的。只有无法从食物中得到日常所需蛋白质的人群，才能从补充剂中受益。如果你能从各种食物中得到足够的优质蛋白质，就没有必要服用补充剂。

营养补充剂最大的优势是方便。你在忙得没有时间准备和烹饪食物并坐下来吃饭的时候，可以用蛋白粉饮料替代蛋白质类食物，这通常只需要几分钟。你也可以在食物中直接加入蛋白粉，比如在燕麦片中加入香草味乳清蛋白粉拌匀，再加入少量肉桂粉，这样你只需 3 分钟就可以享用一顿可口早餐了。你也可以在希腊酸奶中混合巧克力味乳清蛋白粉，并加入 1 汤匙天然花生酱，这样只花两分钟就能吃到零食并且获得吃甜点的美妙感受。如果你手头有一些使用了蛋白粉的冰沙配方，那么你的饮食计划会令你更加愉悦，也更容易执行。

记住，人体的消化系统终究是用来消化和吸收食物，而不是营养补充剂的。营养全面的食物含有具有生物活性的全部营养物质，它们在我们的身体中相互作用，提供我们所需的全部营养。而补充剂中的营养物质则缺少这种相互作用。在你认为合适的情况下，你可以偶尔服用蛋白质补充剂，但要将重心放在营养全面的食物上。

优质的蛋白质类食物

√鸡蛋（蛋白和全蛋）

√乳制品（低脂或脱脂牛奶、奶酪、酸奶）

√蛋类、酪蛋白和乳清蛋白粉

√瘦牛肉

√野牛肉、鹿肉和其他野生动物的肉

√鸡胸肉

√火鸡胸肉

√瘦猪肉（里脊肉）

√鱼肉

√贝类

动物性蛋白质存在的问题是，它们含有的热量和饱和脂肪酸过多。如果你想控制热量，那就要减少动物性脂肪的摄入，同时食用脂肪含量较低的蛋白质。这其实很容易做到，只要尽量多地选择以上优质蛋白质类食物就可以了。

许多蔬菜、豆类、坚果、谷物和其他植物性食物都含有大量蛋白质，它们都需要计入你每天的蛋白质摄入总量中。然而，这些食物中的蛋白质通常不是完全蛋白质，因为它们都存在一种或多种必需氨基酸含量偏低的情况。例如，豆类蛋白质含量很高，然而甲硫氨酸（必需氨基酸之一）含量很低。谷物则缺乏必需氨基酸中的赖氨酸。

一般来说，植物性蛋白质质量较差。但是，如果能同时食用两种不同来源的不完全植物性蛋白质，也可以获得促进肌肉生长所需的所有氨基酸。互补的蛋白质类食物组合，比如大米和豆类，完全可以使素食者提高每天摄入的蛋白质的质量。为了减脂增肌，你并不一定要摄入大量动物性蛋白质，但必须每天摄入足量的完全蛋白质以满足蛋白质总量的需求。

这种减脂和增肌的饮食也适合素食者吗？

是的，毫无疑问，这种饮食能让奶类素食主义者、蛋类素食主义者或鱼类素食主义者轻松适应，并给予他们同样完美的身材。

肉类的确是健美运动员钟爱的食物，但并非所有人都必须吃肉。比尔·珀尔（Bill Pearl）以不吃红肉而闻名，但他从鸡蛋和乳制品中获取了完全蛋白质。通过执行半素食的饮食法，他获得了"美国先生"和"宇宙先生"的称号，成为健美界和健身界的传奇。

严格的素食主义者也可以使用这种饮食法吗？是的，即使不吃任何动物性食物，也可以获得较低的体脂率，并塑造非常健美的身材。然而，这类人确实需要投入更多的精力以确保热量、氨基酸和营养物质的需求得到满足。如果食物不包含哪怕一点点的蛋、乳制品、鱼或奶基蛋白粉这样的完全蛋白质，那么严格的素食主义者可能会发现，他们的肌肉生长潜力难以得到充分发挥。

严格的素食主义者通过日常饮食很难达到最低的蛋白质摄入目标，因此必须补充一些植物性蛋白质，比如大豆、豌豆、大米和大麻籽（大麻籽不仅含有丰富的植物性蛋白质，还含有膳食纤维和宝贵的 ω-3 脂肪酸）。《体育和运动营养》（*Sports and Exercise Nutrition*）的作者——运动生理学家威廉·麦卡德尔、弗兰克·卡恰和维克托·卡恰（Victor Katch）建议，素食主义者应将蛋白质的摄入总量提高 10%，从而抵消植物性蛋白质消化效率低造成的负面影响。

应该食用大豆蛋白吗？

大豆蛋白只有 78% 的消化率，无法与消化率达 97% 的牛奶和鸡蛋中的蛋白质相媲美，但是大豆蛋白含有丰富的氨基酸（一些大豆分离蛋白粉甚至能够补充甲硫氨酸），还可降低胆固醇水平、减少更年期症状。不过，大豆含有一种被称为植物雌激素的化学物质，有些男性担心食用大豆会让自己变得女性化。

大豆蛋白在健康方面的优缺点仍处在争论中。我个人认为，对男性来说，少量的大豆蛋白应该不会产生明显的负面作用。然而，当你的目标是减脂和增肌时，我还是不建议你以大豆作为主要的蛋白质来源，除非你对牛奶制品过敏、不耐受，或者你是素食主义者。

最近的研究表明，牛奶蛋白、乳清蛋白和酪蛋白在刺激蛋白质合成方面的作用都优于大豆蛋白。而且，对豆制品与减肥的关系的研究表明，摄入大豆蛋白或动物性蛋白质对减肥来说并无明显差异。

世界上最精壮之人每天摄入多少蛋白质？

在美国政府提供的营养指南中，每日蛋白质参考摄入量（RDIs）是基于总体重提出的——每千克体重推荐摄入 0.8 克蛋白质（相当于每磅体重摄入 0.36 克蛋白质）。对一个体重 172 磅（78.0 千克）的人来说，每天只需摄入 62 克蛋白质。许多传统的营养学家认为，这个建议适用于所有人。

但是，健美运动员和健身爱好者却认为这个推荐摄入量远远不够。因为每日推荐摄入量是为那些久坐的人设定的，而不是为刻苦训练以实现减脂和增肌目标的人设定的。最小摄入量和最佳摄入量完全是两回事。世界上最精瘦、肌肉最发达的人每天摄入蛋白质的标准是：每磅体重 1 克蛋白质。实践经验和科学研究结果同时证明，他们这样做是正确的。

加拿大西安大略大学运动营养研究实验室主任彼得·莱蒙（Peter Lemon）博士从 20 世纪 80 年代开始，一直致力于蛋白质需求的研究。他的研究结果表明，在不使用合成代谢类药物的情况下，力量型运动员需要每磅体重摄入大约 0.8 克蛋白质才能勉强维持其合成代谢状态。如果为了生成新肌肉，莱蒙博士认为，最小摄入量为每磅体重 0.9 克蛋白质，最佳摄入量可能更大。要想确保有效，那结果就与健美运动员每磅体重摄入 1 克蛋白质的经验相一致了。

> **要点速览**
>
> 每餐都食用高质量的蛋白质类食物（瘦肉、鱼肉、蛋或乳制品），并保证达到每日每磅体重大约 **1** 克的量，你的蛋白质需求就能得到满足！

仔细检查以确保你的每日蛋白质摄入量符合标准

根据宏量营养素百分比你可以计算出需要摄入的碳水化合物、蛋白质和脂肪的克数，从而简便地用数字来制订饮食计划。如果你能正确地计算热量，并选择合适的营养比例（你在前面的章节中应该已经学会了相关方法），那么你自然而然地就会把蛋白质摄入量控制在一个理想的范围内。

例 1：

假设你是一位女性，体重 130 磅（59.0 千克），活动量非常大。

最佳摄入热量为 1700 千卡 / 天（7115.9 千焦 / 天）。

为了确定蛋白质的摄入量，先用摄入的总热量乘以 30%。

1700×30% = 510 千卡 / 天（2134.8 千焦 / 天）

510÷4 = 127.5 克 / 天

例 2：

假设你是一位男性，体重 190 磅（86.2 千克），活动量中等。

最佳摄入热量为 2600 千卡 / 天（10883.2 千焦 / 天）。

为了确定蛋白质的摄入量，先用摄入的总热量乘以 30%。

2600×30% = 780 千卡 / 天（3264.9 千焦 / 天）

780÷4 = 195 克 / 天

如果你将来自蛋白质的热量设定为摄入总热量的 30%，那么蛋白质的摄入量会非常接近"每磅体重摄入 1 克蛋白质"这一经验值。

获得充足的蛋白质对实现改变身体成分这个目标来说非常重要，所以你应该仔细检查蛋白质摄入量，以确保这个数值不出现偏差。有时候，你甚至可能需要把蛋白质来源的热量提高到更高比例，才能使蛋白质摄入的克数达到要求。

另一方面，对超重和体脂率过高的人来说，"每磅体重摄入 1 克蛋白质"可能会高估蛋白质的需求。一个体重 250 磅（113.4 千克）、体脂率 35% 的女性不可能每天需要 250 克蛋白质，因为她身体里的脂肪组织超出正常标准了，而脂肪组织的合成和维持并不需要蛋白质。在这种情况下，她可以按照"每磅瘦体重摄入 1 克蛋白质"的比例来计算，这样她只需要 162 克蛋白质就足够了。对体脂率超过 20%的男性和体脂率超过 30% 的女性，我建议都按照瘦体重计算每天的蛋白质摄入量。

在某些特殊的情况下，按照高于"每磅体重摄入 1 克蛋白质"的标准摄入更多蛋白质效果更好。这些情况包括：

① 你的目标是增肌，你的训练要求非常严苛；

② 你的目标是瘦身，你的整体热量摄入水平或碳水化合物摄入水平偏低。

蛋白质的摄入与增肌

　　为了获得瘦体重，你必须额外增加热量摄入以产生热量盈余。一位体重 190 磅（86.2 千克）的男性要想维持体重，需要每天摄入 3000 千卡（12557.6 千焦）热量，要想产生热量盈余则需要增加约 15% 的热量摄入，也就是 450 千卡（1883.6 千焦），这样每天摄入的总热量就是 3450 千卡（18627.0 千焦）。要想来自蛋白质的热量达到总热量的 30%，即 1035 千卡（4332.4 千焦），每天就需要摄入 258.8 克蛋白质。这是一个很高的蛋白质摄入量，已经超过了每磅体重摄入 1.3 克蛋白质的标准。这个量是不是过大了呢？

　　在《体育科学杂志》（*Journal of Sports Sciences*）中，研究蛋白质的凯文·D. 蒂普顿（Kevin D. Tipton）博士推测，如果你的目标是增肌并且训练要求非常严苛，那么每天的蛋白质摄入量最好达到每磅体重 1.1~1.4 克。如果摄入的蛋白质超过了肌肉生长的需要，那么多余的部分会被氧化。只要其他重要营养物质的摄入没有减少，摄入超量的蛋白质就不会造成伤害。

　　不过，可以如此超量地摄入蛋白质的依据大都来自健美运动员和健身爱好者的个人经验，并没有足够的科学证据表明超过"每磅体重摄入 1 克蛋白质"的标准能够促进肌肉生长。此外，只是额外增加蛋白质的摄入并不能保证增长更多的肌肉。肌肉生长需要足够的蛋白质、热量盈余、渐进式超负荷重量训练以及适当的恢复。

　　那为什么还要吃更多的蛋白质呢？因为如果你的目标是增肌，那么你必须摄入更多的热量，而且这些额外的热量必须来自某种食物。你当然可以通过增加脂肪和碳水化合物的摄入来实现这一目标，但任何食物食用过量都可能造成热量盈余并且多余的热量以脂肪的形式储存下来，碳水化合物和脂肪又是最容易转化为体脂的宏量营养素。所以综合考虑，当你为了增肌需要增加热量摄入时，通过增大蛋白质摄入量来提供额外的热量是最现实也最合理的。

蛋白质摄入与低热量 / 低碳水化合物饮食法

　　如果你的目标是获得更低的体脂率、炫耀 6 块腹肌、以最快的速度减脂或突破减脂平台期，那么你对热量的削减或碳水化合物的限制有时可能需要更加激进。如果你想减掉更多的脂肪，无论用什么方法，都必须增大热量缺口。同时，蛋白质的摄入不能减少。甚至当你的热量摄入下降时，蛋白质摄入还要增高。所以我经常说，通过削减碳水化合物来增大热量缺口是非常有意义的，因为由此可以增加宝贵的蛋白质的摄入。

你当然也可以削减所有来源的热量，根据能量平衡法则，这样你仍然可以减肥。但是，如果你保持蛋白质摄入水平的稳定，甚至是增加蛋白质的摄入，那么你减掉的所有体重都来自脂肪的可能性会更高。保持肌肉的良好状态并不是摄入蛋白质唯一的好处。相比其他宏量营养素，蛋白质对抑制饥饿、提高代谢率有更好的效果。这就是在热量摄入水平较低时保持较高蛋白质摄入水平的优势。

大多数追求更高减脂目标的人都会通过从蛋白质中获取 40% 的热量来优化其减脂效果。这样，蛋白质的摄入水平通常会达到每磅体重 1.1~1.3 克。这是一个很大的蛋白质摄入量，足以发挥最大的减脂优势。健美运动员在严格训练和制造热量缺口的过程中会采用每磅体重摄入高达 1.4~1.5 克蛋白质的营养方案，他们通过蛋白质摄取的热量有时可以占到总热量的 45%~50%，这样的比例是非常高的。

许多主流营养学家对此质疑——如果过剩的蛋白质仅仅转化成葡萄糖并且被消耗掉，那摄入如此多的蛋白质是否有必要呢？健美运动员却认为，即便如此，摄入大量蛋白质也不是一件坏事，因为蛋白质的代谢需要消耗热量，对他们获得更明显的肌肉线条有很大帮助。

从这个意义上说，你可以认为，蛋白质不仅是制造肌肉的原材料，也是代谢的推进器。它在代谢方面的优势虽然不太大，但这一优势一旦与蛋白质抑制饥饿感、保持肌肉的效果结合起来，对减脂的益处就非常明显了。

补充蛋白质的频率

在"燃烧脂肪，喂养肌肉"方案中，有两个关于蛋白质的高优先级目标。第一个也是最重要的一个目标是，你每天的蛋白质摄入总量要达标，而且摄入的蛋白质要包含所有的必需氨基酸，是高质量蛋白质。第二个目标是，每餐都要摄入蛋白质。

尽管第二个目标没有第一个那么重要，但有科学证据表明，将每天需要的蛋白质分多次摄入，能够优化肌肉的生长。而且因为蛋白质有助于抑制饥饿感，所以你实现第二个目标就可以同时获得减脂和增肌这两个方面的好处。

美国伊利诺伊大学研究蛋白质的唐纳德·K. 莱曼（Donald K. Layman）博士认为，普通美国人在作为正餐的晚餐中摄入的蛋白质超过了每天摄入总量的 65%，而在早餐中摄入的蛋白质只有 10 克，甚至更少。他在研究蛋白质代谢的论文中指出，由于各种原因，这种饮食方式并不是最佳方案。他说："每天补充一次维生素和矿物质就可以满足全天的营养需要，但是因为人体没有储存蛋白质的能力，所以为了刺激蛋白质合成，成年人每餐至少需要摄入 25~30 克蛋白质和 2.5 克以上的亮氨酸。若只有一餐能提供足够多的蛋白质，那么人体只能在这一餐后产生合成代谢反应。"

对健美运动员和健身爱好者来说，每天 4~6 次的饮食方式一直备受推崇，这也是我们可以遵循的模式。在"燃烧脂肪，喂养肌肉"方案中，我们要求每天进餐 5 次。如果可以，每次进餐或吃零食的时候都应摄入一种蛋白质。如果你想优化增肌效果，那么每天摄入蛋白质的次数至少要达到 3~4 次。这不仅可以使你更容易地实现每天的蛋白质摄入目标，而且不会让你的胃一次性负担过重。

这并不是说你不能一次性吃很多东西，你的身体仍然可以一次性消化一大块含有 60 克蛋白质的牛排。但是，在一餐里吃下大量蛋白质并希望它们可以转化成更多的肌肉，这是不太可能的。研究表明，蛋白质每次合成的上限约为 30~40 克，因此分散摄入蛋白质效果更好。建议在执行减脂计划时，女性平均每餐的蛋白质摄入量为 25~30 克，男性为 35~40 克（身材魁梧或活动量特别大的人可能要摄入更多）。

蛋白质引发的几点思考

蛋白质的摄入量没有严格的规定，而要根据身材、训练强度、摄入总热量以及目标究竟是减脂、增肌还是维持体重来调整。我们推荐的摄入量范围非常大，这为你提供了足够大的制订计划的空间。只要在可接受的范围内，你就没必要为具体数值担心。

也就是说，"每磅体重摄入 1 克蛋白质"是任何进行重量训练和想要减脂的健康成年人不能忽视的指导原则，但该标准的下限为每磅体重摄入 0.8~0.9 克蛋白质，一些训练强度很高的力量型运动员或饮食限制很严格的健美运动员则会按照 1.1~1.4 克甚至更高的标准来摄入蛋白质以获得最佳效果。

这并不是说，你应该照搬奥林匹亚先生的饮食计划或疯狂地吃下尽可能多的蛋白质，因为任何过量的营养物质都会转化成脂肪，包括蛋白质。而且，任何营养物质摄入过多都是不健康的，尤其是当其他重要营养物质的摄入因此受到影响时。不过，权衡利弊，从减脂和增肌的角度来看，我们宁可因为摄入过多的蛋白质而犯错，也不能因为摄入蛋白质过少而出问题。

接下来我们还有最后一种宏量营养素需要讨论，那就是比蛋白质更具争议性的营养素——碳水化合物！碳水化合物究竟是敌是友？你将在下一章中找到答案。

"燃烧脂肪，喂养肌肉"行动总结——蛋白质篇

· 每日蛋白质摄入量为每磅体重 1 克，可上下浮动 0.1~0.2 克或在适合自己的范围内增减。

· 在你的饮食计划中，由蛋白质提供的热量占总热量的 30% 左右。

· 当热量缺口较大时，你可以将蛋白质来源的热量增加到总热量的 40% 左右，也可以将每日蛋白质摄入量增大到每磅体重 1.1~1.3 克。

· 如果你为了增肌正在接受严格的训练，可以将蛋白质的摄入量增大到每磅体重 1.1~1.4 克，甚至更大。

· 每餐都要食用高质量的完全蛋白质。

· 每餐蛋白质的摄入量建议为 25~40 克：女性或身材不高大的人按照此范围的下限执行，男性或身材高大的人按照此范围的上限执行。

· 在进行重量训练之前和之后都要摄入蛋白质。

第 11 章

消除碳水化合物带来的困惑

碳水化合物的口碑非常不好。因此，人们在摄入碳水化合物时，通常很难找到"享用"的感觉。事实上，"通过锻炼，你能从碳水化合物中得到很多益处"。锻炼得越多，你的身体利用的碳水化合物就越多。你吃下的大部分碳水化合物来自五颜六色的水果和蔬菜，当你吃谷物时，需要关注的主要是膳食纤维！

——克里斯·莫尔（Chris Mohr）

理想的碳水化合物摄入量

在前面的章节中，你了解了极端的饮食法，包括极低碳水化合物饮食法和极高碳水化合物饮食法，也知道它们并不是瘦身和保持身材的最好方法。这两种极端饮食法之间还有广阔的空间，在本章中我会根据你的目标、训练情况和身体类型帮助你确定理想的碳水化合物摄入量。

你将跟随我了解不同种类的碳水化合物，明白哪些最适合提供能量，哪些有利于健康以及哪些最有利于减脂。你将发现，有些碳水化合物是健康的，有些则是有害的。你将学习如何区分经过加工的碳水化合物与天然碳水化合物、淀粉类碳水化合物与纤维类碳水化合物，以及简单碳水化合物与复杂碳水化合物。你也将了解到经过加工的碳水化合物的危害和天然碳水化合物的优点，以及高热量碳水化合物与高营养碳水化合物之间的区别。

要想减脂增肌，改善健康状况，使精力更加充沛，关键是要了解不同类型碳水化合物的差别，选择合适的碳水化合物，并在正确的时间摄入正确的量。本章会告诉你如何去做。

碳水化合物——维持身体和大脑运转的优质燃料

与作为"建筑材料"的蛋白质不同，碳水化合物是用来提供能量的。运动营养学家迈克尔·科尔根博士称碳水化合物为"优质燃料"。没有比这更好的定义了。虽然蛋白质也可以分解形成葡萄糖，从而成为燃料，但是这个过程很低效，而且你永远不会愿意牺牲自己肌肉中的蛋白质，让它们转化成燃料。

碳水化合物是进行高强度训练时身体首选的、最有效的能量来源。科学家告诉我们，在正常情况下，大脑每天需要消耗 100~130 克葡萄糖。如果过多地削减碳水化合物，你的运动表现甚至思维敏锐度都会急剧下滑。

脂肪虽然也可以用作燃料，但它无法像碳水化合物那样高效，它只是一种更浓缩〔热量密度更高，每克脂肪含有 9 千卡（37.7 千焦）热量，每克碳水化合物只含有 4 千卡（16.7 千焦）热量〕的燃料。脂肪作为备用能源储存在身体里，一位体重 135 磅（61.2 千克）、体脂率 25% 的女性的"备用燃料箱"里储存有 137700 千卡（576391.8 千焦）热量。

当然，身体也可以储存碳水化合物（糖原），但存量有限。储存在肌肉中的糖原含有约 1600 千卡（6697.4 千焦）热量，储存在肝脏内的糖原含有约 400 千卡（1674.3 千焦）热量。

你的身体通常是以燃烧碳水化合物和脂肪的形式为身体提供能量的，但这种混合燃烧的形式会根据身体状态发生变化。在低强度、长时间的运动中，你所需的大部分能量来自脂肪的燃烧。在你休息的时候，消耗的大部分能量也来自脂肪。在持续时间较短、强度很高的运动，比如短跑和举重中，碳水化合物是主要的能量来源。

你的主要能源如何变化取决于哪种燃料更容易获得。如果碳水化合物受到限制，那么你的身体可以很容易地利用脂肪作为燃料。

然而，碳水化合物是运动表现的限制因素。剧烈运动会快速消耗肌糖原，如果你没有摄入足够的碳水化合物加以补充，那么就像运动员常说的那样，你会遇到"极点"或"撞墙"的情况。如果碳水化合物连续 3 天严重缺失，那么你的肌糖原会被消耗殆尽。

虽然减少碳水化合物的摄入会使减脂变得更容易，但因为有氧训练和重量训练是"燃烧脂肪，喂养肌肉"方案的重要组成要素，所以我们并不建议完全避免摄入碳水化合物。

你摄入的所有碳水化合物都会以葡萄糖（血糖）的形式出现在血液中，但你不能把所有碳水化合物归为一类，因为它们并不相同。有些碳水化合物对身体有益，有些则有害。优质的碳水化合物是你的朋友：它们为你提供能量和营养，帮助你变得更精瘦、肌肉更发达。不良的碳水化合物则是你的敌人：它们缺乏营养，更容易转化为脂肪囤积起来，最终导致健康问题。

简单碳水化合物

从结构上说，碳水化合物分为两大类：简单碳水化合物与复杂碳水化合物。

简单碳水化合物包括单糖和双糖。

单糖包括葡萄糖、果糖和半乳糖。你最常听到的是葡萄糖和果糖。葡萄糖天然存在于食物中，你的身体也可以通过分解复杂碳水化合物得到这种糖。果糖是最早在水果中发现的简单碳水化合物。

双糖是由两个单糖通过化学键连接在一起形成的，如由果糖和葡萄糖连接形成的蔗糖（白砂糖等）以及由半乳糖和葡萄糖连接形成的乳糖（牛奶糖）。

一般来说，简单碳水化合物消化快，可导致血糖迅速升高，特别是当你单独食用过多的简单碳水化合物或饮食中不含脂肪、膳食纤维或蛋白质等营养物质时。随着血糖峰值的出现，胰腺会释放大量胰岛素。胰岛素会迅速清除血液中的葡萄糖，导致血糖下降（低血糖）。你可以通过一些常见症状识别低血糖：精神萎靡、身体颤抖、虚弱无力、情绪波动和饥饿。饥饿感促使你摄入更多的糖，这会让你一整天都陷入血糖持续剧烈波动的恶性循环中。

人们听到简单碳水化合物时，通常会想到白糖和精制面食。这些碳水化合物是众所周知的"不良碳水化合物"，是导致你的血糖剧烈起伏的罪魁祸首：它们含有大量的热量，却缺乏营养；它们容易导致肥胖、糖尿病和其他疾病。但并非所有的简单碳水化合物都是有害的。如果在热量摄入范围内，你将含有天然糖分的食物与其他宏量营养素一起食用，并保持营养素之间的均衡比例，就没有问题。有些简单碳水化合物还非常有营养，能帮助你减脂。

果糖真的会使人发胖吗？

果糖——水果中的天然糖分，被错误地指责为"坏家伙"。很多人认为果糖会使人发胖并且很不健康，因为他们并没有将水果中的天然果糖和高果糖浆（HFCS）区分开来。高果糖浆是用来为软饮料和其他加工食品增添甜味的精制糖。它含有大量热量，却缺少营养。水果则是一种天然的、营养丰富的、低热量的天然健康食品。

另一个造成"果糖增肥"传言流行的原因是人们对果糖在人体内的代谢方式存在误解。人们认为果糖首先会被用于恢复肝糖原，而非肌糖原，而肝脏储存糖的能力是有限的，如果每天摄入的果糖超过 50 克，多余的果糖就会转化为脂肪。但是大家忽略了一个问题：一般我们吃下的水果只含有 5~10 克果糖，如果不吃下大量水果，是不会达到果糖转化为脂肪的临界点的。

但是，如果你喝甜味苏打水或其他用高果糖浆或蔗糖（含有 50% 的果糖）增添甜味的饮料，那你每天的果糖摄入量轻而易举就会超过 50 克。只要两杯 12 盎司（354.8 毫升）的软饮料，就可以为你提供 50 克果糖和 200 千卡（837.2 千焦）热量。

尽管健康和健身方面的专业人士一直在鼓励人们多吃水果和蔬菜，但 1970~1997 年这近 30 年间，水果和蔬菜的平均摄入量只增大了 19%，相当于人均每天只多摄入了 2.5 克天然果糖。而在同一时期，高果糖浆的人均消费量却增大了 26%，从每天 64 克增加到了每天 81 克，这样平均每天来自糖类添加剂的热量就高达 324 千卡（1356.2 千焦）。很显然，精制糖带来的过多热量才是真正的问题所在，天然糖是无辜的。

水果有助于减脂的证据

具有讽刺意味的是，在人们恐惧果糖的同时，却有证据表明水果实际上对减脂是有帮助的。来自西班牙纳瓦拉大学的研究人员针对水果对健康和减脂的影响进行了研究。一组女性受试者采用含有 5% 水果果糖的低热量饮食方案，而另一组女性受试者采用含有 15% 水果果糖的低热量饮食方案。结果在减重效果方面，两组受试者没有任何差异。而且，食用更多水果的那一组甚至保留了更多的瘦体重，而且其体内的低密度脂蛋白胆固醇水平降低了，氧化应激反应也减少了。

水果是健康食品，因为含有维生素、矿物质、类胡萝卜素、类黄酮和多酚等，这些都是具有健康促进作用的天然化合物。大多数水果热量密度很低，而且因为含有丰富的纤维和水分，所以能够增强餐后的饱腹感。有一些水果，比如覆盆子，纤维含量极高。

和许多积极努力的健美运动员一样，我在职业生涯早期，把水果从赛前饮食中剔除了，因为营养专家要求这样做。但当我获得了超级精壮的身体后，我重新把适量的水果加入到了饮食中（每天一两块）。结果，我现在仍然非常精壮。西班牙学者的实验结果证实了我的经验，但直到今天，健身界的一些人仍然没有接纳水果。

对那些追求个位数体脂率的健美运动员来说，每个细节都很重要，所以他们仍然会尽可能地少吃水果，尽力为纤维类蔬菜和优质蛋白质腾出空间。为了减脂少吃水果的想法也时常出现在执行低碳水化合物饮食法的群体中。但你不能因为这些现象的存在就武断地认为"水果会使人发胖"。

新鲜的水果并不是坏家伙，而是受健身传统、低碳水化合物教条影响和对人体生理学误解的无辜牺牲品。如果你在食用水果的同时仍然保持热量缺口，那么你不仅可以减掉脂肪，而且可以获得健康方面的益处。另一方面，高果糖浆和糖类添加剂才是罪魁祸首，你应尽量避免摄入。

乳制品可以进入健康的减脂食谱吗？

乳制品含有蛋白质、碳水化合物和乳糖。乳糖这种源自乳制品的天然糖分，近年来和果糖一样备受争议。有人怀疑乳制品会增肥，也有人担心它们不健康。

健美运动员和其他追求极低体脂率的人都习惯不吃乳制品，至少在比赛或拍摄前会这样做。有些健美人士认为乳制品更容易转化为脂肪，还有人宣称他们从饮食中去掉乳制品后腹胀和浮肿的症状消失了，肌肉线条更清晰了。是否食用乳制品在竞技层面可能会有所不同，但就热量而言，没有证据表明乳制品比其他类型的碳水化合物更容易使人发胖。

最有可能对减脂造成不良影响的是高热量密度的全脂乳制品，比如全脂奶酪，它能带给你大量热量。解决这个问题最简单的办法就是食用低脂或脱脂奶酪、牛奶、农家干酪和酸奶。有些人认为从商店购买的牛奶是经过加工的，担心其中有激素和抗生素。如果你担心这些问题，也有一个解决方法——选择有机食品。

只要你的消化系统没有问题，乳制品可以成为任何减脂食谱的组成部分。它是除了瘦肉、鱼肉和鸡蛋之外的另一种高生物学价值的蛋白质的极佳来源，也为你的饮食增添了多样性和极佳的风味。更重要的是，乳制品还含有丰富的维生素 D 和钙。

当然，并非每个人都有福消受乳制品。乳糖不耐受者缺少消化乳糖所需的酶，所以他们食用某些乳制品后，会出现腹胀、腹部痉挛或腹泻的症状。轻度不耐受者的症状可能并不明显，但是严重不耐受者接触乳制品会付出相当大的代价。乳糖酶产品可能对这类人有一定的帮助，但本书提供的方案即使没有乳制品也可以顺利执行，所以具体如何选择完全取决于你的实际情况。

复杂碳水化合物

第二类碳水化合物是复杂碳水化合物，也被称为多糖。大部分复杂碳水化合物含有纤维，并能持续提供能量，不像简单碳水化合物那样，摄入后血糖出现剧烈波动。复杂碳水化合物通常更容易使你产生饱腹感，让你吃得不多就得到满足。天然来源的复杂碳水化合物营养更丰富，而精制的简单碳水化合物缺乏营养。复杂碳水化合物包括谷物、淀粉类蔬菜和纤维类蔬菜等。

淀粉是植物储存能量的形式。淀粉类碳水化合物的来源包括土豆、山药、谷物、豆科蔬菜和豆类等。你的身体能够完全消化淀粉并吸收其中的热量，所以淀粉类碳水化合物比纤维类碳水化合物的热量密度更大。

纤维是植物中无法被人体消化的部分，所以它只是经过消化道，并不提供任何热量。纤维有利于肠内容物成块，加速食物经过消化道的过程，促进健康的消化和排泄，保护你远离胃肠道疾病和结肠癌。可以说，纤维是"天然的胃肠道清洁夫"。

塔夫茨大学的一项研究表明，在美国，每天人均膳食纤维摄入量只有 15 克。大多数营养学家和健康组织推荐的膳食纤维摄入量为每天 25~35 克。肯塔基大学的研究人员在《营养评论》（Nutrition Reviews）杂志上发表了一篇论文，建议每天每支出 1000 千卡（4185.9 千焦）热量就要摄入 14 克膳食纤维。对女性来讲，若每日热量总支出为 2100 千卡（8790.3 千焦），对应的膳食纤维摄入量就是每天 29 克；对男性来讲，若每日热量总支出为 2800 千卡（11720.4 千焦），对应的膳食纤维摄入量就是每天 39 克。

有人认为，高蛋白饮食中的膳食纤维摄入量一定要小，但"燃烧脂肪，喂养肌肉"方案不是这样的。在这个方案中，你不仅要摄入适量的有时甚至是大量的优质蛋白质，还要食用大量富含纤维的绿叶蔬菜。纤维类碳水化合物与优质蛋白质的组合让这个方案不仅可以有效减轻饥饿感和燃烧脂肪，而且更加健康。

除非你愿意，否则你根本不需要计算膳食纤维的摄入量，因为直接遵照本书中的饮食计划模板（参见第 14 章）食用水果和蔬菜，你就可以自动获得适量的膳食纤维。

纤维类碳水化合物帮助你燃烧更多脂肪

膳食纤维同样有助于减脂。纤维类碳水化合物，如绿叶蔬菜和其他非淀粉类蔬菜，通常热量密度很低。而且纤维类食物需要你花更多的时间去咀嚼和吞咽，这样能够增大食物的体积（让你有饱腹感），延缓胃排空的过程，甚至能够减少刺激食欲的激素的分泌。过量食用绿叶蔬菜和纤维类碳水化合物的可能性几乎不存在，因为在过量食用之前，你就已经对咀嚼感到厌烦了。

例如，两杯大米（淀粉类碳水化合物）的热量超过 400 千卡（1674.3 千焦），而两杯西蓝花（纤维类碳水化合物）只有 60 千卡（251.2 千焦）热量。两种碳水化合物的体积（在盘子里和你的胃里占用的空间）是相同的，但其热量几乎相差 6 倍！

常见的复杂碳水化合物（淀粉类和纤维类）

虽然大米、燕麦、豆类、土豆等淀粉类食物同样含有纤维，但在我们的方案和整个健美界中，"纤维类碳水化合物"都是专指绿叶蔬菜和其他非淀粉类蔬菜的，比如西蓝花、芦笋、花椰菜和常用来做沙拉的绿叶蔬菜（参见表 11.1）。

与优质蛋白质结合，纤维类碳水化合物绝对会成为你对抗肥胖的秘密武器。这就是燃脂的营养方案中通常包含大量纤维类碳水化合物的原因。

要点速览

如果你避开包括含糖饮料、白糖和精制面食在内的精制碳水化合物，那么你就选择了 **90%** 的人都会选择的方法。为了加速脂肪的燃烧，你需要了解纤维类碳水化合物和淀粉类碳水化合物之间的区别。与优质蛋白质一起摄入更多的纤维类碳水化合物，并减少摄入淀粉类碳水化合物，你会惊奇地发现，脂肪渐渐开始远离你的身体。

表 11.1 常见的复杂碳水化合物

淀粉类碳水化合物（谷物和淀粉类蔬菜）	纤维类碳水化合物（非淀粉类蔬菜）
土豆	西蓝花

（续表）

淀粉类碳水化合物（谷物和淀粉类蔬菜）	纤维类碳水化合物（非淀粉类蔬菜）
红薯	菠菜
山药	芦笋
燕麦	黄瓜
豆类	番茄
糙米	花椰菜
扁豆	抱子甘蓝
鹰嘴豆	芹菜
眉豆	洋葱、大葱、韭葱
青豆、豌豆	甜椒（红甜椒或绿甜椒）、辣椒
玉米	白菜、卷心菜
南瓜	羽衣甘蓝
大麦	蘑菇
冬南瓜、小青南瓜	茄子
藜麦	西葫芦
小米	胡萝卜 *
小麦	青豆、四季豆 *
100% 全麦面包、麦片或意大利面	生菜和绿叶蔬菜
其他全谷物和淀粉类蔬菜	其他所有不含淀粉的蔬菜和芳香植物

* 理论上，胡萝卜属于淀粉类蔬菜，但因为其热量密度低、纤维含量高，所以经常被归入纤维类碳水化合物之列；同样，青豆属于淀粉类蔬菜（豆类），但因为具有热量密度低的属性，所以同时被归入两类碳水化合物之列。

高升糖碳水化合物与低升糖碳水化合物

为了维持血糖水平、保持健康和燃烧脂肪，人们被建议应该更多地摄入复杂碳水化合物，这通常是个不错的健康建议。但是，简单地将碳水化合物划分为"复杂碳水化合物"与"简单碳水化合物"显然并不完美。这样分类的基本原则是复杂碳水化合物被消化后进入血液的速度较慢，而简单碳水化合物被消化后可以快速进入血液中。实际上，碳水化合物在人体内的"加工"过程并不这样简单。

不管过程如何复杂，每种碳水化合物类食物经过消化对血糖的影响速率都是不同的。升糖指数（GI）是一种用来衡量食物对血糖影响程度的指数。令人惊讶的是，某些复杂碳水化合物类食物，比如土豆，分解成葡萄糖进入血液的速度非常快，因此属于高升糖指数食物。一些简单碳水化合物类食物，比如苹果，经过消化转换成葡萄糖进入血液的速度却较慢，因此属于中升糖指数或低升糖指数食物。

升糖指数最初是为了帮助糖尿病患者控制血糖而提出的，在运动营养学方面也有一些应用。现在，许多设计减肥方案的人提供的碳水化合物摄入建议完全建立在升糖指数的基础上。他们简单地认为，高升糖指数食物容易导致肥胖，而低升糖指数食物不会。然而，至少有 6 项研究发现，在其他条件相同的情况下，食用低升糖指数食物并不会提高减脂的效果。

就像复杂碳水化合物和简单碳水化合物的分类原则一样，食物根据升糖指数进行分类的原则也存在不足之处，这限制了这一指数的实用性。

升糖指数量表是基于一个人在禁食状态下单独食用一定量的碳水化合物（一般为 50 克）后的反应而设计出来的。如果在一整天中，碳水化合物都是与蛋白质、脂肪和膳食纤维混合在一起摄入的，那么它分解产生的葡萄糖进入血液的速度就会减慢。例如，你把土豆与三文鱼、西蓝花搭配食用，这一餐的升糖指数就比单纯食用土豆时的低得多。许多节食者抛弃了土豆、胡萝卜和其他高升糖指数食物，并认为"缓慢燃烧"的碳水化合物更有利于减脂。其实真的没有这个必要，因为减脂与能量平衡密切相关，与升糖指数没有必然关联。

土豆是一种高升糖指数食物，可以有效地消除饥饿感。一篇发表在《欧洲临床营养杂志》（*European Journal of Clinical Nutrition*）上的研究报告指出，土豆在所有参与测试的食物中得到了最高的饱腹感指数评分，说明土豆比其他食物更能让你获得饱腹感。也就是说，只因为升糖指数较高而误以为其容易导致肥胖，并将其从食谱中删除，这是非常错误的。在备赛期间，我每天都会食用土豆，但这并没有对我保持个位数体脂率带来任何麻烦。所以说，研究和实际经验均证实了这个结论的正确性。

如果控制血糖是你关心的问题，那么升糖指数是需要考虑的重要因素。除此之外，你可能还需要进一步了解血糖负荷（GL）这一概念。血糖负荷同时考虑了碳水化合物的摄入量和升糖指数，因而比升糖指数的局限性小。

对想要瘦身的健康人群来说，还有更重要的因素需要考虑，比如摄入的碳水化合物是天然的还是精制的，是热量密度高的还是低的，是营养密度高的还是低的。

天然碳水化合物与精制碳水化合物

为了获得健康，你首先应该做的就是了解天然碳水化合物与精制碳水化合物之间的差别。想判断碳水化合物是否是天然的，一定要问自己这个问题："这种食物是直接从地里、树上长出来的，抑或是以类似的方式出现的吗？"如果答案是肯定的，那么它就是天然的、未经加工的食物。毋庸置疑，蔬菜和水果永远在天然碳水化合物的榜单之中。

全谷物和未经加工的淀粉类食物在为增肌提供营养方面，占有重要地位。只要热量和宏量营养素摄入处于限制范围内，这些天然碳水化合物就能为你提供充足的能量，并帮助你取得最好的训练效果。但越来越多的人工干预和加工过程让它们变得更甜、更可口、保存时间更长，同时也让它们失去了原本拥有的优良特质，甚至出现了不少缺点。因此，我们并不推荐精制谷物和淀粉食品，至少不推荐将它们（包括白面包、椒盐脆饼、薯片、薄脆饼干和百吉饼等）作为日常食品。

在所有缺乏营养的食物中，精制的糖类食品（白砂糖、糖果、糕点和饮料等）可以说是最糟糕的。相比其他任何因素，过量的精制糖和经过加工的碳水化合物对身体健康状况和体脂的负面影响都是最大的。如果从今天开始你只做一件事——减少精制糖的摄入，那么你的健康状况、精力水平和体脂水平的改善一定会让你大吃一惊！

你可能会想：精制糖真的那么糟糕吗？如果热量摄入低于维持水平，一小块饼干或糖果又能有什么害处呢？的确，如果你只是偶尔吃"一点点"这样的食物，那么它们很可能不会对你的健康或体形塑造产生任何影响。但是，我仍不鼓励你进行这种尝试，除非你有非常充分的理由。因为如果每天习惯性地吃"一点点"，随着时间的累积，这个量就会不断增大。曾有美国农业部的统计资料显示，美国人每年人均消耗 156 磅（70.8 千克）精制糖。这个数字绝不是"一点点"，它非常可怕。因此，尽可能地避免食用经过加工的碳水化合物，永远是你最好的选择。

避免摄入经过加工的碳水化合物的 10 个理由：

① 它们会增大你的体脂率；

② 它们会增高你的甘油三酯水平；

③ 它们会降低你的高密度脂蛋白胆固醇水平；

④ 它们会干扰你的免疫系统；

⑤ 它们会耗尽你身体中重要的矿物质；

⑥ 它们会增加胰岛素分泌；

⑦ 它们会引起反应性低血糖；

⑧ 它们会导致蛀牙；

⑨ 它们会引发糖尿病；

⑩ 它们与抑郁症有关。

如何远离经过加工的碳水化合物？

精制糖非常容易被忽视，因为你可能从来没有想到它们会隐藏在某些食品中。脱脂沙拉酱、牛排酱、番茄沙司、番茄酱、蛋黄酱、蔓越莓酱、切片午餐肉、汤、水果罐头、全麦面包、全谷物食品及其他很多食品中都有精制糖的身影。如果你每天吃了很多这样的食品，摄入的精制糖的数量肯定相当可观。

对大多数人来说，100% 避免摄入精制糖很困难。幸运的是，你没有必要这么做。如果你按照优先级别摄入了所需的热量、蛋白质和微量元素，那么吃一些自己喜欢的甜食也未尝不可。你只要有逐步削减糖的摄入量的意识，甚至可以偶尔放纵地吃一顿"作弊餐"。

完全戒掉精制糖并不适合每个人，尤其是那些酷爱甜食的人。如果你就是这样的人，可以先试着"杀死"糖果、饼干、酥皮糕点、甜甜圈、含糖谷物、蔗糖和软饮料等热量高度密集的增肥元凶。而那些热量较低的"幸存者"，则可以留下来满足你小小的甜蜜欲望。

削减含糖食物的严格程度由你自己决定。美国心脏病协会建议，男性每日来自精制糖的热量的"谨慎上限"为 150 千卡（627.9 千焦），而女性的为 100 千卡（418.6 千焦）。在我的减脂方案中，最成功的人通常会把他们的甜食和其他"作弊餐"的食用次数降到每周 2 次。他们永远不会把食用精制碳水化合物和精制糖变为日常的饮食习惯。

如何通过查看食品标签发现精制糖？

不要完全通过食品包装上的营养成分表中碳水化合物的克数或糖的克数来判断食品中是否有精制糖，你需要知道制作食品时使用的到底是哪种糖。仔细检查配料表，看看其中是否有精制糖，然后根据总热量、碳水化合物总量和碳水化合物类型做出判断。

例如，一款流行的无糖脱脂酸奶的营养成分表标明，该产品含有 15 克碳水化合物，其中 9 克是糖。但是，如果你仔细查看，就会发现其中并没有精制糖——那 9 克糖是乳糖，是乳制品中天然存在的糖。

配料表中的精制糖有很多种，包括高果糖浆、玉米糖浆、大米糖浆、葡萄糖浆、蔗糖、葡萄糖、右旋糖、红糖、分离砂糖和转化糖等。法律规定，食品配料必须按含量从大到小列出。因此，如果精制糖排进了前两名或前三名，那这种食品就不是你可以大量或每天食用的了。

热量密度原则

为了减脂，你需要了解碳水化合物的热量密度，即单位重量的碳水化合物含有的热量。在所有的宏量营养素中，虽然膳食脂肪的热量密度最高，每克 9 千卡（37.7 千焦），但很多精制碳水化合物和精制糖的热量密度也十分惊人。这类食物非常可口，很容易让人进食过量，意大利面就是其中的一个典型。每杯意大利面的热量约为 270 千卡（1130.2 千焦），而大多数人倾向于每次吃掉 3 杯而非 1 杯，算下来就是摄入了 810 千卡（3390.5 千焦）热量，这还不包括佐餐调料和饮料提供的热量。

意大利面、面包、百吉饼等虽然都是复杂碳水化合物，但也都是经过加工的。你从来没有见过能直接结出它们的植物，对吧？谷物被碾磨和漂白的过程，就是降低其营养价值，同时提高其热量密度的过程。全谷物食品虽然因为保留了一些营养和纤维，看上去好一些，但同样经过了加工处理，属于热量密度比较高的食品。

还有一种你必须谨慎对待的糖——"天然糖"。许多人发誓不吃白糖，而去寻找天然替代品，比如蜂蜜、龙舌兰花蜜、槭糖浆和糖蜜等。这类甜味剂精制程度较低，很有营养，但仍然是高热量的甜味剂，对你实现减脂目标不利。

在一些烘焙食品的标签中，经常有像浓缩甘蔗汁这样的甜味剂。因为它被称为"精制糖的健康替代品"，所以人们看到后几乎都会毫不犹豫地选择购买。但是请记住，"天然""健康""营养丰富"并不代表"低热量"。高热量的天然碳水化合物同样可能导致肥胖。

如果你想将高热量的糖的摄入量控制在最低限度，并避免使用人工甜味剂，那你唯一可以考虑选择的，可能就是来源于草本植物的甜菊糖了。它可以作为天然的低热量甜味剂使用。

营养密度原则

如果你想变得更苗条、更健康，就要同时关注热量的数量和质量，而不能只关注其中之一。如果你吃糖，但热量缺口依然存在，那就仍然可以实现减脂，但这并不意味低热量奶油蛋糕对你有益，尤其是从长远来看。

不管怎样，要想减脂，最重要的是要实现你的热量摄入目标。因此，理想的做法是选择单位热量下能够提供最多营养物质的食物。摄入的热量少、营养多，这对你来说非常重要。

单位体积里含有大量维生素、矿物质、植物化学物质和其他营养素的食品被认为具有高营养密度。富含纤维的蔬菜和水果永远位于这类食物排行榜的前列。当你做热量预算时，这些高营养密度的食物是最佳选择。天然淀粉和谷物富含微量营养素，但含有更多的热量，所以你要注意控制其分量。

你应时常注意你吃的每一种食物的营养价值，以及它会给你带来多少热量。你要认真研究每一种食物，特别是含糖食品，就像你在预算吃紧时考虑如何花钱一样。经常问问自己："通过摄入这种食物补充热量值得吗？"比如白砂糖，其中没有维生素，没有矿物质，没有氨基酸，有的只是纯粹的热量。

世界上最精壮之人需要多少碳水化合物？

大多数传统的健康和营养组织建议从碳水化合物中获取的热量为总热量的55%。对活动量大、健康的个体来说，如果能够摄入总量合适、质量高的碳水化合物，那么这个指导原则是合适的。但"燃烧脂肪，喂养肌肉"方案给出的标准是每天总热量的 50% 由碳水化合物提供。这个标准比传统的推荐值略低，从而使蛋白质的摄入量略高一些。这是一个合理的标准，因为它能保证营养均衡，并足以支持高强度训练。

在下面的例子中，你看到的是减脂方案中典型的碳水化合物摄入标准（在保持或增加肌肉的方案中，标准会略高）。

女性碳水化合物摄入标准

摄入总热量：1600 千卡 / 天（6697.4 千焦 / 天）。

从碳水化合物中获取的热量：1600×50% = 800 千卡 / 天（3348.7 千焦 / 天）

碳水化合物的热量密度：4 千卡 / 克（16.7 千焦 / 克）。

碳水化合物摄入总量：800÷4 = 200 克 / 天

男性碳水化合物摄入标准

摄入总热量：2300 千卡 / 天（9627.5 千焦 / 天）。

从碳水化合物中获取的热量：2300×50% = 1150 千卡 / 天（4813.7 千焦 / 天）

碳水化合物的热量密度：4 千卡 / 克。

碳水化合物摄入总量：1150÷4 = 287.5 克 / 天

　　和推荐的标准比起来，设定属于自己的碳水化合物摄入量显得尤为重要。因为一个固定的标准并不能同时考虑到个人目标、糖耐量、活动量或训练类型等因素。在确定自己的标准后，你要经常关注自身的反应，并根据获得的效果对碳水化合物的摄入量进行调整。

　　这就是健美运动员在策略上优于其他人的地方。他们永远不会使用刻板的低碳水化合物或高碳水化合物饮食法，而会遵循"燃烧脂肪，喂养肌肉"方案的原则，根据自己的需要制订饮食计划。如果你和他们一样，在这个方案中你就会有足够多的空间来调整碳水化合物的摄入量。而且，优质蛋白质和健康脂肪的摄入量通常是保持稳定的，也只有碳水化合物的摄入量需要经常上下调整。

　　当你想加速减脂或突破减脂平台期时，可能需要减小碳水化合物的总摄入量或降低其比例。但有时，你又需要使用相反的策略——上调碳水化合物摄入量或增大其比例。不管使用哪种方法，用为你量身定制的计划去对付顽固脂肪和最后阶段的减脂工作都非常有效。健美运动员已经开发出了一整套通过来回调整碳水化合物的摄入量来总体减少碳水化合物摄入的方案，你将在本书的最后了解这一方案，明白其重点在于加速实现减脂目标。

　　现在，你应以营养为重点，排除那些经过加工的碳水化合物，摄入天然的、营养丰富的碳水化合物。当时机成熟时，你就可以使用本书介绍的先进的碳水化合物调控方法，将你的瘦身事业带入一个全新的境界。

"燃烧脂肪，喂养肌肉"行动总结——碳水化合物篇

· 食用天然的、未经加工的碳水化合物；尽可能地减少食用经过加工的、精制的碳水化合物，尤其是"白色"碳水化合物：白糖、精制面粉等。

· 了解淀粉类碳水化合物和纤维类碳水化合物的差异（牢记具体食物的属性！）。

· 每一餐都要进食含淀粉类碳水化合物和纤维类碳水化合物的食物（与蛋白质一起）。

· 每天随餐吃水果，或者将其当作零食食用。如果某一餐没有富含纤维的蔬菜，那就吃一个水果代替。

· 每天的目标是摄入 25~35 克膳食纤维，或者每消耗 1000 千卡（4185.9 千焦）热量摄入 14 克膳食纤维。如果你遵循"燃烧脂肪，喂养肌肉"的饮食模板（参见第 14 章），那你会很轻松地达到膳食纤维的摄入目标。

· 作为基准，你的目标是约 50% 的热量来自天然碳水化合物（遵照饮食计划模板，你的碳水化合物摄入量会在不知不觉中接近这个数值）。

· 根据你的活动量、身体类型和获得的成效制订碳水化合物摄入方案。

第 12 章

像运动员那样补充水分
并燃烧更多脂肪

> 如果你的身体脱水，你就会和脱水的植物一样。谁希望拥有枯萎
> 的身体呢？
>
> ——劳伦斯·兰姆

水被称为最重要的营养成分，你认同这个说法吗？

很多健身爱好者往往更关注营养科学中新鲜和前卫的知识，像补水这种简单且平常的事情，很容易被他们忽视。但忽视补水是一个会让你付出昂贵代价的错误。如果你想获得更精瘦和更健壮的身体，不仅需要像运动员那样吃，像运动员那样训练，还要像运动员那样关注补水。

美国一家咨询机构"运动科学见解"的创始人鲍勃·默里（Bob Murray）博士认为："从运动员或任何积极运动的人的角度来看，补水都是维持运动表现时排在第一位的营养干预措施。它是使人们在运动中及运动后感觉良好的最基本的保证。如果你想让自己的机体被充分利用并提高运动表现，那么没有比补水更便宜、更简单和更有效的方式了。"

水是人体内含量最丰富的化合物，占体重的 60%~70%。血液中约 80% 的成分是水，肌肉中约 70% 的成分是水，即使骨骼中也有 20% 的水分。水是调节体温、

输送营养、构建组织和清除废物所必需的物质。关节润滑、大脑运转、消化、吸收、呼吸、循环和排泄同样需要水。没有水，你的身体就无法正常工作。

脱水会影响你的精神、力量和活动能力

你是否有过早晨醒来昏昏沉沉像宿醉一般的感觉？不明白是怎么回事吗？你可能已经脱水了。事实上，宿醉后的头痛、口干、疲劳的感觉有很大一部分就是由酒精的利尿作用引起的。你是否出现过平日可以出色地完成训练任务，这次却拖拖拉拉难以推进，甚至根本无法开始的情况呢？我猜这时你已经脱水了。

脱水的影响是逐渐显现的。当你完全感觉到其影响的时候，已经太迟了——你已经脱水了。如果不是天气特别热，你可能不会把自身的症状与缺水联系起来，而会认为只是训练过度、睡眠不足或生病了。

当你脱水时，身体核心区域的温度升高，会对你的心血管功能产生不利影响，并降低你的运动能力。随着脱水症状的加剧，热痉挛、虚脱和中暑的风险会逐步升高。

即使是轻度脱水（失去相当于体重 1% 的水分），也会削弱人体运动时的体温调节能力。这种轻度脱水可以在短短 30~60 分钟的训练中因出汗过多而发生。对一个体重 200 磅（90.7 千克）的人来说，出汗量达到 2 磅（0.91 千克），即可发生轻度脱水。来自《力量与体能研究杂志》的一篇研究报告表明，脱水量达到体重的 1.5% 时，卧推力量会下降 5.6%；脱水量达到体重的 3% 时，肌肉力量会损失 10%；脱水量达到体重的 4%~5% 甚至更高比例时，肌肉力量和有氧耐力会降低20%~30%；脱水量超过体重的 10% 可能直接导致死亡。

应该喝多少水？

给出一个适合所有人的推荐饮水量非常困难，因为个体需求差异太大，尤其是在运动和热应激的情况下。人们通过汗水流失水分的速度可以超过 3 升 / 小时，每天水分的总需求量最低为 2 升，高的话为 10 升甚至更多。

对大多数人来说，最常见的饮水指导原则是"每天喝 8 杯 8 盎司的水"（即 64 盎司，约合每天 2 升）。在健身界，"每天喝 1 加仑（3.8 升或 128 盎司）水"并不是令人不可思议的建议。

可是，近年来人们对饮水原则进行了重新评估和讨论。一些肾脏科医生回顾了过往的研究，声称无法找到"8×8原则"的出处，并且没有证据支持该原则的合理性。健身类图书作者和健身博客立刻由此走向了另一个极端，他们告诉人们："'8×8原则'是个神话！不要喝那么多水！"天哪，太混乱了，不是吗？

虽然利润丰厚的瓶装水行业在"我们必须喝下更多水"的社会大背景下更容易获得利润，但这并不意味着"8×8原则"就是一个神话甚至阴谋。如果我是你，我不会在没有评估个人需求和认真考虑充足摄入量与最佳需求量之前贸然减少水的摄入。

抛开医生的观点不论，"8×8原则"的来源似乎比较清楚：它与最初由美国国家研究委员会提出的每消耗1千卡（4.2千焦）热量至少要消耗1毫升水的建议完美对应。按照这个建议，"8×8原则"其实给出了最低推荐饮水量。

我个人认为，那些医生和作者试图揭示"多喝水"背后的真相，主要是想提醒我们，推荐饮水量包含了所有水（比如来自饮料和食物中的水分）的重量，而不仅仅是饮用水的重量。他们真正的目的是质疑"8×8原则"过于僵化。但事实上，我想说：每天64盎司的总饮水量不仅不多，对许多人来说还不够，尤其是那些努力训练的人。

如何确定你的饮水量？

无论你的思维方式、减脂计划还是想要采纳的建议，都要适合你自己。"燃烧脂肪，喂养肌肉"方案的基本指导原则就是定制你需要的一切，避免一刀切。这个原则适用于热量、蛋白质、碳水化合物和其他营养物质摄入量的确定，同样也适用于饮水量的确定。

身材比较高大的人比身材矮小的人需要更多水，活动量大的人比活动量小的人需要更多水。如果你在高温下生活、工作或训练，你对水的需求量自然会增大。如果你执行高蛋白饮食法，选择建议饮水量的上限是最明智的选择。

2004年，美国华盛顿特区医学研究院的研究人员召开会议，重新设定了

> **要点速览**
>
> 男性每天大约喝3.5升水，女性每天大约喝2.5升水。依照这个原则，在情况正常时你的饮水需求都能得到满足，并留有上下调节的空间。如果你活动量非常大或处于高温环境中，那么需要的水会多些，反之就少些。

水的膳食营养素参考摄入量（参见表 12.1）。新建议是基于实验和对人类活动的观察性研究给出的。不过他们仍明确表示，水的需求量在个体之间可能存在很大差异，所以给出的建议值只是涵盖大多数人需求的一个中间值。他们给出的成年男性每天的水分总摄入量为 3.7 升，成年女性每天的水分总摄入量为 2.7 升。

表 12.1　水的膳食营养素参考摄入量

男性	女性
每天 3.7 升（约 125 盎司）	每天 2.7 升（约 91 盎司）

如果你想找到适合自己的标准，可以参考美国国家研究委员会的建议：每天每消耗 1 千卡（4.2 千焦）热量摄入 1~1.5 毫升水（参见表 12.2）。在第 7 章里我们知道，女性每天消耗的热量平均约为 2100 千卡（8790.3 千焦），男性每天消耗的热量平均约为 2800 千卡（11720.4 千焦）。如果你活动量大或处于高温环境，就必须参考饮水量的上限制订自己的计划。

表 12.2　美国国家研究委员会水分摄入指南

热量消耗（千卡）	水分需求（盎司）	水分需求（升）
2000	67~101	2.0~3.0
2500	84~126	2.5~3.8
3000	101~152	3.0~4.5
3500	118~177	3.5~5.3
4000	135~202	4.0~6.0

应该将食物和饮料中液体的分量计入水分摄入量吗？

以上建议说的都是水的总摄入量，因此所有液体的分量都要计算在内。几乎所有食物都含水，水果和蔬菜含有 75%~90% 的水，即使肉类也至少含有 50% 的水。牛奶、咖啡、茶和运动饮料的主要成分都是水。虽然咖啡因具有温和的利尿作用，但并不足以将来自含咖啡因的饮料中的全部水分排出体外。当然，最好不要用含咖啡因的饮料来补水。

虽然很难确定从食物中摄入的水分的确切分量，但也无须过于担心。因为一般来说，如果你的食物包含水果和蔬菜，那么每天你从食物中获得的水的分量约为总摄入量的 20%。

对健美运动员来说，他们经常会以水分总摄入量指标作为日常饮水的目标，我就是这样做的。

我的每日热量总支出约为 3200 千卡（13394.7 千焦），所以我每天至少需要喝 3.2 升水。实际上，我的饮水量经常会达到或接近 1 加仑（3.8 升）——这远远超过了"8×8 原则"建议的饮水量。而且，这还仅仅是我每天喝下的水的分量。

我通常建议人们以水分摄入量范围的上限作为自己的参考摄入量。这样做不仅不会对你造成伤害，而且能为你水分的摄入提供额外的保障，使你的饮水量不仅足够，而且接近最佳数值。

就我个人而言，当水分摄入量接近建议范围的上限而非下限时，我会感觉更好，训练时精力更充沛，也有能力更加努力。数十年来，这种感受一直没有离开过我。

多喝水能促进减脂吗？

体育界以外的许多健康专家把注意力放在了疾病预防上。他们主要关心的是为普通人或久坐的人找到维持健康或避免疾病发生所需的最低饮水量。但我想说，与其在身体受到影响之前去测试自己最少应该喝多少水，为什么不在身体受到影响之前去尝试达到最佳饮水量，然后观察自己的状态是否得到了改善呢？

很显然，脱水会影响你的表现，严重时甚至会威胁你的生命。水和所有营养素一样，缺乏和充足都会对人体产生非常明显的影响。那么，是否存在一个能够促进减脂的最佳饮水量呢？因为缺乏有力的证据，我们至今无法确定最佳饮水量。尽管如此，我仍可以确定地告诉你：饮水的确可以通过多种方式帮助你减脂，甚至可以给你带来巨大的影响。

目前最具争议的理论是"水热效应"。德国人类营养研究所通过实验发现，饮用冰水可以使成年人的代谢率在 30~60 分钟内提高 24%~30%。一篇发表在《国际肥胖症杂志》（*International Journal of Obesity*）上的研究报告称，儿童也存在类似的现象——饮用冰水使其静息状态下的热量消耗提高了 25%，而且这种水热效应持续的时间超过 40 分钟。有些人推测，饮用冰水（3~4 摄氏度）时，身体必须为其加热，从而增加了热量的消耗。有些科学家则认为，这种机制与交感神经系统刺激或细胞代谢的改善有关。

目前的问题是，这种小幅度、短时间的代谢增强是否具有可持续性，是否可以随着时间的推移不断促进减脂。目前的研究表明，水热效应即使对减脂有所帮助，效果可能也不会十分明显。参与研究的以色列科学家认为，遵循标准的饮水指导原则饮用冰水，理论上每年可以额外减掉 2.6 磅（约 1.2 千克）体重，乐观的话，可以达到每年 5 磅（2.3 千克）左右的减重幅度。考虑到实现的难度，我建议你还是采取其他能够帮助你减掉脂肪的饮水方式。

餐前或餐间饮水是值得考虑的方式。水并不是食欲抑制剂（在激素层面上），但它可以增强你的饱腹感，从而使你在进餐时减少热量摄入。在美国弗吉尼亚理工大学 2008 年的一项研究中，受试者在早餐前约 30 分钟饮用了 500 毫升水，结果其热量摄入下降了 13%。在 2010 年的一项后续研究中，受试者在每次用餐前都饮用 500 毫升水，结果 12 周之后，他们平均减重 4.4 磅（2 千克）。

这种方式对减脂的长期影响究竟如何，相关的研究很少，目前我知道的只有奥克兰医院研究所一项为期 12 个月的研究项目与此相关。

饮用水增加与脂肪明显减少和体重减轻之间如果存在关联，那么最显而易见的一个原因可能就是人们把餐前或餐间高热量的饮料换成了水。即使如此，他们的体重减轻仍不明显——大约每年 5 磅（2.3 千克）。

与水热效应相比，这种"替代策略"引发的争议明显要少得多。突然戒掉某种东西会产生一个需要填补的真空，所以使用替换而非去除的策略，对你戒除坏习惯很有帮助。每当你想喝苏打水或其他高热量饮料时，你就对自己说："我可以喝水。"这样，在几周之内，你就会养成一种积极的新习惯。通过这种简单的替代，普通人每天至少可以减少 200 千卡（837.2 千焦）热量摄入，理论上就是每年可以减掉 20.7 磅（9.4 千克）脂肪。如果你以前每天都喝含糖饮料，那么喝水可能是本书能够为你提供的最好的减脂方法了。

正如你所看到的，有大量证据表明，水能够以各种方式帮助你减脂，并在保持充沛精力和提高运动表现方面为你提供助力。饮水也可能与其他健康行为紧密关联，因为健康的习惯往往会一起出现。当你喝下更多的水后，你自然而然地就会主动去做其他有利于健康的事情了。

很多人对增大饮水量嗤之以鼻，并抱怨说这太麻烦，感到口渴的时候喝水就足够了。但如果你真是一个很严肃地对待运动或健美的人，你会赞同这种说法吗？

感到口渴是补水的最佳信号吗？

你的身体有一套完善的维持内环境稳态的调节机制，用来引导你补充水分和恢复身体日常的水平衡。问题是，口渴并不是指示需要补水的最佳信号，对运动员来说尤其如此。当你的身体感觉缺水的时候，你可能已经脱水了。随着年龄的增长，当口渴机制无法像以前那样正常运转时，这种情况会变得更加严重。

人们有时不会纯粹因为口渴而饮水，比如在就餐过程中习惯性地喝一些水，路过喷泉时受到水的刺激想喝水，或者在社交场合礼貌性地喝水，等等。不管怎样，你都不应等到口渴或身体出现其他提示信号时再喝水。最佳的饮水策略是主动喝水。无论是平时，还是在训练前和训练中，即使你并未感觉口渴，也要喝水。

除了口渴，尿液颜色和体重也可以成为监控你身体水合状态的指标。你的尿液应该是清澈的稻草色，并且没有异味。如果尿液颜色很深或发暗并伴有强烈的气味，说明你已经脱水了（注：服用某些维生素或药物会使尿液的颜色发生变化）。如果你在运动过程中总是大量出汗，那就应在每次训练前和训练后称量自己的体重，并通过喝水弥补损失的体重。

可以大量饮水吗？

科学界和医学界至今没有设定过人体对水的可耐受最高摄入量（UL），可能因为水中毒的情况比较罕见。这种情况主要出现在患者和运动员身上。尤其是女运动员，在经历了长时间的耐力比赛后，她们如果只是用大量清水弥补流失严重的汗水，却没有补充损耗的电解质，就会导致低钠血症。血液中钠浓度过低会导致大脑水肿，这可是致命的。低钠血症在患有相关疾病者和进行耐力运动的人之外非常罕见，但有一个案例差点酿成事故——美国加利福尼亚州某电台曾主办"疯狂喝水憋尿赢游戏机"活动，之后被相关部门曝光。

众所周知，健美运动员和竞技运动员对待自己的训练和营养摄入不仅严肃，而且追求极致。他们通常是完美主义者，在营养计分卡100%达标之前永远不会满足。这种精神令人钦佩，但有时"越多越好"的心态也会给他们带来伤害，因为即使是好东西，也不总是越多越好。"能喝多少喝多少"并不是好的饮水建议，尽管有些运动营养组织以前就是这么建议的。

另外，补水时还有一些健康之外的因素也不得不考虑，比如，你购买瓶装水的话，不仅会产生额外的费用，还会对环境产生影响（瓶装水从生产、运输到后期处理的各个环节都对环境不利）。再比如，你喝了太多的水，就会频繁地上厕所，有时候这会给你带来不少麻烦。

获得最佳燃脂效果的简单饮水时间表

虽然你可以随时喝水，但在几个时间点喝水会对燃脂特别有帮助。而且遵循下面的饮水时间表，有助于你把行为变成习惯，使它成为不假思索就可以完成的事情。

第一，早晨起床后要立即喝水，因为你一整夜都没有补充水分了。建议在床边放一杯水，这样起床后就有水喝。早餐前饮水可能有助于你控制日常的热量摄入，同时也为一整天奠定一个良好的、健康的基调。

第二，训练前喝水。无论你在哪里，在训练前的 2 小时至 20 分钟内都要喝下 16 盎司（500 毫升）水（餐前、餐间或餐后喝都可以）。

第三，训练时喝水。大多数运动营养学家建议每 15 分钟饮用 200~250 毫升水。对 1 小时左右的重量训练和常规健身训练来说，水是最好的饮料。经验丰富的力量型运动员和健美运动员在训练过程中有时会尝试补充氨基酸饮料，但这并不是强制性的，并且在从食物中摄取了足够蛋白质的情况下，其益处也是不确定的。如果你是每次耐力训练时间超过 1 小时的运动员，关于水、碳水化合物和电解质的补充问题，还是要向你的教练或运动营养师咨询。

第四，训练后喝水。训练结束后要立即补水，从而在下一次训练开始前把所有因为出汗损失的体重补回来。500 毫升水可以补充约 1 磅（0.45 千克）体重损失。

第五，天热出汗的时候喝水，即使未进行正式训练。

在没有训练的日子，你虽然不需要补充那么多水，但早上仍要喝水，而且要提醒自己一整天都摄入充足的水分，因为此时没有训练提醒你饮水，只能靠你的自觉性了。进餐是一个很好的提醒机会，而且在餐前和餐间饮水（用水代替高热量饮料）就是最简单的减脂策略。

液体热量的阴暗面

美国北卡罗来纳大学营养学教授巴里·波普金（Barry Popkin）曾说："饮水习惯和身体功能之间的关系对我们体重的影响非常重要，而且恐怕没有其他因素比这个因素更重要了。因为，高热量饮料正在让更多的人变胖。"

在美国，高热量食品主要是含糖饮料，最具代表性的是可乐和其他软饮料。紧随其后的是咖啡和甜品。星巴克的一杯星冰乐可以提供 500 千卡（2092.9 千焦）甚至更多热量。一份唐恩都乐甜甜圈加冰冻摩卡咖啡冰沙含有 360 千卡（1506.9 千焦）热量，而这还仅仅是加了脱脂牛奶的小杯冰沙，加奶油的大杯冰沙的热量高达 1050 千卡（4395.1 千焦）！ 这个数值甚至已经达到一名普通女性在减脂过程中每天摄入总热量的 2/3。

我相信，美国有很多人几乎离不开高糖和高咖啡因饮料。但你知道吗？一罐 12 盎司（354.8 毫升）的听装苏打水通常含 140~160 千卡（586.0~669.7 千焦）热量，而大多数流行饮料的规格是 16 盎司（473.1 毫升）、20 盎司（591.4 毫升）或 23 盎司（680.1 毫升），它们含有的热量高达 220~345 千卡（920.9~1444.1 千焦）。

很多人认为果汁比苏打水健康，但它毕竟也是饮料，怎么也不如水果健康有益。水果能够为你提供膳食纤维和更少的热量，还能满足你的食欲。此外，除非你是训练或比赛时间很长的运动员，否则也要远离运动饮料，因为它们只是含有电解质的糖水，而不是减肥食品。

不管是不是"天然"的，液体中的糖都会使你对热量摄入的控制变得更加困难。因为含糖饮料的热量密度很高，而且不需要咀嚼，进食的速度比固体食物更快，带来的饱腹感也更不明显。

科学家最新的研究证实，相比天然食物，来自液体饮料的热量产生的让人有饱腹感的激素——胰高血糖素样肽 -1（GLP-1）的增幅较小，同时产生的让人有食欲的激素——生长激素释放肽的降幅较小。

在人类的历史上，我们从未像现在这样获得了如此大量的来自液体的热量。我们的祖先喝什么？婴儿时期喝母乳，成年后喝水。虽然酒等含热量的饮料早在公元前 7000 年就已经存在了，但这段历史在人类的进化历史中只是非常短暂的一段。因此，我们的遗传基因从来就没让我们进化出适应来自液体的热量的生理机制。

如果你仔细计算热量，并确保每天的热量摄入不超标，那么对减脂来说，热量是吃进去的还是喝进去的几乎没有区别。但麻烦的是，大多数人在监控热量摄入方面做得并不好。特别是饥饿感一出现，人们就习惯在常规饮食外增加额外的液体来源的热量，而不是食用常规的食物。

因此，最好的减脂策略就是让所有含糖饮料在你的生活中彻底消失。

无糖汽水和其他无热量饮料

无糖汽水、减肥茶、无糖果汁饮料和其他无糖饮料都添加了人工甜味剂，所以才有很少的热量或不含热量。然而，迫于舆论压力，许多人工甜味剂已经被法律禁止使用，尤其是阿斯巴甜。添加了三氯蔗糖的产品虽然没有接到那么多投诉，但人工甜味剂饱受争议、不受欢迎仍是无可争辩的事实。

首先，我要明确指出，无糖软饮料绝对不健康。但这是否意味着它们有毒呢？毒理学的基本前提是"剂量决定毒性"，所以我们没有理由说摄入微量的人工甜味剂有害。但如果你每天都喝 6 罐甚至更多无糖饮料，谁知道结果会怎样呢？因此，我绝不推荐这种饮料。

其次，无糖饮料会导致体重增加。这听起来可能很矛盾，但实际上确实如此。如果调查超重人群的日常饮品，你可能会发现，他们的无糖饮料消耗量非常大。那么，究竟是无糖饮料导致了他们体重增加，还是因为他们想减掉多余的脂肪而开始喝无糖饮料的呢？无糖饮料本身不会导致体重增加，因为它本身不含热量，且不会刺激食欲或引发其他食物的食用量增大。但是，无糖饮料带给你的虚假的安全感，会让你产生可以理直气壮地吃其他甜品的错觉。它会让你忘记，饮用不含热量的饮料并不是可以额外摄入热量或忽略热量缺口的理由。

考虑到以上所有情况，我建议你还是以喝水为主，并将任何加工饮品的摄入量控制在最低限度。偶尔喝一杯没问题，这和偶尔喝一杯酒或安排一顿作弊餐一样。而且没有任何确凿的证据显示，在其他条件没有发生变化的前提下，喝无糖饮料会延缓减脂的进程。你永远不会在我的冰箱里找到无糖汽水，但偶尔喝一杯樱桃可乐确实会缓解严格控制饮食给我造成的压力。

咖啡和茶

如果你经常阅读健康类报刊就会发现，似乎有一年专家说咖啡对身体不好，第二年又有人说它有利于身体健康，第三年又说对身体不好，第四年……这真让人抓狂，不是吗？

许多营养学家和营养师建议避免饮用含有咖啡因的饮料，医学界和健身界也普遍存在咖啡因对身体有负面影响的认识。但具有讽刺意味的是，咖啡因具有加剧产热、促进脂肪分解的作用，很多人还觉得它作为兴奋剂对训练有很大帮助。同时，咖啡因具有抗氧化特性，一些研究表明它可以降低患 2 型糖尿病的风险。

当然，咖啡并不是完全无害的。它会提高心率和血压，大量饮用会严重影响血糖和胰岛素水平。如果在一天中比较晚的时候饮用，它还会扰乱你的睡眠规律。

的确有些人对咖啡因比较敏感，但不考虑剂量和环境因素对咖啡一味地谴责，仍然是愚蠢的。问题其实不出在咖啡本身，而出在咖啡因或其他兴奋剂的滥用上。说实话，我很喜欢星巴克。我和那些毫不在意热量摄入的人之间最大的差别在于，我喝的是黑咖啡，里边只加了一点点脱脂牛奶和无热量的甜味剂，而他们喝的是摩卡和星冰乐。

你在咖啡中加入的热量会增大你的热量盈余，缩小你的热量缺口。即使咖啡里只添加了少量的奶油和糖，但如果你喝了很多，那么累计增加的热量也是非常可观的。更糟糕的是，大多数人都会忘记计算这些热量。当然，如果你没有牛饮或添加大量额外的热量，咖啡就不会损害你的健康或妨碍你减脂。饮用得当，它甚至可以为你提供很多帮助。

不加糖的茶是可以加入到减脂计划中的另一大类饮料。在此一定要注意，是"不加糖的茶"，含糖的茶饮料绝对不行。一家很受欢迎的瓶装绿茶饮料制造商曾列出了一份针对美国男性的健康清单，列出了 20 种最差饮品，其中一种规格为 20 盎司（591.4 毫升）的茶饮料含有 61 克糖和 240 千卡（1004.6 千焦）热量。

茶是最健康饮品的论据比比皆是，因为它含有多酚、类胡萝卜素和类黄酮等多种活性物质。如果不向其中添加含热量的调味品，你可以喝任何一种你喜欢的茶。我最喜欢的是富含抗氧化剂的绿茶和热的格雷伯爵红茶。

酒精会使人发胖吗？

只要你对热量做过预算，偶尔喝一杯葡萄酒或两杯啤酒不太可能对你的健康或身材产生什么不良影响。红葡萄酒对健康有好处，比如可以增高高密度脂蛋白胆固醇水平。但是，过量的酒精很容易妨碍你的运动表现，并减弱减脂效果。

人体没有储存酒精的能力，所以酒精必须尽快被分解并排出体外。从这个角度看，有些人认为酒精是一种毒药也就无可厚非了。而且从结果上看，酒精的氧化优先于其他宏量营养素。换句话说，当你的肝脏忙着代谢啤酒中的酒精的时候，以脂肪作为燃料的供能过程几乎完全被抑制了。

高热量密度 / 低营养密度问题

饮酒并不是一种消耗热量的好方法，而且酒精几乎没有任何营养价值。酒精不能直接转化为脂肪，它通过肝脏进行代谢。然而，这并不意味着它不会促进脂肪的增加。酒精的热量密度相当高，每克含有热量 7 千卡（29.3 千焦）。如果你餐间饮酒，这些酒的热量就要计入摄入总热量中。

虽然红酒含有很多有益健康的成分（比如多酚），其他一些酒精饮料也能提供微量的维生素或矿物质，但考虑到你可以从水果和蔬菜中获得各种抗氧化剂和微量元素，将葡萄酒和酒精饮料作为营养来源仍是非常愚蠢的。而且，酒精会影响许多重要营养素的消化和吸收，这些营养素包括 B 族维生素中的烟酸（VB_3）、硫胺素（VB_1）以及锌元素等。

酒精与健康

饮酒过量会导致许多健康问题，包括抵抗力下降、低血糖、痛风、心脏病、肝病、胃病、高血压、中风和癌症等。此外，酗酒带来的其他问题也十分令人苦恼。

酒精虽然是液体，但也是一种有效的利尿剂。它能够从细胞中吸取水分，通过肾脏增加水分流失，并能导致脱水引起的所有负面影响。

酒精会抑制睾酮分泌，而睾酮是促进肌肉生长的主要激素之一。

和其他高热量液体一样，摄入过量的酒精后，你能说的就只剩下"再见，6 块腹肌""你好，啤酒肚"了。肆无忌惮地饮酒会让你变胖，并使你失去更多肌肉。酗酒会毁了你的生活。

不影响健身效果的节制饮酒策略和建议

有很多"饮食警察"会告诉你，一滴酒都不要沾。但我要告诉你：如果你是葡萄酒爱好者或啤酒爱好者，只要能够做到适度和合理饮用，喝一点儿酒精饮料无伤大雅。因为我相信，为了获得长远的利益，在减脂和增肌的过程中，你的愉悦感也很重要。也只有这样的营养方案，才是更容易被大众普遍接受的。下面就是关于如何处理饮酒问题的一些策略和建议。

（1）重新审视"适度"这个词

"适度"一直是一个比较模糊的概念，如果女性每天喝 1 杯，男性每天喝 2 杯，每周就会增加 7~14 杯酒精饮料的摄入，这在我的标准里可不能被称为"适度"。我强烈建议你避免每天饮酒（或每天吃垃圾食品），因为每天重复的行为会形成习惯。习惯一旦养成就很难打破，而且习惯性饮酒还很可能会升级为酗酒。你应把饮酒的时间安排在周末，或者更甚一步，只在假期和特定场合饮酒。

狂饮不是健康的生活方式，宿醉不利于你在训练时保持良好的状态。如果你频繁饮酒或大量饮酒，就不要抱怨自己遇到了减脂的瓶颈。至少你要诚实地面对自己，对着镜子承认："我没有认真地对待塑形的问题。它现在明显不是最重要的事。"

（2）经常计算热量，并将热量控制在限定范围内

其实，减脂就是热量输入与输出之间的较量。如果你把酒精含有的热量计算在内，并将摄入总热量保持在限定范围内，那么即使饮酒你也可以实现减脂目标。问题在于，大多数人忘记了计算这部分热量，而且忽略了酒精会增强食欲这个问题。男性尤其不擅长约束自己在这方面的行为——他们在喝酒时会吃得更多。此外，酒精还会降低你的自我控制力。你喝得越多，就越容易说出"让控制饮食见鬼去吧"这种话。接下来的事情你肯定就很熟悉了——计划的 2 杯变成 4 杯、6 杯、8 杯甚至更多，然后午夜的比萨饼往往会将这次痛饮带入高潮。

经常有人问我："当你控制饮食的时候，最好的酒精饮料是哪种？"我的最佳答案是"没有这种饮料"，次佳答案是"热量最低的饮料"。含有牛奶、果汁或糖等高热量添加物的酒精饮料会完全破坏你为实现减脂目标做出的努力。1 瓶淡啤酒含有约 95 千卡（397.7 千焦）热量。1 杯 8 盎司（236.6 毫升）的玛格丽特鸡尾酒含有约 500 千卡（2092.9 千焦）热量。如果你喜欢凤梨可乐达鸡尾酒，那你最好也喜欢几小时的有氧训练，因为 1 大杯可乐达鸡尾酒可以提供高达 640 千卡（2678.9 千焦）的热量。这样的热量级别肯定不能称为"适度"，它只会破坏你的计划。

（3）早睡觉，不熬夜

饮酒这种行为经常发生在深夜。持续到凌晨的聚会不仅充斥着大量高热量食品，而且让你无法保持正常的睡眠，继而导致睡眠不足和睡眠质量下降。要知道，你的身体需要遵从作息规律和时间表进行休息和训练。紊乱的睡眠通常会带来进餐时间混乱、训练效果不佳及恢复不足等问题。

科学研究发现，睡眠不足会严重影响激素分泌，进而影响食欲、整体代谢状况以及合成代谢和分解代谢的平衡。睡眠不足会促进生长素释放肽的分泌，同时减少瘦素的分泌，增加皮质醇的合成以及降低身体对胰岛素的敏感性。

这还不是全部，你还可能失去通过控制饮食辛苦获得的肌肉。荷兰的一项研究

发现，睡眠时间从 8.5 小时减少到 5.5 小时，减脂效果就会下降 55%。睡眠不足还会增强饥饿感、减少脂肪的氧化代谢，热量缺口的控制也会因此变得更加困难。

（4）明智地选择朋友，面对同伴的施压要坚定信念

如果同伴对你施压、劝你饮酒，你要保持坚定的信念并重申你对自己的承诺。这需要你事先就下定决心。如果社交诱惑是你的主要问题，那你就需要重新考虑选择朋友的标准了。大多数人并不在乎你正在经历的自我完善，有些人甚至会因为你变得更好而产生嫉妒心理。对他们来说，拖你的后腿比提升他们自己更容易实现。

道不同不相为谋。如果你说自己在"控制饮食"或"努力训练"，有些和你不同路的人不仅不会支持你，甚至还会让你成为众矢之的。最好的办法是远离这些人，如果还没来得及走开，那除了说"不，谢谢"，什么都不要说。找个好一点儿的借口（无论它是真实存在的还是杜撰出来的），比如"我有胃病""我的肝有问题""我一会儿要开车"等，也很有效。总之，尽量不要让自己处于同伴的压力下，使用一些小技巧来避免这种情况发生。

（5）如果减脂是你的目标，请认真考虑是否要饮酒

如果你的目标是减脂，那么你就必须保持热量缺口，并将热量调节的余地留到最小。这一点对女性来讲尤其重要。如果做到了这一点，你在发现饮食中有热量密度高且营养匮乏的酒精饮料时，就会考虑是否要用一些营养丰富且更容易令你产生饱腹感的食物来代替。即使在喝一两杯酒精饮料也不会给热量缺口造成太大变化的情况下，你也要问问自己：摄入这些热量是否值得？

像运动员一样补充水分并燃烧更多脂肪

下次去酒吧的时候（希望你不经常去），请仔细观察一下周围。你肯定无法在凌晨一两点的时候在那里找到任何成功的健身人士或健美人士。同样，下次去健身房的时候，你也仔细观察一下，会发现那些身材非常出众的人随身携带的都是一大瓶水，甚至是 1 加仑的大水罐。这些都是巧合吗？当然不是。他们肯定知道一些你不知道的事情。扔掉酒杯去喝水吧！那些健美界的成功人士，最大的秘诀之一就是喝水！

第 13 章

营养时机

如果你想增长肌肉，那么什么时候吃与吃什么同样重要，这被称为"营养时机"。研究证明，在训练期间消耗营养素，比其他任何时段对合成代谢的影响都显著。

——布拉德·舍恩菲尔德（Brad Schoenfeld）*

为什么营养时机很重要？

到目前为止，你已经了解到，如果你想在燃烧脂肪的同时获得良好的健康状态，食物的数量和质量都至关重要。但是，能否改善身体成分并不完全取决于吃什么和吃多少，什么时候吃同样非常关键。

食物的数量、质量和进食时间与你的训练共同作用，才能提高你刻苦训练的能力、训练后的恢复能力、增长肌肉的能力以及燃烧更多脂肪的能力。"燃烧脂肪，喂养肌肉"方案使用的策略并非只关乎营养或只关乎训练，而是将两者结合在一起产生协同作用的策略。这些策略适用于每一位努力训练的男性和女性。

为了最大限度地发挥这种协同作用，你必须在身体最需要的时候为其提供燃料和原材料，否则你的营养方案就无法像预期的那样发挥作用，精心设计的训练计划的效果也会大打折扣。

---

*布拉德·舍恩菲尔德：《最大限度增肌计划》（*The MAX Muscle Plan*）作者。

你将在本章中学习如何找准营养时机，这会让你以一种节食或随意饮食不可能实现的方式来改变自己的身体成分。

世界上最精壮之人的营养时机策略

健身模特、健美运动员以及其他身材非常好的人所做的事情与普通节食者完全不同，他们的饮食计划安排得非常有条理。他们会按时进餐，从不省掉任何一餐，训练前和训练后还会安排专门的加餐。通常每天他们会少量进餐 4~6 次，而不像普通人一样吃 3 餐。

对一般人来说，一天吃早餐、午餐和晚餐是最常见和最传统的。只要通过食用健康食物获得了身体所需的所有营养素，实现了热量和营养素的摄入目标，即使你中规中矩地每天吃 3 餐，本书提供的计划仍能帮助你取得良好的效果。不过，在"燃烧脂肪，喂养肌肉"方案中，每天 5~6 餐仍然是适合男性的最佳标准。女性对热量的需求较低，每天 4~5 餐效果会更好。这是典型的每天 5 餐饮食计划，本书所有的饮食计划模板都是依照这样的时间表设计的。

为什么如此众多的健美运动员和健身爱好者都这样进餐并如此推崇这样的时间表呢？多年以来，人们提出了许多理由，包括增加能量消耗、减轻饥饿感、更好地促进肌肉生长、提高减脂效果以及构建心理优势等。但经科学证实，增加进餐次数的所有好处并不会一次全部显现出来（比如增强代谢），因此这种方式也颇受争议。

现在，姑且抛开科学验证不谈，我们通过实践可以证明的是，增加进餐次数是世界上最精瘦、最强壮的人使用了多年且非常有效的方法，最早的成功记录可以追溯到 30 多年前。因此，今天的健美运动员想实现减脂和增肌的双重目标时，最行之有效、最成熟也最被广泛采纳的营养策略还是增加进餐次数。下面我列举了一些最常见的支持"少吃多餐和规律饮食"的理由。

1. 为你提供努力训练所需的能量

电视迷无法消耗太多热量，所以他们不需要吃很多食物，也不必担心训练前和训练后的营养供应是否充足。在"燃烧脂肪，喂养肌肉"方案中，你要完成两种类型的训练——有氧训练和重量训练。也就是说，你会像运动员那样接受训练，所以你会消耗更多热量，也必须像运动员那样为身体提供足够的营养。训练频率越高，训练强度越高，你需要的热量和营养就越多，营养时机也越重要。增加进食次数不仅可以轻松地为训练者提供能量和最佳的营养补充，而且不会让人因为有吃撑的感觉而影响训练。

2. 稳定提供燃料补给，有助于保持充沛精力

几乎每个将自己的饮食计划转换成"燃烧脂肪"饮食计划的人都表示，他们的精力变得更加充沛了。上午不再眩晕，下午不再昏昏欲睡，脑雾现象发生得少了，工作状态也不再起起伏伏，一整天都非常稳定，可以将更多的精力用于训练。

许多血糖方面有问题的人发现，这种分散进食的方式特别有益。有规律地食用天然的低升糖指数的碳水化合物、膳食纤维、优质蛋白质和健康脂肪，不仅能够稳定血糖，还能防止精力水平大幅波动。

3. 有助于减小食量、控制食欲，防止暴饮暴食

当你长时间不吃东西的时候，如何面对饥饿感会成为一个很大的问题。下午的饥饿感或夜间旺盛的食欲会促使你吃下更多垃圾食品。这种情况尤其会在不吃早餐、两餐间隔时间过长或完全抛弃进食时间表随意吃东西的人身上频繁发生。如果经常性地进食，饥饿感基本不会出现，而且心理层面的满足会对饮食行为产生更为深远的影响。进食次数多的人即使饿了，也会对自己说："我可以再等一等，一两个小时之后就可以吃下顿饭了。"同理，进餐的时候，这类人从不暴饮暴食。

4. 使蛋白质的均衡分配变得更加容易

进行重量训练的人需要摄入更多的蛋白质。相对于每天 2~3 餐，每天 4~5 餐的饮食方式更容易将蛋白质均衡分配到每一餐中，从而使人体对蛋白质的吸收效果达到最佳。在一天中均匀而分散地摄入蛋白质，也有助于控制食欲。

5. 促进肌肉生长

大多数健美运动员认为，少吃多餐的同时摄入足够多的蛋白质，可以更好地促进肌肉生长。另外，科学研究结果同样支持将每天的总蛋白质摄入量分摊到每一餐中，因为这对促进肌肉生长意义重大。

6. 培养纪律性

强调饮食结构、食量和进食时机可以培养你的纪律性和关注细节的能力。我相

信，它们是将世界上身材最好的人与普通人区别开来的主要因素。原因很简单：制订了高度严谨计划的人（他们知道吃什么、什么时候吃、吃多少甚至去哪里吃）不仅可以更好地遵循计划，而且可以降低冲动饮食带来的风险，从而获得更好的结果。而且，当你的饮食有纪律性时，你的训练以及生活中其他领域的事情也会变得有纪律性。无论怎么看，这都是一件好事。

7. 打造面对食物和减脂行动时的健康心态

我同样相信，有规律地增加进餐次数可以获得比典型的节食或一整天不吃东西更健康的心理状态。运动员认为，食物是身体的能量来源，是肌肉生长和健康的基石，而不是让人心生恐惧的东西。你应把每一餐视为一个滋养、建造并强化身体的契机，让自己意识到食物是解决问题的工具，而不是阻碍进步的障碍。像节食者那样害怕吃东西并挨饿的做法，并不值得学习。

你应该像健美运动员那样安排饮食吗？

每个人都是不同的个体，所以我不会因为某种方法对我有作用，就建议你一定要严格按照这种方法去做。我想说的是，健美运动员和从事相关工作的人是这一领域的典范，是世界上身材最好的人，如果你能找到他们成功的共同点，就拥有了帮你复制这种成功轨迹的蓝图。

如果你的目标是获得更多的肌肉和更低的体脂率，我推荐你尝试这种饮食时间表，结果一定会让你感到惊讶。当然，如果你制订了属于自己的计划，让它更适合你的特点和时间安排，就能每天更加轻松地完成了。为了长期的成功，你需要选择并完善一个计划，并将其作为一种生活方式坚持下去。

也许你会问："如果每天安排 4~6 餐是不错的选择，那么每天 7~8 餐一定会更好吧？"我的回答是：不一定。健美运动员以进餐频繁著称，有些人甚至会设好午夜的闹钟起床吃东西。这种做法对专业人士可能有用，但对普通人来说，没有必要也不切实际。而且没有证据证明，通过这种"点滴供给"的方式摄入蛋白质和其他营养物质，可以让你的身体获得更多肌肉或减掉更多脂肪。

另外，对热量需求低的人（比如个子不高的人或身材娇小的女性）来说，如果进餐过于频繁，那么他所做的只是在没有消化的食物上堆积更多的食物。如果你是"贪吃蛇"类型的人，当然可以每天进餐 6 次以上，但将一天总的食物量分摊在多次进餐中，只会使每一餐的量过小，让你无法得到满足，从而饱受旺盛食欲的折磨。

不过，不管我怎么说，只要某种方式适合你，你就可以去做，不用在意什么条条框框。

理想的进餐时间表是怎样的？

"燃烧脂肪，喂养肌肉"方案中的几餐是清晨的早餐、上午茶、午餐、下午茶、晚餐和晚间零食，但你应该以此为基础，安排更适合自己的进餐时间，从而满足你的日程需要。例如，你的工作属于"三班倒"类型的，你就可以在任何一次睡醒的时候（即使是在下午）安排第一餐，然后以此为起点安排好后续的进餐时间，保证每隔 3~4 小时吃一餐即可。

如果你的工作时间比较特殊，不允许休息很长时间，导致你的进餐时间间隔不均匀或每天的进餐次数过少，也无须担心。你只要制订一份你能够长期坚持的规律的饮食计划，在每天（或任何一个 24 小时内）结束之前实现你的热量和蛋白质摄入目标，并遵循其他计划（如训练计划），最大限度地发掘出自己的潜力就可以了。

无论选择怎样的进餐时间表，你都要每天坚持遵守它。虽然偶尔错过一餐不会使你的新陈代谢紊乱或肌肉萎缩，一顿作弊餐也不会让你的脂肪迅速增长，但错过计划内的一餐和摄入计划外的热量，仍是你要尽量避免的。

英国诺丁汉大学的一项研究发现，不规律地进食会降低食物的热效应，扰乱葡萄糖的代谢，增加胰岛素抗性，并造成其他类型的代谢紊乱。这项研究还发现，随着时间的推移，饮食不规律的人很难适当调节热量摄入，长期来看这可能会导致体重增加。

我在实践过程中也发现了一些类似的情况：饮食不规律的人几乎不可能突破减脂平台期，因为他们从未确定过基线。随意饮食的习惯注定会导致减脂失败。

完美的进餐量是多少？

对不同的个体来说，每餐的进餐量会有很大的不同，这取决于其每天的总热量需求和进餐次数。这件事说起来复杂，但如果你遵循"燃烧脂肪，喂养肌肉"方案的指导原则，确定进餐量其实很容易做到。

在常规的减脂方案中，男性减脂者每天的热量需求为 2100~2500 千卡（8790.3~

10464.6 千焦），女性的热量需求为 1400~1800 千卡（5860.2~7534.5 千焦）。当然，如果你是一个活动量非常大并且认真对待训练的运动员或健身爱好者，你的热量需求会更大。

要确定理想的每餐进餐量，你首先要确定每天的进餐次数，然后用你的每日摄入总热量除以进餐次数。下面是一组计算示例：

男性
与减脂方案相匹配的最佳热量摄入值：2300 千卡 / 天（9627.5 千焦 / 天）
预期的进餐次数：5~6 次
每餐热量摄入目标：380~460 千卡（1590.6~1925.5 千焦）
女性
与减脂方案相匹配的最佳热量摄入值：1600 千卡 / 天（6697.4 千焦 / 天）
预期的进餐次数：4~5 次
每餐热量摄入目标：320~400 千卡（1339.5~1674.3 千焦）

如你所见，计算得到的每餐的热量摄入都相当少。为了更直观一些，我们把餐厅里常见食物的热量与计算值做个比较。

1 人份意大利面配番茄酱（$3\frac{1}{2}$ 杯）：850 千卡（3557.9 千焦）
加大份薯条：980 千卡 (4102.1 千焦）
火腿配奶酪煎蛋饼：1000 千卡（4185.9 千焦）
电影院里的中份黄油爆米花：1100 千卡（4604.4 千焦）
1 磅（0.45 千克）上等腰肉牛排：1150 千卡（4813.7 千焦）
5 人份薯条：1314 千卡（5500.2 千焦）
1 人份宫保鸡丁盖饭：1620 千卡（6781.1 千焦）
深盘通心粉加 3 片奶酪：1980 千卡（8287.9 千焦）
炸虾意大利面：2290 千卡（9585.6 千焦）

问题是显而易见的——大多数人，尤其是美国人，并没有意识到每份食物含有多少热量，并存在严重的过量饮食问题。餐厅里典型的一餐，无论是早餐、牛排套餐、意大利餐、中餐还是快餐，都会让人轻而易举地摄入极高的热量。如果再算上开胃菜、饮料和甜点，你很可能只一餐就用完了一整天的热量配额！如果你想成功瘦身，就必须明智地选择你的饮食并控制食量，尤其是在餐厅里用餐时。

把全天需要摄入的热量平均分配到每一餐是最简单易行的方法。不过，根据经验，如果对每一餐的热量做一些调整，可能更有助于取得良好的效果。

早餐，要吃得像个国王！

对大多数需要节食的人来说，典型的饮食模式是早晨不吃任何东西，即使吃也只吃一块百吉饼或一个甜甜圈；午餐是一大份快餐汉堡或自助餐；最后一顿是丰盛的晚餐，当然可能还有幽灵般的夜间零食。而大多数运动员和身材苗条的人，以及长期保持低体脂率的人，都会为自己安排一顿丰盛的早餐，而简化后面的几餐。

美国国家体重控制登记处成立于 1994 年，旨在调查影响人们成功减肥并保持成效的因素。如今，它是美国研究如何成功保持瘦身状态的最大机构，其注册成员平均减重 66 磅（29.9 千克），平均保持时间为 5.5 年。

美国科罗拉多大学的霍莉·R. 怀亚特（Holly R. Wyatt）博士对一组体重控制登记处注册成员进行了调查研究。这项研究发现，除了运动量较大的体育活动外，与成功保持体重密切相关的因素之一就是吃早餐。78% 的注册成员称，自己每周 7 天都会吃早餐；90% 的人一周内大部分时间会吃早餐；只有 3.9% 的人从不吃早餐。对此，怀亚特和她的研究团队感到很吃惊——原来吃早餐在成功保持瘦身状态的群体中如此常见。

和怀亚特博士的研究结果一样，大多数关于吃早餐的研究都显示了这种行为与减肥的相关性，而非因果性。也就是说，吃早餐虽然重要，但对减肥来说并不是绝对必要的条件。

尽管如此，我依然相信，吃早餐的人比不吃早餐的人更容易控制自己的体重。因为大多数不吃早餐的人会因饥饿而渴望食物，欲望促使他们在晚些时候更冲动地进食。而且，不吃早餐的人往往喜欢选择高热量、低营养的垃圾食品，从而导致食物品质降低。

"我没有时间"是人们不吃早餐常用的借口，但这种行为是极不明智的。你只需将闹钟时间提前 15~20 分钟，很多问题就迎刃而解了。

如果成为一个早起的人让你感到困难，那我建议你认真阅读下面这段文字。

研究成功人士个人成就长达数十年的布莱恩·特雷西（Brian Tracy）说："我

从未发现任何一个非常成功的人睡懒觉。"成功人士为了增大自己成功的概率，总是早起、审视自己的目标、准备并享用一顿营养丰富的早餐。这会让他们一整天都保持充沛的精力，拥有敏锐的头脑。

夜间进食的真相

昼夜交替会影响人体的激素水平，包括胰岛素、皮质醇、瘦素、生长激素和促甲状腺激素等的水平。各种理论提出的在特定时间进食（或不进食）的策略都是以激素的特定反应为基础的。那么，这些短期的激素水平波动是否会随着时间的推移对减脂产生重大的影响呢？至今没有可靠的证据予以证明。因此，它的重要性也不太可能与正确获取热量和蛋白质的重要性相提并论。

如果能保持热量缺口，那么无论什么时间进食都可以实现减脂目标。晚上吃东西使人发胖只是不得要领的以讹传讹罢了。但是，如果像患有"夜间进食综合征"的人那样，晚上吃太多食物，肯定会导致热量摄入过剩。如果没有监控全天食量的话，情况就会更糟。

美国得克萨斯大学心理学家约翰·德·卡斯特罗（John de Castro）的研究表明，深夜食用的食物缺乏产生饱腹感的心理价值，只会增加当天的热量摄入；而早上吃下的食物特别容易产生饱腹感，会减少当天晚些时候的热量摄入。他研究得出的结论是：早晨相对多吃而限制晚上进餐量的饮食计划可能会降低整体的食物需求，从而作为治疗或预防肥胖症的措施。

有些人晚上吃得少，借此帮助自己控制热量摄入并减掉更多脂肪，这是"热量递减"策略。在进食含有蛋白质的晚餐或睡前冲服蛋白粉（酪蛋白为此广受欢迎）的同时减少碳水化合物的摄入，被称为"碳水化合物递减"策略。

"热量递减"或"碳水化合物递减"策略被无数健美运动员和教练推崇，因为它们的确是控制热量摄入的优质策略。而且，最近的研究表明，夜间摄入的蛋白质不仅有利于体内蛋白质合成，还促使人们晚上不再摄入碳水化合物。

但是，如果你在一天的晚些时候训练，就可以将更多的碳水化合物安排到这一时段的饮食中，即使是晚上也没关系。因为肌肉的生长一般是在训练后的几小时内发生的，训练前后人体对营养物质的需求量最大。将一部分碳水化合物形式的热量安排到这个时候摄入，从而支持训练是一种明智的做法。这种策略被称为"碳水化合物定向调节"。它被认为是当今最先进、最科学的训练辅助策略。

诸如"晚上 7 点以后绝对不要摄入碳水化合物""睡前 3 小时内不要吃任何东西"之类的严格规定，虽然用意是好的，但如果你的训练安排在夜间，那你就必须在每天晚些时候摄入更多热量。在每天的早些时候摄入热量，只对早起训练的人有效（我就是在上午 9 点到 10 点之间训练，所以早上会摄入更多热量）。

综上所述，所谓的"营养时机"的基本理念是：在你最需要的时候摄入更多的热量和营养物质。而且，只要制订了饮食计划，就每周 7 天、每天 24 小时地坚持贯彻下去。

训练后的营养时机

在重量训练完成后尽快食用含有蛋白质的食物非常重要，因为这是肌肉恢复和生长的重要时间段。

许多专家制定了各种标准来帮助你准确计算训练后饮食中应包含的热量以及蛋白质和碳水化合物的量。在《国际运动营养学会期刊》（*Journal of the International Society of Sports Nutrition*）中，艾伦·阿拉贡（Alan Aragon）和布拉德·舍恩菲尔德分析了大量科学文献，给出了一个"简单的、相对安全的通用指导原则"，即：训练前和训练后应按每千克瘦体重摄入 0.4~0.5 克优质蛋白质的标准进行补充。

根据该标准，瘦体重为 70 千克的人在训练前和训练后的饮食中需要补充28~35 克蛋白质。如果你摄入了更多的蛋白质，问题不大，但如果你的摄入量低于推荐值，甚至根本为零，那你肯定无法最大限度地促进合成代谢反应。

在训练后的饮食中，碳水化合物可以适当调整，但最少要与蛋白质等量。美国国家体能协会提供的"运动和训练营养指南"建议，重量训练后至少需要补充30~40 克碳水化合物，现实中这个数值可能会高得多，具体多少取决于你的热量预算、训练强度以及你的目标是减脂、维持现有体重还是增肌。对追求增肌并安排高强度训练的运动员来说，训练后碳水化合物的实际补充量可能会达到上述推荐量的2 倍；对需要制造热量缺口并严格执行减脂计划的人来说，训练后补充的碳水化合物维持在推荐范围的下限即可。

5 种训练后促进肌肉生长和身体恢复的营养策略

训练后的营养补充非常重要，但是很多人因为过于关注宏量营养素的精细管理并纠结于时机是否恰当而使这件事变得过于复杂了。下面的 5 种简单策略可以让训练后的营养补充变得格外轻松。

（1）重量训练后马上进食

高强度训练后的 45~60 分钟是一个重要的时段，在此期间适当补充营养会产生最显著的效果。如果你在训练前吃过一餐，那么在训练后立即进餐的需求就不会太迫切，但无论你食欲如何，都要把训练后 1 小时内进餐当成头等大事来对待。

（2）训练后要将蛋白质和碳水化合物搭配食用

蛋白质一直是训练后饮食的重要组成部分，但碳水化合物这种宏量营养素的最佳摄入量目前仍无定论。虽然科学家对其摄入量有争议，但对将其与蛋白质同时摄入的做法，并没有人提出异议。

（3）训练后一定要摄入一些碳水化合物形式的热量

训练后摄入碳水化合物有助于恢复血糖，抑制皮质醇合成，形成有利的胰岛素峰值（有助于氨基酸在胰岛素敏感度处于高位时进入肌肉），刺激蛋白质合成。训练后摄入的碳水化合物是用来补充肌糖原的，所以很少会以脂肪的形式储存起来。

（4）如果你喜欢，可以在训练后以液态的形式补充蛋白质和碳水化合物

液态形式的蛋白质和碳水化合物通常被推荐用于训练后的营养补充，因为它们比固态食物更容易吸收。你可以选用市售的饮品或自己动手制作。一些研究发现，牛奶是一种极好的运动后饮品（添加巧克力蛋白粉即可制成"健康巧克力牛奶"）。

（5）如果你喜欢，可以在训练后摄入简单碳水化合物或升糖指数高的碳水化合物

通常情况下，饮食中的简单碳水化合物水平处于低位，如果要补充，高强度力竭式训练之后是最好的时机。因为训练结束后的这段时间是人体可以迅速吸收碳水化合物的时段。

如果你的目标是减脂，并且你属于内胚型人士或碳水化合物不耐受者，那么即使在训练后，你仍需谨慎对待高糖饮品，最好坚持选择健康食品。它们不仅能够为你提供热量和碳水化合物，还能提供微量营养素和膳食纤维，同时能够更好地满足你的食欲，这些优势都是液态食物所不具备的。

训练过程中的营养补充

严谨的运动员和经验丰富的节食者可能更加关注训练过程中的营养补充。这些营养有时包含额外的氨基酸或其他营养物质，往往会以液态的形式出现。不过，对

大多数日常减脂的人来说，不必过度关注这些细节。

如果有人向你推销一种训练期间饮用的特殊饮料，请记住，如果你在训练前安排了一餐合适的饮食，那么训练过程中消化和吸收的过程足以释放足够的营养成分进入身体系统。也就是说，在训练过程中补充营养只是可选项，你完全可以拒绝这种推销。

训练前的饮食

大多数人会把训练前进餐安排在训练前的 1~2 小时。最近的研究表明，假设重量训练的时间为 45~90 分钟，那么训练前和训练后的进餐时间间隔应在 3~4 小时的范围内。你可以据此对自己的计划进行调整。

虽然上面给出了推荐时间，但对大多数人来说，训练前什么时候进餐更应该取决于胃的感受。如果进餐后训练让你产生了恶心的感觉，那么把进餐时间调整到足以让你在训练时感到舒适即可。

人们普遍认为，训练前的理想饮食应该以能够快速补充能量的高碳水化合物和高糖食物为主。事实上，训练前饮食中的糖分只会为你带来短暂的能量提升，当训练进行到中段时，能量可能会迅速衰退。与训练后一样，训练前补充蛋白质仍然是最重要的。至于搭配食用的碳水化合物类食物，你最好选择天然的、可以缓慢释放葡萄糖的。

如果你一大早就开始训练，并且不习惯在胃里有很多食物的情况下训练，那就吃一顿以零食或蛋白粉饮料为主的训练前早餐（第一餐），待训练结束后吃正式的早餐（第二餐）。此外，在举重训练或高强度训练的过程中要完全禁食，甚至不能补充氨基酸，因为这样做不利于取得最佳的训练效果。

训练前和训练后补充营养的"包围战术"

很多人说这种"包围战术"使他们取得了梦幻般的成绩。两餐"包围"了训练，完美解决了训练前后的营养补充问题。而且，这两餐往往是他们一天中

要点速览

把每天的训练放在两餐之间，并确保每餐都含有蛋白质。如果想更容易一些，可以饮用蛋白粉饮料。这是帮助你减掉更多脂肪、增长更多肌肉的最简单易行的"营养时机"策略。

最丰盛的两餐，有效地控制了总热量摄入。即使你采用的是低碳水化合物的饮食计划，将有限的碳水化合物摄入安排到重量训练前后也是最有效的"营养时机"策略。

让燃脂饮食计划更容易实施的 7 种规划技巧

像健美运动员或健美冠军那样安排饮食确实需要一些训练，但做一些规划、准备和调度工作并不像你想象中的那么难。想让这种饮食方式成为你的生活习惯吗？这里有 7 种规划技巧可以帮助你更轻松地实现这一目标。

1. 想想明天你会在哪里，并提前计划好这一天

励志演说家吉姆·罗恩曾说："永远不要开始你的一天，除非你已经在纸上'度过'了它。"这是关于时间管理和生命管理最简单、最深刻的建议。

你要提前想想第二天要做的事，并认真规划。如果你在新的一天开始之前把完美的饮食计划写在纸上，那么你的生活中将永远不会出现因健康食物匮乏而措手不及的情况。

2. 规划好每一餐的时间并坚持下去

当你为自己定制饮食计划时，首先要为每一餐选定时间。一旦制订了时间表，接下来要做的就是坚持遵守时间表，并把它变成一种习惯。如果你坚持遵守这张时间表足够长的时间，那么在指定的时段进食就会成为一种不假思索、内化于心的习惯。你的身体将在这种规律饮食的基础上日益强壮，甚至饥饿感也会神奇地在进餐时间到来的时候才出现。

3. 运用分餐技巧

美国佐治亚州立大学的丹·贝纳多特（Dan Benardot）博士是很多美国国家级运动员和奥运冠军的营养师和运动营养专家。他建议运动员采用分餐策略，即每天做 3 顿饭，然后将其分成 6 份食用。"早餐只吃一半，另一半留在 3 小时之后享用，"贝纳多特说，"午餐和晚餐也一样。这将分散热量的摄入，并确保你不会在一餐内吃过量。"

4. 在每天早上或前一天晚上准备好一整天的食物

在生活的某些方面，即兴发挥或许很棒，但饮食不应该随心所欲。你应该在每天早上或前一天晚上将一整天的食物准备好，并把它们分成若干份装在容器中，以便拿取或随身携带。如果你计划去餐馆或咖啡厅用餐，则需要提前决定吃什么和吃多少。

5. 批量烹饪

一个非常节省时间的方法是批量烹饪。一次性准备好未来几天甚至一周的食物，将其冷藏或冷冻在冰箱中，随吃随取。我知道有人会在周日做好一整只火鸡，然后每天根据需要分割食用。你可以用烧烤架、巨型烤盘或户外烧烤工具轻松地烤好大量瘦肉，或者一次性煮很多鸡蛋，再把它们冷藏在冰箱里（水煮蛋是很棒的便携蛋白质零食）。许多碳水化合物类食物，如土豆、红薯、豆类和糙米也可以批量烹饪。电压力锅或电饭煲是很多"燃烧脂肪，喂养肌肉"追随者厨房里的标准配置。

6. 在你的厨房和冰箱里储备健康食品

如果没有储备健康食品，你因冲动而购买快餐或方便食品的可能性就会大增。你应提前做好食品采购清单，并在每周固定的日子采购（很多人选择周日，这样可以为繁忙的一周提前做好准备）。如果你是工作繁忙的管理者或专业人士，更好的做法是雇佣私人助理为你采购或申请送货上门服务。永远不要为作弊餐囤积垃圾食品，而要设法加大你获得作弊餐的难度。如果你家里没有垃圾食品，你就不会每天惦记着吃垃圾食品。

7. 旅行时提前规划

在酒店中、旅途中或飞机上，你依然要严格执行自己的饮食计划。只要提前做些安排，一切都不是问题。如果你为自己预定的酒店配有厨房且购物方便，那么你可以像往常一样为自己准备食物。计划自驾旅行？也没问题。提前烹制好食物并将其放在小型便携式冰箱中上路即可。还有很多便携式食物能让你在旅途中的饮食变得更加简单。你可以用全麦面包制作金枪鱼三明治、火鸡三明治或汉堡包，它们不需要冷藏，在旅途中食用非常方便。你也可以尝试一下下面的神奇配方，它是"燃烧脂肪，喂养肌肉"追随者们的最爱之一。

苹果肉桂高蛋白燕麦饼

原料

$^3/_4$ 杯燕麦

1 个全蛋

3 个蛋白

1 勺香草味蛋白粉

$^1/_2$ 个苹果，切碎

少许肉桂粉

无热量甜味剂（可选）

将上述原料放在一个碗中搅拌，直到它们呈黏稠的糊状。用防粘锅的植物油喷雾在煎锅里喷洒均匀，把混合物倒入锅中，中火煎。一面微微变黄后翻面继续煎。最后，用锡纸将饼包起来。这样，一份热量 400 千卡（1674.3 千焦）、方便携带的旅行餐就完成了。

如何安排零食

遵循"燃烧脂肪，喂养肌肉"饮食计划时，你不需要零食，因为每隔几小时你就会吃一餐，永远不会产生明显的饥饿感。但是，如果你依然坚持传统的三餐（早餐、午餐和晚餐）饮食模式，我还是建议你在两餐之间安排吃一些健康的零食。一次安排在早餐和午餐之间（上午 10 点左右）；一次安排在午餐和晚餐之间（下午 3 点左右）；一次安排在晚饭后或睡前冲服蛋白粉（可选）。这样，你每天依然有 4~6 次的进餐机会，但其中只有 3 餐是需要烹饪或提前准备的。即使是非常忙碌的人肯定也能轻松驾驭这样的饮食时间表。

每天需要摄入 2300 千卡（9627.5 千焦）热量的男性可以每一餐摄入 550~600 千卡（2302.2~2511.5 千焦）热量（共 3 餐），每次通过吃零食摄入 200~225 千卡（837.2~941.8 千焦）热量（共 3 次）。每天需要摄入 1600 千卡（6697.4 千焦）热量的女性可以每一餐摄入 425~450 千卡（1178.9~1883.6 千焦）热量（共 3 餐），每次通过吃零食摄入 125~150 千卡（523.2~627.9 千焦）热量（共 2 次）。训练后的饮料、代餐粉和蛋白粉可以做零食也可以做"液态餐"，具体如何分类要根据其所含热量界定。

大多数人选择的零食是精制碳水化合物类食品或高脂肪食品，如饼干、糖果、松饼、酥皮糕点、薯条和椒盐脆饼等。这主要是包装食品和碳水化合物类零食很容易获得的缘故（并非每家便利店都有鸡胸肉或三文鱼排）。但我建议大家吃的不是这种零食，而是健康零食。

健康零食的范围比较广，包括新鲜蔬菜（胡萝卜、花椰菜、芹菜、黄瓜、番茄等）、水果（所有水果，但是要注意排除高热量的果干）、坚果和植物种子（可少量食用，其热量要在你的预算之内）、脱脂或低脂奶酪、脱脂或低脂酸奶、水煮蛋、沙丁鱼或其他鱼罐头以及蛋白粉等。

你是否应该食用代餐粉或饮用蛋白质饮料？

工作、学习或家务事会让某些人无法按计划完成所有进餐计划。在一些商务或社交场合，只是因为第四餐的时间到了，你就打开一个饭盒，用20分钟时间吃红薯、蔬菜和三文鱼，这样的确不太合适。因此，时间实在太紧张的时候，代餐粉可以暂时替代天然、健康的食物，以便你完成计划。

代餐粉是高蛋白质类食品，可能是盒装、罐装或小袋包装的。你可以将其倒入水中（如果你的热量预算尚有盈余，可以用牛奶代替水）并搅拌均匀，或将其与冰沙混合在一起食用。但是，代餐粉和天然、健康的食物比起来，优点只有一个，那就是便捷。所以你不能过度沉迷于这种类似于冲剂的食物，因为它们只是应急食品，并不能帮助你养成良好的饮食习惯。

你没有准备好一餐的时候应该吃什么？

在感觉饥饿而食物还没有准备好时，大多数人会忍不住去吃碳水化合物类零食，这些零食往往富含精制糖。健美运动员和健身人士面对这种情况时，会选择蛋白质类零食。单独进食蛋白质类（不含任何碳水化合物）食物，可能会导致热量摄入略微不足，但可以让你最充分地利用最重要的宏量营养素。

这就是准备一些蛋白粉或代餐粉的意义，它们可以帮助你应对饥饿感来袭时的"营养危机"。在你的书桌、背包、公文包或手提包中准备一些蛋白粉或代餐粉吧。你也可以直接准备一个空瓶子，装上2~3勺蛋白粉或代餐粉，这样你就可以随时随地轻松获得一份营养零食了。如果你想搭配摄入碳水化合物，那就吃一片水果。这样的一顿简餐，相信2分钟就可以吃完。

能量棒怎么样呢？很多所谓的能量棒只是变相的糖果。食用前一定要仔细阅读其成分标签。如果发现有精制糖、玉米糖浆、反式脂肪酸和其他人工添加剂，那就不要食用。有些能量棒虽然不是糖果，但是热量密度非常高，而且饱腹效果比较差。如果能找到蛋白质含量很高且几乎都是天然成分的能量棒，那是最好的；实在找不到的话，你也可以自制。它们可以为你坚持良好的饮食习惯提供保障。

感到饥饿时，如果附近有健康食品商店或冰沙吧，你可以买一瓶蛋白质饮料帮自己渡过难关。美国绝大多数的健康食品商店都出售即饮型蛋白质饮料，甚至煮鸡蛋。如果周边只有快餐店该怎么办？那就买一份烤鸡肉沙拉。只有便利店呢？一罐金枪鱼或三文鱼罐头是不错的选择，希腊酸奶也是优质、便捷的高蛋白零食。只要你想坚定地执行饮食计划，就总能找到办法。不过，如果感到饥饿时无饭可吃的情况经常出现，那你就要花更多时间检查一下自己的饮食计划并提前准备好食物。

偶尔错过一餐不用惊慌，只要在大部分时间里遵守饮食计划，你依然可以得到很好的结果。因此，不要把错过一餐当作完全放弃饮食计划的借口。下一餐回归正常即可，就这么简单。

所有能瘦下来并保持精壮的人的共同点

无论你选择哪种进餐时间表，都要建立有规律的日常模式，且每周 7 天都遵循这个模式。绝大多数人都是周一到周五工作，觉得工作日的饮食计划比较容易执行，因为一到周末，因作息时间混乱错过正餐、到餐馆用餐、熬夜喝酒、一整天都摄入"作弊食品"等情况就一股脑冒了出来。人们会因此完全脱离自己的进餐时间表。

如果你的饮食真的如此随意，不能一以贯之地执行自己的计划，那你将永远不能养成良好的饮食习惯，也无法收获最好的结果。每个能够瘦下来并保持精壮的人都有一个共同特点——持之以恒。无论何种行为，只要你每天重复，周而复始，就会养成习惯。习惯可以成为最有力的工具，助你获得成功。

自律和持之以恒的你，一定会成功！

本章的内容并不新鲜，因为重视营养时机是健身达人的普遍共识，每天多次进食也早已成为健美人士的传统做法。然而，除了谈论大家熟知的具体行为和方式，我还谈到了自律和持之以恒！

虽然一开始你可能会抱怨每天进食五六次太麻烦，但任何新的生活方式都需要一个适应的过程。执行的时间越长，就越容易习惯，也越容易取得成果。最终，你会像机器那样运转起来，根深蒂固的习惯会让你觉得，以其他方式安排自己的饮食简直无法想象。大多数坚持下来的人都很喜欢"燃烧脂肪，喂养肌肉"饮食计划，因为他们执行计划后不仅不用再忍受饥饿的折磨，而且精力更加充沛了。

当然，也许不管我怎么说，你还是觉得定时多次进食太麻烦了，你宁愿像普通人那样把咖啡当早餐，接着享用一顿随意的午餐和丰盛的晚餐，睡前再奖励自己一些零食。但是，当你环顾四周，看到普通人的身材时，你确定自己还会让这种想法继续存在下去吗？

第 14 章

"燃烧脂肪，喂养肌肉"饮食计划

制订计划并遵循计划，你会惊讶于自己取得的成功。大多数人没有计划，这也是你能够轻易击败大多数人的原因。

——"熊"保罗·布赖恩特（Paul "Bear" Bryant）*

整合：从食物到饮食计划

现在，我们要把已经学到的所有知识整合在一起，做一个你可以每天遵循的、实用的、可行的计划。在本章中，你会了解到哪些食物最利于燃烧脂肪，哪些食物效果最差。我将给你一个简单的公式，这样你可以把各种食物整合到燃烧脂肪的进餐过程中，并且进一步把这些进餐过程转变成每天的饮食计划。你还将理解，为什么一般的饮食计划不会对减脂增肌起作用，以及量身定制饮食计划的必要性。最重要的是，你将体会到，为什么在没有饮食计划的情况下开启一天是你会犯的最严重的错误之一。

每种饮食问题的简单解决方案

我几乎听到过人们抱怨吃得不好或饮食很差的所有原因。

---

* "熊"保罗·布赖恩特：美国阿拉巴马大学足球教练。

"我不得不吃飞机餐。"

"我一整天都在开车。"

"我身边没有任何食物。"

"麦当劳是唯一可以用餐的地方。"

"我是客人——拒绝晚餐邀请是不礼貌的。"

"这是菜单上唯一的食物。"

"我忍不住了，我非常想吃东西。"

"我要饿死了，我必须吃点儿什么。"

事实上，选择糟糕的食物没有任何理由，有的只是借口，因为制订饮食计划可以解决所有饮食问题。

如果没有目的地，你就会漫无目的地四处游荡。饮食也是如此，没有计划，你就不会明确一天的进餐目标，有可能随波逐流，也有可能被自己的冲动和环境所左右。更加糟糕的是，随意进食的人永远不可能确定饮食基线，从而无法追踪自己每周的变化，更无法解决出现的问题。

把你的饮食计划写在纸上，是你可以运用的最有力的燃脂策略之一。这件事是"燃烧脂肪，喂养肌肉"方案的核心，做起来就像看起来一样简单。

最后我想说的是，在吃饭这件事上，对绝大多数人而言，去最近的快餐店不是最正确的选择。

给食物评级

制订饮食计划的起点是认识每种食物，这听起来似乎有些令人困惑，我们不妨先从这里讲起。

我们经常使用"优质食物"和"不良食物"这两个词对食物进行分类。但实际上，这种分类方式过于简单，无法囊括所有食物。我们可以像认识温度和颜色那样评估食物的品质，"优质"和"不良"只是位于整个"食物质量谱"两端的级别。对食物品质的评估，并没有非好即坏的标准。一些食物确实名声不佳，但如果不以摄入量和所处环境为基础做出评价，往往无法做到客观公正。例如，偶尔少量食用冰淇淋不会让任何人发胖，但每晚大量食用就另当别论了。

一种可以帮助你做出更好决定的简单方法就是给食物评级。你可以问自己几个简单的问题："这种食物的加工程度如何？它的热量密度有多高？"食物的加工程度越高，热量密度越高，其评级也就越低；食物的加工程度越低，越接近天然状态，其评级就越高。三文鱼、西蓝花和红薯都是 A+ 级食物，奶酪汉堡、炸薯条和奶昔则是 F 级食物。

当然，并非只有达到 A 级及以上的食物才能进入你的选择范围。只要你选择的大部分食物达到 B 级及以上，即使偶尔选择了少量 C 级食物，你仍然可以对自己饮食计划的健康性和其在减脂方面的有效性充满信心。然而，你还是应当尽量避开一些危险的食物（D 级和 F 级的食物）。

在本书的饮食计划中，没有哪种食物或哪类食物是被完全禁止食用的。不过，如果你想获得最好的结果——更好的身体成分和更健康的身体状态——那么高度加工的食物和容易让人发胖的食物还是不应该进入你的饮食计划。

某些食物真的比其他食物更容易让人发胖么？

如果食用量适当，我们也许没法说某些食物就一定比其他食物更容易让人发胖。但在生活中，确实有些食物更容易被过量食用。这些食物单位体积含有更多热量（高热量密度），而且确实非常可口，常常令人难以抗拒。你是否注意过，有些零食让你觉得只吃一点点几乎是不可能的，它们的诱惑力实在太大了！例如，如果不是因为被"冰得头疼"，大多数人会更快地吃下更多冰淇淋。因此，如果我们只考虑热量密度或易消费性，那么更容易让人发胖的食物绝对是存在的。

某些食物组合会给你带来双重"灾难"，脂肪和糖就是最糟糕的组合之一。这种组合里常见的食物包括奶酪蛋糕、花生巧克力奶油杯以及冰淇淋等。淀粉类碳水化合物与脂肪是另外一个危险组合。添加了奶酪、奶油或黄油酱的白色意大利面就是一个典型的例子，餐馆中一份标准分量的阿尔弗雷多白脱奶油意面含有的热量高达 1200 千卡（5023.0 千焦）。在这份"危险食物"名单中，奶酪薯条也榜上有名。经过油炸（脂肪）的土豆（淀粉类碳水化合物）浇上全脂奶酪，一盘的热量就可以直接飙升至 2000 千卡（8371.7 千焦）以上。

即使是健康的未经加工的食物也可能成为"热量炸弹"，这取决于你在它上面放了什么。沙拉可以是非常健康的开胃菜，也可以是完整的一餐（如果加入了优质蛋白质），但如果你在沙拉上浇满全脂奶酪，再放上油炸面包丁、培根丁和其他高脂调料，那这份沙拉的热量就会急剧飙升。干烤土豆是很好的天然淀粉类碳水化合物来源，但加入了培根丁、奶酪或酸奶油后，其热量会翻倍。

经常或没有节制地进食富含脂肪的食物，特别是在同时饮用高热量饮料的情况下，可能会产生极高的热量盈余。你有没有见过一个与周末狂欢相关的数学公式：$5 + 2 = 0$？它的意思是说：5 天完美的饮食加上 2 天在酒吧和餐馆的放纵无度，等于一周的收获为零。周一到来时，你又回到了原点。

12 类最糟糕的高脂食物

学习把哪些食物排除在日常饮食之外，是你启动饮食计划的最佳方式之一。只有这样，你选择最有营养的食物的概率才会自动提高。

12 类最糟糕的食物

- 炸薯条和其他深度油炸食品
- 冰淇淋和奶昔
- 甜甜圈和酥皮糕点
- 糖果和蜜饯
- 含糖的碳酸饮料
- 含糖的果汁、能量饮料、茶饮料和咖啡
- 白面包和其他精制面食
- 薯片、玉米片和油炸玉米片
- 培根、香肠和午餐肉
- 热狗和汉堡包
- 面饼厚、肉馅油腻的比萨饼
- 含糖的麦片

如果上面的都是你最爱的食物，请不要着急，因为没有任何食物会被完全禁止食用。在作弊餐中——你可以将作弊餐加入你的饮食计划——你可以享用任何你想吃的食物。作弊餐看似不健康，但其在生理和心理层面产生的积极影响不可忽视。如果你能有策略地利用它并保持对它的绝对控制，那么那些偶尔食用的食物对你的健康和身体成分几乎不会有什么影响。你的日常饮食才是真正起作用的部分，认真对待它们你就会取得成功。

你应尽可能多地食用天然且营养丰富的食物来满足日常的热量摄入需求。这样做不仅仅是为了减肥和打造健康的体魄，而且会让你在这个过程中变得更加自律并获得前进的动力。每食用一次健康食物，你都会体验到与成功完成一次训练同样美妙的感觉——内啡肽水平极速升高时，你会开心地对自己说："干得漂亮！"作为一个树立了目标并追逐它的人，你会因此获得自信；作为一个制订了计划的人，你会因此获得足够的力量将其贯彻到底。

任何行为每天重复的话都会形成习惯，之后执行起来不费吹灰之力。意志力的作用是有限的，它只能带你入门，后面的事情要依赖于良好习惯产生的力量。得到这种力量的最佳方式是遵循一个合理的饮食计划，直至它成为你的"第二天性"。制订饮食计划要从选择健康的、能够促进燃脂的食物开始。而每天食用健康食物，有助于增强习惯的力量。

12 类最有助于减脂的食物

与"容易让人发胖的食物"一样，"有助于减脂的食物"可能也是不恰当的说法，因为所有食物都会增加摄入的热量，而非减少摄入的热量。虽然有些食物的热量密度很低，但并不存在所谓的负能量食物——消化该食物所需的热量大于食物本身含有的热量。不过，某些食物比其他食物更有助于提高减脂的效果，也是明显存在的事实。

优质蛋白质的热效应是最高的，并且比其他宏量营养素对食欲的抑制作用更强。这就是你的每一餐都要含有优质蛋白质的原因之一。富含纤维的蔬菜也是非常棒的选择，因为它们的纤维含量很高，同时热量很低。因此，最有助于燃烧脂肪的食物组合就是优质蛋白质加纤维类碳水化合物，比如鱼和西蓝花、鸡肉和绿叶沙拉。

水果和天然的高纤维或淀粉类碳水化合物也是很好的选择，但你必须控制淀粉类碳水化合物的摄入量以制造热量缺口。目标不同，每一餐中淀粉类碳水化合物的含量可能差别很大。以加速燃脂或竞赛为目标的饮食通常包含较少的淀粉类碳水化合物。但对大多数人来说，淀粉类碳水化合物作为主食构成了饮食计划的基础。

12 类最棒的食物

√ 新鲜水果

√ 蔬菜（任何纤维类碳水化合物或非淀粉类蔬菜）

√ 山药或红薯

√ 土豆

√ 燕麦（轧碎或切碎的、不含糖的）

√ 糙米

√ 豆类和豆类蔬菜

√ 全麦或全谷物 *

√ 低脂或脱脂乳制品 *

√ 鸡胸肉或火鸡胸肉

√ 鸡蛋和蛋白

√ 瘦红肉和野生动物的肉

这个简短的食物清单可能是本书中最有价值的内容之一，所以你需要把它带在身边。布莱恩（Brian）是一名遵循"燃烧脂肪，喂养肌肉"原则制订计划的读者，他因此甩掉了约 127 磅（57.6 千克）脂肪。他告诉我："我想如果某些食物对健美运动员很有效果，那我也应该尝试一下。开始时我只想知道应该吃什么，所以参考了 12 类最有助于减脂的食物的清单。"很多其他读者也分享了类似的经验。因此，开启减脂历程最简单的方法就是每天食用清单上的食物。

顺便提一下，如果你的主要目标是增肌，那么这份清单同样适合你。对要实现这两个目标的人来说，唯一的差别是食物的量。正如你在第 7 章中学到的那样，为了增长肌肉，你需要一定的热量盈余，所以你要与减脂人士吃相同的食物，但量要更大。

> **要点速览**
>
> 很多减脂 100 磅（45.4 千克）以上的读者在开启他们的瘦身旅程时只是简单地按照 12 类最有助于提高减脂效果的食物的清单安排了饮食。当然，他们同时注意避开了 12 类可能导致脂肪堆积的最糟糕的食物。

6 组可以互换的食物以及"燃烧脂肪，喂养肌肉"食物清单

与大多数饮食计划相比，"燃烧脂肪，喂养肌肉"方案的饮食计划对食物做出

---

*如果你对乳制品或谷物过敏或者不耐受，注意避开它们。

了更加精细的区分。我们把碳水化合物进一步细分为淀粉类复杂碳水化合物、纤维类复杂碳水化合物和天然简单碳水化合物（参见表 14.1）。蛋白质的范畴也缩小了，在这里特指优质蛋白质。因为我们通常不需要源自脂肪的热量（也存在例外，比如富含脂肪的鱼类是很好的热量来源），乳制品在这里特指脱脂或低脂乳制品（以减少热量），其他脂肪类食物也有自己的特定范畴（参见表 14.2）。这样食物就分成 6 组，每组内的食物可以互换。

表 14.1　碳水化合物

淀粉类复杂碳水化合物 （淀粉类蔬菜或全谷物）	纤维类复杂碳水化合物 （非淀粉类蔬菜或绿叶蔬菜）	天然简单碳水化合物（水果）
土豆	西蓝花	苹果、苹果酱
山药	菠菜	香蕉
红薯	芦笋	蓝莓
燕麦	黄瓜	覆盆子
豆类	番茄	草莓
糙米	花椰菜	黑莓
扁豆	抱子甘蓝	油桃
鹰嘴豆	芹菜	李子
眉豆	洋葱、大葱、韭葱	桃
绿豆	甜椒（绿甜椒或红甜椒）	梨
玉米	卷心菜、小白菜	葡萄柚
南瓜	羽衣甘蓝	橙子
大麦	蘑菇	西瓜
笋瓜	茄子	菠萝
藜麦	西葫芦	樱桃
小米	胡萝卜	芒果
全麦	青豆、四季豆	猕猴桃
全谷物面包、麦片和意大利面	莴苣和绿叶沙拉菜	甜瓜、哈密瓜
其他全谷物和淀粉类蔬菜	其他非淀粉类蔬菜和绿叶蔬菜	其他水果（水果干需限量）

表 14.2　优质蛋白质、健康脂肪和乳制品

优质蛋白质	健康脂肪	乳制品（脱脂或低脂）
鸡胸肉	鱼油（营养补充剂）	牛奶
火鸡胸肉	亚麻油籽（营养补充剂）	奶酪
瘦牛肉	特级初榨橄榄油	农家干酪
鱼肉	坚果	普通酸奶
贝类	坚果酱	希腊酸奶
鸡蛋和蛋白	植物种子	
瘦猪肉	牛油果	
野牛肉、鹿肉和其他野生动物的肉	椰子	
蛋白粉（营养补充剂）		

"燃烧脂肪，喂养肌肉"方案的实践：制订燃脂饮食计划的简单步骤模板

一旦你熟悉了优质食物，并且了解了不同的食物分组，下一步就可以挑选自己喜欢的食物，并把它们纳入你为自己制订的饮食计划中了。健美运动员的饮食计划中有蛋白质、淀粉类碳水化合物和纤维类碳水化合物，下面是制订它的步骤。

第 1 步：为每一餐选择一种优质蛋白质；

第 2 步：为每一餐选择一种淀粉类碳水化合物；

第 3 步：为每一餐选择一种纤维类碳水化合物；

第 4 步：根据需要在某几餐中加入适量的健康脂肪以实现每天的热量和营养素摄入目标。

只要你明确了哪些食物属于优质蛋白质，哪些属于淀粉类碳水化合物或纤维类碳水化合物，哪些是健康脂肪，你就可以按照以上的简单步骤制订自己的计划。如果按这个模板安排饮食，即使没有用数字记录营养素的摄入量，各项指标也会大致处于要求的范围内。

你应当把使用这种模板制订的日常饮食计划当作最简单的起点和饮食指南，而不是刻在石头上的戒条。在本章的后半部分，我会为你提供其他备选模板以及饮食计划来帮助你量身定制自己的饮食计划。现在，我们着重介绍调整计划的方法，以使计划适应你的个人偏好。

① 用水果替换纤维类碳水化合物。

有些人早餐吃蔬菜（比如蔬菜煎蛋饼），但水果也是一种非常受欢迎的早餐食物，所以在"燃烧脂肪，喂养肌肉"方案的饮食计划中，你可以将纤维类碳水化合物换成水果。虽然水果没有出现在上面的模板中，但我鼓励你把水果纳入自己的饮食计划中。

② 用水果替换淀粉类碳水化合物。

水果不仅含有纤维，而且绝大多数水果含有大量可供代谢的碳水化合物，所以有时可用水果替换淀粉类碳水化合物。例如，在由鸡蛋、菠菜和燕麦组成的一餐中，你可以去掉燕麦，改吃水果。如果你需要维持低热量摄入或者需要很简单的一餐，那么可以选择只包含优质蛋白质和水果的组合（比如水煮蛋和香蕉）。

③ 乳制品是可选项。

乳糖不耐受者数量众多，还有些人因为其他原因不喜欢乳制品。即便如此，我依然坚持把乳制品加入日常饮食计划的原因是：它们是高质量蛋白质的来源。虽然乳制品中蛋白质的含量不能和瘦肉、鱼肉或蛋类的相比，但诸如希腊酸奶和脱脂农家干酪这样的食物，已经足以为我们提供所需的优质蛋白质了。

④ 每餐可吃一种以上的纤维类碳水化合物或淀粉类碳水化合物。

只要你的热量和宏量营养素的摄入量处于目标范围内，你就可以选择一种以上的天然碳水化合物，比如西蓝花和花椰菜（两种纤维类碳水化合物）或大米和豆类（两种淀粉类碳水化合物）。

"燃烧脂肪，喂养肌肉"早餐饮食理念

准备早餐的第一步是选择一种优质蛋白质类食物。鸡蛋通常是最经典的选择，因为它不仅可以为你提供更多蛋白质，同时有助于控制热量摄入。但是要注意，应吃全蛋，至少要吃一个蛋黄。因为蛋黄不仅能够为你提供有价值的营养素，而且与蛋白比起来，它能带来更明显的饱腹感。第二步是选择一种淀粉类碳水化合物类食物，比如燕麦、全麦面包或其他谷物，也可以在燕麦中加入核桃或磨碎的亚麻籽。第三步是选择一种纤维类碳水化合物类食物，比如水果或加了蔬菜的鸡蛋卷。

如果你想在早餐时吃鱼肉和更多蔬菜，也未尝不可。但传统早餐通常包含的复杂碳水化合物（生麦片、即食麦片或全麦面包）、简单碳水化合物（水果）和蛋白质（蛋类、蛋白粉或乳制品），一样也不能少。不过，绝大多数即食燕麦片都是经过加工的，并且含有大量的糖，你在选择时必须慎重。这也是在本方案中，老式的

轧碎或切碎的生燕麦被推荐得更多的原因。如果你希望早餐更甜一些，可以加入浆果或天然果酱。

如果你正在寻找简单的方法进食更多蔬菜，那就将其加到鸡蛋卷和炒蛋中吧。菠菜鸡蛋卷和蘑菇鸡蛋卷是最受欢迎的低碳水化合物类食物。甜椒、洋葱和番茄也很适合与鸡蛋搭配。如果你还可以吃一些淀粉类碳水化合物，也可以将土豆与鸡蛋搭配食用。墨西哥煎蛋里可以加入莎莎酱（如果还未达到计划的热量需求，也可以加入低脂奶酪）。至于希腊煎蛋卷，可以加入菠菜、羊奶酪和橄榄。

酸奶或农家干酪与水果的组合是非常受欢迎的便捷早餐或上午茶。蛋白质冰沙和水果也很适合做早餐或时间仓促时的便餐。另外一款我多年来在酒店客房里吃的早餐（比餐馆里的早餐便宜）是加了轧碎的燕麦片的蛋白质饮品。

下面的表 14.3 是一周早餐菜单示例。

表 14.3　一周早餐菜单

	优质蛋白质	淀粉类碳水化合物	纤维类碳水化合物（或水果）
早餐 1	炒蛋	含 4 种谷物的生麦片和亚麻籽	蓝莓
早餐 2	香草味乳清蛋白粉	加了肉桂粉的老式燕麦片	苹果酱或切碎的苹果
早餐 3	水煮蛋	以西结面包	水果拼盘
早餐 4	煎蛋饼（含蔬菜）	切碎的燕麦（含核桃碎）	菠菜和蘑菇
早餐 5	炒蛋	土豆	甜椒、洋葱和莎莎酱
早餐 6	脱脂牛奶	切碎的小麦	葡萄柚
早餐 7	希腊酸奶	无（便餐或零食）	香蕉

"燃烧脂肪，喂养肌肉"午餐 / 晚餐饮食理念

午餐和晚餐一样，你应该首先选择一种优质蛋白质类食物，比如鸡胸肉、瘦牛肉或鱼肉。第二步，选择一种淀粉类碳水化合物类食物，比如糙米、山药或土豆。第三步，选择一种纤维类碳水化合物类食物，比如西蓝花或绿叶沙拉。

下面的表 14.4 是一周午餐 / 晚餐菜单示例。

表 14.4 一周午餐 / 晚餐菜单

	优质蛋白质	淀粉类碳水化合物	纤维类碳水化合物（或水果）
午餐 / 晚餐 1	鸡胸肉	糙米	西蓝花
午餐 / 晚餐 2	三文鱼	山药	芦笋
午餐 / 晚餐 3	瘦牛肉（牛腱子肉）	烤土豆	绿叶沙拉和素沙拉，用橄榄油和香醋汁调味
午餐 / 晚餐 4	罗非鱼	扁豆	什锦蔬菜
午餐 / 晚餐 5	剁碎的瘦火鸡肉	大米和豆类	莎莎酱
午餐 / 晚餐 6	剁碎的特别瘦的牛肉	全谷物面食	番茄酱、沙拉
午餐 / 晚餐 7	切片的火鸡胸肉	全麦面包	生菜、番茄、苹果

"燃烧脂肪，喂养肌肉"每日饮食计划模板

不仅每一餐可以按模板订菜单，每天的饮食计划也可以按模板订菜单。有了模板，你不仅可以快速套用，还可以加入无穷的变化。你要做的，只是选择食物，并让它们对号入座。基线水平的营养模板是大多数人的起点，之后的加速燃脂（竞赛型饮食）模板则要求更少的淀粉类碳水化合物和更多的蛋白质。

首先，我们一起看一下空白模板（参见表 14.5）。

表 14.5 饮食计划模板

餐次	食物	数量
第 1 餐 时间：	优质蛋白质类食物 淀粉类碳水化合物类食物 纤维类碳水化合物类食物	
第 2 餐 时间：	优质蛋白质类食物 淀粉类碳水化合物类食物 纤维类碳水化合物类食物	
第 3 餐 时间：	优质蛋白质类食物 淀粉类碳水化合物类食物 纤维类碳水化合物类食物	
第 4 餐 时间：	优质蛋白质类食物 淀粉类碳水化合物类食物 纤维类碳水化合物类食物	

（续表）

餐次	食物	数量
第 5 餐 时间：	优质蛋白质类食物 淀粉类碳水化合物类食物 纤维类碳水化合物类食物	

下面的表 14.6 是基于空白模板，遵循"燃烧脂肪，喂养肌肉"原则制订的男性日常饮食计划。

表 14.6　日常饮食计划（男性）

餐次	食物	数量
第 1 餐 时间：早上 6：00	炒鸡蛋 / 煎蛋卷（2 个全蛋，3 个蛋白） 全麦面包 菠菜 蘑菇 橙子	5 份 1 片 1 杯 $^1/_2$ 杯 1 个，中等大小
第 2 餐 时间：上午 9：00	香草味乳清蛋白粉 老式轧碎的燕麦片 香蕉	$1^1/_2$ 勺 $^3/_4$ 杯 1 个，大的
第 3 餐 时间：中午 12：30	鸡胸肉 烤土豆 黄瓜、番茄配绿叶沙拉 橄榄油和香醋汁	6 盎司 * 8 盎司 3 杯 2 勺
第 4 餐 时间：下午 3：30	三文鱼 山药 芦笋	5 盎司 6 盎司 6 盎司
第 5 餐 时间：晚上 7：30	瘦牛肉（牛腱子肉） 糙米 西蓝花	6 盎司 1 杯 $1^1/_2$ 杯

总计：热量 2344 千卡（9811.6 千焦）；蛋白质 195 克，碳水化合物 278 克，脂肪 47 克。
*1 盎司 ≈ 28.3 克

下面的表 14.7 是基于空白模板，遵循"燃烧脂肪，喂养肌肉"原则制订的女性日常饮食计划。

表 14.7 日常饮食计划（女性）

餐次	食物	数量
第 1 餐 时间：早上 6：00	炒鸡蛋 / 煎蛋卷（1 个全蛋，3 个蛋白） 全麦吐司 菠菜 蘑菇	4 份 1 片 1 杯 1 杯
第 2 餐 时间：上午 9：00	香草味希腊酸奶 香蕉	6 盎司 1 个，中等大小
第 3 餐 时间：中午 12：30	鸡胸肉 烤土豆 黄瓜、番茄配绿叶沙拉 橄榄油和香醋汁	4 盎司 6 盎司 3 杯 2 勺
第 4 餐 时间：下午 3：30	三文鱼 山药 芦笋	5 盎司 5 盎司 3 盎司
第 5 餐 时间：晚上 7：30	瘦牛肉（牛腱子肉） 糙米 西蓝花	4 盎司 $3/4$ 杯 1 杯

总计：热量 1690 千卡（7074.1 千焦）；蛋白质 144 克，碳水化合物 195 克，脂肪 34 克。
可替代饮食计划的时间为：第 1 餐早上 8：00，第 2 餐中午 12：00，第 3 餐下午 3：30，第 4 餐晚上 6：30，第 5 餐晚上 9：30。
身材矮小的女性的热量预算相对较少，可以选择每天 4 餐或 3 餐搭配零食的饮食计划。

为了确保摄入的热量和宏量营养素的量都在计划范围内，你需要把每一餐的相关数值相加，得到一整天的总数值。然后通过增大或减小每一餐的分量调整热量和宏量营养素的摄入，使其更加接近你的计划。如果你想计算得非常精准，可以使用电子表格、手机应用程序或营养软件。你也可以登录 www.burnthefatfeedthemuscle.com 下载免费的交互式电子版表格。

一些人觉得制订饮食计划很有挑战性，这通常是他们过于关注宏量营养素摄入的缘故。其实，宏量营养素的比例并不需要完美，只要足够接近模板的要求，宏量营养素的摄入量就会在恰当的范围内。确定好基线后，只需调整每份食物的分量，就可以进一步接近你的热量摄入目标了。

设定好每一餐的时间，避免随意进餐，让定时进餐成为习惯。即使你的时间表与传统的进餐时间表不同也不要在意；即使别人都在吃饭，你没有吃，也没有关系。按照自己的时间表进餐，让其形成规律，你的身体就会因这种规律而受益。

我曾经每天吃 6 餐，也就是每 3 小时吃一餐。这种方法帮助我赢得了 20 多个健美锦标赛的奖杯。毫无疑问，这种方法非常有效，特别是对增长肌肉而言。因为有很多人采用了这种方法，所以它一度成为健身界最受欢迎的饮食时间表。

然而，近些年来，人们开始青睐更为灵活的饮食计划以适应自己的目标、个人偏好和存在个体差异的新陈代谢。在今天的健身界中，你可以看到那些身材较为矮小或训练量较小并且追求减脂目标的人会选择减少进餐次数，而那些身材较为高大或训练刻苦并且追求增肌目标的人会把摄入热量的次数安排得更多一些。这种个性化的计划比任何一种刻板的、一刀切的计划更有价值。

量身定制你的每日饮食计划

我们在"燃烧脂肪，喂养肌肉"方案中采用的现代风格的健美饮食计划非常灵活，任何人都可以使用。基础模板建议我们每天吃 4~6 餐，而且不要求每一餐都经过烹饪，更不要求每一餐都必须正经地坐在饭桌前吃。因此，量身定制你的饮食计划有很多方案，可以让你快捷、简便地套用。下面列出了 3 种方案，供你参考。

① **把零食加入每日饮食计划中。**大多数人每天都要吃 4~5 次零食，但他们基本上没有规划，也没有吃健康的零食。他们只是在两餐之间或夜间冲动时随意抓起什么就吃罢了。随意吃垃圾食品是大忌，你应把健康的零食有策略地纳入你的饮食计划中。如果可能，应保证大部分零食都含有蛋白质。如果你的饮食计划包含早餐、午餐和晚餐，并且还有 2~3 次零食，那么你每天的进餐次数就和世界上最精瘦、最健壮的人一样了。

② **选择一餐冲调蛋白粉或制作一份冰沙。**蛋白质饮品和代餐蛋白粉冲剂对很多人来说很有帮助——我并不是因为自己销售这些产品才这么说的，而且我与蛋白质补充剂行业没有任何关系。从天然健康的食物中获取大部分热量和营养物质仍应是你的首选，但蛋白粉冲剂因为可以解决很多人在时间仓促时难以摄入足量蛋白质的问题，所以价值还是很大的。当你时间不充裕的时候，用饮用的方式吃一餐未尝不可。如果你对制作冰沙有很多创意，也可以通过在冰沙中加入水果、蔬菜、燕麦、亚麻籽、坚果酱等天然食物来提高饮品的营养价值。如果你制作的饮品味道不错，那么你会更容易坚持。

③ **尝试每日 4 餐的饮食计划。**对繁忙的人来说，每天吃 4 餐的饮食计划是另外一种选择：早晨吃早餐，中午吃午餐，傍晚吃晚餐，夜晚晚些时候再加一餐（吃零食或喝蛋白粉冲剂）。过去，很多人会极力避免这样饮食，因为当时人们普遍认

为，如果你想燃烧脂肪，就绝不能在夜间进食。在前面的章节中，我们已经澄清了这种误解。如果你想在夜间进食，肯定没有问题，但是你必须做好计划，将其热量计入你的每日热量预算中。如果你在夜间训练，那么在之后为自己准备一顿丰盛的晚餐可能是个很不错的主意，因为它可以为你提供运动后所需的全部营养。

如果我制订了一系列饮食计划，然后要求你一字不差地执行，那么很可能会出问题。例如，你对其中一半的食物过敏或不耐受怎么办？你不喜欢其中的某些食物怎么办？事实上，在不向你本人咨询的情况下，我不知道你喜欢吃什么，其他的营养专家同样也不知道。

营养准则是每个人都必须遵循的，但如果你想得到最好的结果以及最愉快的体验，那么最终的解决方案一定会聚焦到定制属于你自己的饮食计划上，而非使用他人的计划。食物选择建议和饮食计划模板对初学者来说非常有帮助，你可以借此轻松地完成填空或替换某些食物，从而制订一个自己喜欢的饮食计划，并以此作为良好的开端。

世界上最精壮之人是如何改变饮食计划的？

每个人对变化的认识和需求都不同，但世界上最精壮之人通常在这方面有一些共同的特点。当有重要的目标需要实现时，他们中的大多数人每天都会遵循相同的饮食计划。而且，那些执行"燃烧脂肪，喂养肌肉"方案并取得巨大成功的人，在初始阶段吃的食物几乎是相同的。

但是，随着时间的推移，他们会尝试更换食物的种类，把更多新的食物纳入计划。大多数人有 2~3 种可以轮换的最喜欢的饮食计划，它们包含 10~15 种他们最喜欢的食物。

每天吃同样的东西或每天执行同样的饮食计划可以帮助你自动减小食量并维持长期的减脂效果。研究表明，当你的选择太多时，你不仅会困惑于吃什么，而且往往会吃得更多。每天吃差不多的食物还有助于你迅速将行为变为习惯，便于追踪热量和营养素摄入，帮助你更快地确定饮食基线，并轻松突破平台期。

你必须消耗 40 种以上的必需营养物质才能维持身体健康，但没有哪种食物包含所有的营养物质。所以我在这里有一点要提醒你：如果你像我一样，几乎每天都吃相同的食物，那么尽可能地多些变化（每餐都不同）是个不错的主意。另外，服用复合维生素或矿物质补充剂来补充营养也是一个好方法，特别是在你需要制造热量缺口以保持减脂效果时。

如果你属于容易厌倦、需要更多变化的人，就更需要有一个模板帮助你简单快捷地替换食物。有了它，你只需将原有饮食计划中的食物换成同一类中的其他食物：纤维类碳水化合物类食物替代纤维类碳水化合物类食物，优质蛋白质类食物替代优质蛋白质类食物……以此类推。这样做，万变不离其宗，热量和宏量营养素的摄入量总会大体相等。

例如，你想换掉大米，查看食物清单后会发现山药、烤土豆、豆类、豆类蔬菜、全谷物和许多其他天然淀粉类碳水化合物可供选择。而且，没有人说一定要限于本书中列出的食物。我提供的食物清单只是为了给你一些启发。

如何测量和追踪你的热量和宏量营养素摄入情况？

称量食物是测量和追踪热量和宏量营养素摄入情况最准确的方法。因此，在每个执行"燃烧脂肪，喂养肌肉"方案的人的厨房中，厨房秤是必备的设备。当然，如果食物重量标注在包装上，你就不必称量了。例如，一袋冷冻蔬菜重 16 盎司（453.6 克），如果你想要一份 8 盎司（226.8 克）的食物，直接取出半袋蔬菜即可；如果一包鸡肉重 18 盎司（510.3 克），你需要 6 盎司（170.1 克），只需将其分成 3 份就行了。

除了称量，你还可以使用量杯按体积来确定热量和营养素的摄入情况。通常，燕麦和谷物等要在干燥和未煮的情况下测量体积，大米和意大利面等通常在煮熟后测量体积。需要说明的是，有些热量表中的数值同时包括煮熟和未煮熟食物的热量，注意不要混淆。

积极的行为重复得足够多后，你就可以自然而然地做出有利于健康的选择了。到那时，使那些数值处于恰当范围内会成为你的第二天性。你再也不必对所有食物进行计数、称重和测量体积了，除非你很想这样做。

除了在初始阶段你应把计数和追踪各项数值作为学习过程中的重要组成部分认真对待，当你有更高的目标时，精确也会变得格外重要。例如，我一般不称量食物，因为对我来说，准备合适的食物已经内化为一种习惯，达到了下意识就能做到的境界。但是，如果要备赛，那我还是会非常严肃地测量准确的数值。

如果你从来不做计算或称量的工作，就永远不会通过学习达到下意识就能圆满完成任务的程度。你会一直处于猜测和盲目行动中，而且你估计的热量和营养素摄入量可能和实际数值存在很大差异。

测量食物的重量或体积至少要坚持 28 天。28 天后，你就能养成习惯了。这样，几个月后，你会切实掌握估计食物分量的诀窍，之后只是通过估计，你就能得到任何食物大致准确的相关数值了。

把营养丰富的食物做得可口

长期以来流传着这样一个说法：健康的食物必定不好吃，而好吃的食物一定不健康，甚至健身界传奇人物杰克·拉兰内（LaLanne）也这样认为（他是我的偶像之一，即使他的建议不完全正确，我也希望上帝保佑他）。这个说法可能会继续流传下去，很多人也会因此一直选择非常简单清淡的饮食，并认为这样做会比较容易完成计划。

事实上，如果味道对你来说很重要，那么只要将热量和宏量营养素的摄入量控制在目标范围内，你就可以随心所欲地烹饪自己想吃的任何可口的食物，尽可能地满足味蕾的需要。当然，如果你对味道要求不高，也可以继续保持简单清淡的饮食。

除非你精通厨艺，否则你在烹饪方面的学习过程通常是这样的：

① 熟悉最棒的食物并制作食物清单；

② 学会如何把各种食物整合成一顿饭菜；

③ 向烹饪爱好者靠拢，逐渐掌握多食材、多步骤的菜肴的烹饪技巧。

只是阐述第 3 步，就足以写出一本书了。但如果有人因此误认为本书是一本食谱，那可就大错特错了。

现在，我为你提供一些配方（参见表 14.8 和表 14.9），它们十分简单，无须过多讲解。

表 14.8 早餐配方

种类	苹果肉桂高蛋白 燕麦煎饼	健康希腊煎蛋卷	懒人墨西哥煎蛋	南瓜味麦片
优质蛋白质	1 个全蛋 3 个蛋白 1 勺香草味乳清蛋白粉	1 个全蛋 3 个蛋白 $1/4$ 杯费塔奶酪	1 个全蛋 5 个蛋白 $1/4$ 杯低脂奶酪，切丝	1 勺香草味乳清蛋白粉
淀粉类碳水化合物	$3/4$ 杯轧制燕麦片			$2/3$ 杯燕麦片

（续表）

种类	苹果肉桂高蛋白燕麦煎饼	健康希腊煎蛋卷	懒人墨西哥煎蛋	南瓜味麦片
纤维类碳水化合物	$^1/_2$ 个苹果，切碎	1 杯菠菜	$^1/_4$ 杯莎莎酱	$^1/_2$ 罐南瓜
其他（调料等）	肉桂粉	8 颗去核橄榄	辣椒粉	肉桂粉、肉豆蔻粉、甜味剂

表 14.9 午餐／晚餐配方

种类	红烧鸡肉饭	简易三文鱼沙拉三明治	烤罗非鱼	西班牙牛肉饭
优质蛋白质	5 盎司鸡胸肉	6 盎司三文鱼	罗非鱼	12 盎司瘦牛肉，剁碎
淀粉类碳水化合物	$^3/_4$ 杯糙米	2 个全谷物皮塔饼		2 杯长粒糙米（煮熟的）
纤维类碳水化合物	切碎的胡萝卜、青椒、蘑菇、洋葱各 $^1/_2$ 杯	$^1/_4$ 杯切碎的芹菜、$^1/_2$ 杯切碎的洋葱	西蓝花	15 盎司番茄丁罐头、2 汤匙番茄酱、1 个青椒、1 个黄洋葱
其他（调料等）	低热量日式照烧酱	2 汤匙柠檬汁、1 茶匙黑胡椒粉	用橄榄油浸泡的应季罗非鱼、柠檬汁、红辣椒粉、欧芹、牛至、一撮盐	辣酱油、百里香、大蒜粉、黑胡椒粉
	（1 人份）	（2 人份）	（1 人份）	（3 人份）

你可以在自己的配方里自由添加各种芳香植物、香料或调料，比如黑胡椒、大蒜、辣椒、牛至、欧芹、龙蒿、百里香、莳萝、生姜、肉桂、肉豆蔻、洋葱、孜然、辣椒粉等，当然也包括不可或缺的盐。

你还可以添加任何低热量或无热量的柠檬汁、酱汁、腌汁、莎莎酱、轻淡的调料以及甜味剂（如果你想避免使用人工甜味剂，甜菊糖是很好的选择，它作为白糖的替代品备受欢迎并被广泛使用）。

如果你使用了任何含有热量的调料，一定记得将其热量计入你的总热量中。这些容易被忽略的小事往往会造成"无法解释"的停滞期的出现。

有时候，烹饪需要油脂，此时特级初榨橄榄油是很好的选择，而黄油和普通的植物油则要尽量避免使用，因为它们会让你摄入额外的热量，而在减脂过程中，大多数人是没有额外的热量需求的。即使使用橄榄油，也最好只在不粘锅内喷涂薄薄的一层油再烹饪。

为什么你应该让"自由饮食"成为计划的一部分？

对运动员来说，食物是燃料，是建造材料，营养控制上的自律往往与远大目标的实现紧密相关。但不可否认，享用美食同样是生活乐趣的重要来源，是社交生活的组成部分。如果完全剥夺自身的这种权利，你就更容易放纵自己，吃那些不被允许的食物甚至放弃减肥，因为总是渴望没有得到和得不到的东西是人类的本能。因此，对大多数人来说，偶尔来一餐作弊餐，减脂效果会更好。但是，吃作弊餐的方法也有正确和错误之分。

许多饮食计划建议每周安排一天毫无禁忌的"作弊日"。这在某些时候可能对某些人非常有用，尤其是那些执行了一周甚至更长时间非常严格的节食计划的人。但是，我推荐有策略地安排"自由饮食日"，而非拥有无限自由的作弊日。前者是你将这种"自由饮食"纳入计划并进行监测，后者则更像无度的暴饮暴食，很容易过头，破坏你之前的努力，结果适得其反。如果你关心自己的身心健康，就一定要远离任何类似暴食或"饥饿—暴食"循环的饮食模式。

安排"自由饮食"的关键在于计划。我曾用过的最有效的策略是在坚持执行每周 7 天的饮食计划的基础上，安排 1 次或 2 次"自由饮食"。这意味着，你摄入的热量的 90% 由本书中的食物清单里健康、天然、营养丰富的食物提供，剩下的10% 可以由任何你想吃的东西来提供。对大多数人来说，"90% 法则"是一个很友好、很实用的法则，而且可以最大限度地在精神上解除"食物禁忌"对自己的束缚。

贯彻执行也很关键。尊重自己的计划和"90% 法则"，保持有序的饮食是最健康、最精壮之人通常的做法。如果你不能做到一以贯之，就无法养成好习惯，只能陷入可怕的"作弊—内疚—暴食—饥饿—作弊"的恶性循环中。

如果将"自由饮食"纳入到计划中，那么你就不会作弊，也就没有理由感到内疚了。因此，许多"燃烧脂肪，喂养肌肉"方案的追随者才称这种饮食为"自由饮食"，而非"作弊饮食"。

当然，实现"自由饮食"的前提是遵守两项承诺：首先是制造热量缺口的承诺，这是对减脂的强制性要求；其次是对遵守食物清单约束的承诺，虽然这种约束比你想象的灵活，但也不允许你为所欲为。据我所知，有些人只在大约 80% 的时间里接受健康食物清单的约束，但只要他们的热量缺口和宏营养素的摄入处于目标范围内，取得良好的效果就不是问题。但是，执行计划过于松懈的潜在危害却不可小觑。一个人对健康饮食计划的执行力度越小，就越容易养成不良的饮食习惯，饮食的营养密度就越低，对健康也就越不利。

当最好的计划无法执行时，你应该怎么做？

生活总是具有不可预测性，有时最好的计划也会被打乱，甚至无法执行。解决突发事件的最佳方案是：除了准备 A 计划外，还要准备 B 计划。当你不能按照 A 计划推进时，请立刻启动 B 计划。

大多数人会在精神上和情感上被一个小小的错误打败，有些人甚至会把一个错误等同于绝对失败——认为糟糕的一餐会毁掉一天，糟糕的一天会毁掉一个月（思想极端的人会这样）。之所以会这样，是因为他们过于追求完美了。

当计划被打乱甚至被迫取消时，你首先要提醒自己：没有必要因为错过一餐或不能享用理想的食物而懊恼沮丧。一餐不会成就你或毁掉你，你的习惯才是成就你或毁掉你的关键。你日复一日、年复一年地做着的事情，才是最重要的。接下来提醒自己：总还有弥补的办法。然后，做出尽可能好的选择。即使去快餐店就餐，你也可以选择——你可以点烤鸡和水，而非双培根奶酪汉堡和苏打水。即使只有一种类型的食物，你仍然可以做出选择——多吃还是少吃。这样，即使食物的营养较低、热量较高，你若选择较小的分量和摄入恰当的热量，也能遵循能量平衡法则，保证自己不变胖。

现在就制订一个计划并付诸实施吧

"燃烧脂肪，喂养肌肉"饮食计划是新一代饮食计划，具有特殊的结构，定量精准，并且比传统的饮食计划更加灵活。无论你想像运动员那样进行严格的训练，还是想创造一种更加轻松的生活方式，都离不开一个计划。绝不要试图绕过它。如果你没有了解关于食物的知识，没有制订恰当的饮食计划，就不可能从第一天开始凭"直觉"正确地饮食。只有经过训练和有意识的学习，正确的饮食行为才会转化为你潜意识的行为，也就是成为习惯。

现代社会中的生存压力、食品营销方式、视觉诱惑使我们越来越难正确地评估自己的营养摄入情况，也越来越容易在饥饿感和饱腹感的问题上产生错觉。加之科技发展，我们坐着的时间越来越长，所以肥胖盛行并不是什么奇怪的事情。若想摆脱这一切，正确的做法是通过反复设定目标、处理数据、规划饮食、追踪饮食情况、衡量进展等，使良好的饮食习惯成为你的第二天性。这绝对是你实现无意识正确饮食的不二法门。

改变日常饮食习惯并把这些改变坚持下来需要时间，没有所谓的快速解决方案。本章介绍了一些小窍门，目的就是希望你从今天开始行动。巴顿将军曾说过："一个现在就可以付诸行动的简单计划比一个下周才能执行的完美计划更好。"因此，立刻制订你的第一个饮食计划，并把它放在你能看到的地方，就像实现其他所有目标那样去实现它吧！

第五部分

有氧训练（第三要素）

　　你是否想过，为什么那么多人无法通过节食减掉脂肪或维持减肥的成果？那是因为他们只节食，不运动。少吃但不运动是很难减掉脂肪的，你必须积极地投身到运动中去！

　　良好的饮食习惯可以改善你的健康状况，开启减肥旅程，但它很难让你变得更加健美。如果你觉得"我已经很健康、很健美了"，那么你要如何变得更精瘦、更健康、更有耐力、更有力量呢？我要告诉你：当你开始有氧训练的时候，你就可以得到上述的一切。

　　而且，有氧训练的好处远不止这些。如果可以快速瘦身，你为什么要满足于缓慢变瘦呢？削减热量摄入只是燃脂这条路的一端，假如可以利用有氧训练在另一端同时发力，你就可以更快地燃烧脂肪。即便实现了燃烧脂肪，也只是取得了一半的胜利，保持减脂效果才算取得了另一半胜利。对大多数人来说，取得后面的胜利更加艰难。而所有专家一致同意：坚持有氧训练，是终生保持健美身材的关键。

　　阅读本章时，你会发现，没有所谓的最好的有氧运动类型。我不会强迫你做任何练习，你可以拥有无限的自由，制订属于自己的训练计划。

　　成功的关键在于找到你喜欢的练习，你甚至可以看起来不像在训练。只有这样你才会期待训练，才能获得成功。

　　现在，你正行进在使自己变得更健康、更精壮和更健美的康庄大道上。只要坚持走下去，你一定会受益终身！

第 15 章

用有氧训练最大限度地减脂

为了减脂，你需要制造热量缺口。高强度训练和低强度训练都能
实现这一目标。换句话说，在你可用的时间里，能够尽可能多地消耗
热量的训练才是最佳的减脂训练。

——克里斯蒂安·芬恩（Christian Finn）

有氧训练的惊人益处

有氧训练是加速减脂的头号要素，其效果远远超过节食。如果正确地进行有氧
训练，那么你的减脂速度可以提高一倍甚至两倍，并能促进新陈代谢，将你的体能
提高到运动员的水平，让你比之前任何时候都更健康。如果有氧训练不正确，你就
是在浪费时间，并将面临肌肉流失、代谢适应（基础代谢率降低）、关节痛和倦怠
等后果。

想享受积极的有氧训练，你需要运用自己的智慧，把有氧训练的强度、时长、
频率与营养摄入有机地结合起来，找到并保持它们之间的平衡。只有根据你的目标
制订正确的有氧训练计划，使其适合你的身体类型和生活方式，你最终才能取得良
好的效果。

具体应该怎么做，本章将详细地告诉你。

对减脂来说，训练和营养哪个更重要？

即使你向整个职业生涯都在致力于宣传运动好处的顶级私人教练请教，也可能会得到这样的答案：减脂成功的首要因素是营养，而不是训练。他们这样说有两个主要原因。

第一，通过减少营养的摄入制造最初的热量缺口相对容易。如果你每天少摄入500 千卡（2092.9 千焦）热量，即使你没有进行任何训练，也会开启减脂之路。然而，如果你足够聪明，肯定不会止步于此，因为你明白，营养摄入只是完整健身方案的要素之一。

第二，如果你没有注意热量消耗和摄入之间的关系，那么任何训练都可能导致你吃得更多。当客户们离开健身房，开始用刀叉摧毁他们艰苦努力取得的健身成果时，教练经常会产生深深的挫败感。因为这些客户不知道，也许他们只光顾一次咖啡店或甜甜圈店，就可能使之前取得的所有训练成果化为乌有。

如果你认为自己吃下的食物的热量不至于抵消之前所有的训练成果，那么请看一个精壮的耐力型运动员的例子。他每天骑自行车、游泳或跑步，消耗的热量高达5000 千卡（20929.3 千焦），但他的体重从未减轻。这怎么可能？答案很简单：他通过饮食有意识地补回了损失的热量以满足训练的需求。想减肥的人经常会做同样的事情：他们疯狂地训练，然后把消耗掉的热量全部吃了回去。不同之处在于，他们这么做是无心的。这些人辛辛苦苦，最终却未能减重，实在可怜！

这就是这么多专家认为训练对减肥不起决定性作用的原因。他们认为，人们在开始训练后会出于补偿的目的吃得更多以弥补他们额外消耗的热量。

"好吧，别开玩笑了！"我在健身房里大声喊道，"不要把消耗的热量再吃回来！要控制饮食！"没错，进行训练并不意味着你可以随心所欲地吃。

减脂的终极秘诀

减脂的秘诀非常简单，但数以百万计的与多余脂肪做斗争的人至今还没有掌握它，这简直就是悲剧。因此，我希望你反复阅读下面的段落，直到你搞明白为止，因为理解它是解决一切问题的关键。

从某种意义上说，减脂的秘诀并不是训练，也与你吃的食物的种类无关。减脂的终极秘诀是制造并保持热量缺口，直到实现你的目标。控制饮食只是制造热量缺口的一种方式——减少热量摄入；训练则是另一种方式——增加热量消耗。

读到这里，你可能会说："不可能这么简单！'管住嘴，迈开腿'我已经听了很多年了，但这并没有解决什么问题。"我同意你的看法，因为我并没有说"管住嘴，迈开腿"是秘诀，我说的秘诀是制造并保持热量缺口。如果有不良饮食习惯或忽视热量计算，那么只加强锻炼肯定是无济于事的。

关注热量缺口说起来简单，但在现实中做起来并不容易。你需要有知识、有主动意识、勤奋、自律、诚实和一以贯之。只有这样，你才能完全掌控自己的身体，再也不必担心体脂反弹这样的事情发生。

对不加入训练的节食计划给予最后一击

如果营养是最重要的减脂要素，单单节食就可以减重，那为什么还要费心费力费钱地去训练呢？单纯地削减热量不就可以了吗？毕竟这样可以节省大量的时间、金钱和汗水。这个说法并不是完全没有道理，但我给出的答复是：相比通过节食"饿掉"脂肪，通过训练燃烧脂肪可以获得更好的身体成分、更好的健康状况以及更健美的身材，同时也可以更快地取得瘦身的效果。

如果你现在每天的热量缺口是 500 千卡（2092.9 千焦），但你想加速燃脂，那么可以将每天的热量缺口增大到 750 千卡（3139.4 千焦）或 1000 千卡（4185.9 千焦）。实现这一点的方法之一是进一步减少食物的分量，但这会使你感觉很饿，之后还会导致一些更加糟糕的事情发生。此时，能够消耗更多热量的有氧训练就成为增大热量缺口的主要方法。

能量平衡包括两个方面——摄入热量与消耗热量。因此，如果只在热量摄入上做文章，就好像把一只手绑在背后进行搏斗。的确，你是可以单手搏斗，但明明有两只手，为什么要这样做呢？难道你看不出这会使你处于劣势吗？在不训练的情况下实现减重不是不可能，但如果不进行某种高强度的训练，你永远不可能以最大速度燃烧脂肪。

运动对保持体重不反弹也至关重要，有非常多的研究支持这一观点。甚至那些鼓吹只靠节食就可以减肥的专家也承认，运动对维持体重至关重要。只是少吃并不能让你变得更强壮、更健康或更具运动能力。节食只能让你体重减轻，让你变成之前的缩小版，但你的肌肉仍然无力、身体仍然羸弱。如果你只是想穿小尺码的裤子，那你可以通过节食实现；但如果你想获得健康的身体、发达的肌肉、穿衣显瘦脱衣有肉的身材，那么训练就是必需的。

活动和训练的区别

在庭院里劳作、去城里办事、用吸尘器清扫房间……不可否认，所有这些体力活动都在消耗热量，但它们不会消耗很多热量，或者说对塑造肌肉发达、轮廓分明的身体产生不了多少积极的影响。因此，我们不能将其视为训练。

还记得非运动性日常活动热效应吗？上述活动都属于非运动性日常活动。虽然你走路越多，全天的活动量越大，消耗的热量也就越多，对减脂会起一定的推动作用，但我们需要关注的是正式的训练，因为只有正式训练才能迅速而显著地改变你的身体。

在"燃烧脂肪，喂养肌肉"方案中，有两种类型的正式训练，即重量训练和有氧训练。这两种训练都可以消耗大量热量，帮助你减掉脂肪，但二者的目标截然不同。重量训练关注获得力量、增长肌肉并重塑你的身材；有氧训练则更多地关注体能提升、燃烧脂肪和心脏健康。

挑选最适合自己的有氧运动

我们定义的"有氧运动"指任何富有节奏的、涉及大肌群（即胸部、背部、腿部肌群等）的、可以提高心率和呼吸频率并能维持较长时间的运动。总之，它是一种可以消耗大量热量的运动。下面列举出的有氧运动项目可供你选择。

户外跑步

赞成户外跑步的一方认为，它是一种非常好的有氧运动，燃烧脂肪的效果非常好，并且是免费的，不需要设备。反对的一方则认为，户外跑步受天气和居住地环境的限制，不太容易实行。不管双方如何争执，对初学者来说，跑步这种运动都显得过于剧烈了。如果有超重问题、骨科病或其他伤病，跑步更是被归入不合适的训练项目中。高强度的耐力训练，特别是跑步，还可能会影响到增肌和重量训练的效果。因此，即使你喜欢跑步，选择忽视上述意见并为之努力，也请牢记跑步的风险和收益并存的事实。

步行

如果你刚开始运动，或者身体超重，或者你对高强度训练根本提不起兴趣，那步行对你来说是一个理想的选择。你家附近的开阔空间、公园、小路或者海滩，都是步行的绝佳场所，并能为你带来真正的乐趣。这种有氧运动因为强度较低，可能会让你感觉完全不像训练。但除了训练强度的问题，步行几乎没有其他明显的缺点。为了在单位时间里燃烧更多热量，你步行的速度必须加快；为了取得最佳效果，你每天至少要步行 40~60 分钟。步行的训练计划可以一次性完成，也可以分成若干个较短的行程来完成。计步器是追踪你行走里程最便利的工具。

跑步机训练

在跑步机上跑步的优势在于不受天气和环境的限制，且几乎所有人都可以做到。因为跑步机可以放在家里，所以这种运动方式的便利性是其他方式无法比拟的。天气不好的时候，在跑步机上训练无疑是很好的选择。性能优越的跑步机的跑带都有一定的坡度，可以减小对身体的冲击力。大多数跑步机跑带的坡度可以调整，上坡跑可以加快脂肪燃烧，穿上负重背心的话效果更好。跑步机的电子控制面板可以为你提供持续的反馈，包括跑步时间、速度、距离和你的心率等。有氧健身器械计算的热量并不总是准确的，但如果该器械提示你输入体重，那么得到的热量估计值应该不会有太大误差。

固定立式健身车训练

固定立式健身车训练的燃脂效果较为理想，非常适合调理心血管功能，同时也是一种瘦腿效果极佳的训练。对很多健美运动员来说，骑行是首选的训练项目，因为它不会像长跑那样影响腿部肌肉的大小，更不会产生冲击力，因此受伤的可能性较低。但为了最大限度地消耗热量，你必须快速踩踏或调大阻力。曾经有一位客户跟我抱怨，说他每周会骑几次健身车，每次 1 小时，但体重减轻的幅度非常有限。我笑着告诉他："要记得打开电源加大阻力，你之前肯定一直是在零阻力的情况下进行骑行训练的。"如果你觉得这种骑行很无聊，不妨打开你的手机音乐播放器或者把健身车放到电视机前。

固定卧式健身车训练

除了立式健身车的所有优点，卧式健身车还具备一个优点：座椅设计符合人体工学，可以支撑下背部，减轻疲劳的同时让人感觉更加舒适。如果你的下背部有问题，或者你的臀部肌肉比较少，那卧式健身车是一个不错的选择。但你可不能让自己太舒服了。要想最大限度地消耗热量，就必须加大阻力并提高踩踏频率。

户外骑行

户外骑行的燃脂效果非常好，在山间骑车更是如此。周末安排长距离骑行能够显著提高每周的热量消耗。很多人喜欢在户外骑山地自行车或越野自行车，这不仅是很好的有氧运动，也是不错的爱好。如果你投身于一种自己喜欢且具有挑战性的运动——无论是休闲性的还是竞技性的——你就掌握了与脂肪做长期斗争的有力武器。

台阶机训练

台阶机能够让你进行高强度有氧训练，是非常出色的燃脂器械。注意，训练时尽量不要倚靠把手或两侧的护栏，因为这样会降低你的心率和燃烧脂肪的效率。虽然爬台阶这种重复性动作有可能加重已经存在的膝关节疼痛，但台阶机提供的是非冲击式训练，负面影响较小。班霸（StairMaster）牌台阶机是我的最爱：它看起来像一台迷你自动扶梯，台阶可以上下来回以模拟真实的爬楼过程。不得不说，它真是地道的脂肪杀手！

椭圆机训练

椭圆机类似于台阶机，只是用环形的步幅代替了上下的步幅。通过改变角度，可以增大椭圆机的阻力水平和坡度，这与跑步机的坡度调节很相似。有些型号的机器可以让你向前或向后跑，也可以加快手臂运动的频率。不管怎样，你必须持续地努力以保持自己的速度。椭圆机燃烧脂肪的效果中等，也可能很高，因为它是可调的。这种环形运动模式不具冲击性，非常适合膝关节有伤的人。

划船

划船机的有氧运动强度极高，因此具有很好的燃脂效果。划船是一种全面的练习，可以锻炼下半身的肌群和上半身的划水肌群。因为划船练习无震动、无冲击，所以对有下半身关节疼痛的人是一个很好的选择。但如果你下背部有伤痛，还是要慎重使用划船机。进行划船训练时，注意确保动作足够标准。

越野滑雪

越野滑雪热量消耗极高，燃烧脂肪的效果超级好。它与划船很像，可以同时锻炼上半身和下半身的肌肉，且没有副作用。许多健身房都没有配备越野滑雪机，但这种器械仍拥有一批狂热的拥趸者。操作这种器械需要一定的技巧和协调性，如果你坚持练习，直到熟练掌握，就一定会得到丰厚的回报。

游泳

游泳是一种全身运动，对你的心肺功能有一定要求。对许多人来说，游泳的巨大吸引力在于没有任何副作用，在锻炼心肺功能的同时还不会耗损关节。而且，游泳的热量消耗效果非常好，但前提是你要游足够长的时间。

但是，关于游泳究竟能不能减脂的争论，近年来愈演愈烈。因为有观察和研究表明，游泳的减脂效果并不很好，而且在水中，尤其是在冷水中游泳，还会增强食欲。这一理论完美解释了游泳运动员体脂率偏高的现象，同时进一步佐证了"不注意控制食物摄入，加强锻炼也不能保证减肥"的观点。

团体操训练

虽然团体操训练和有氧舞蹈课程已经兴起多年，但在过去的 10 年中，跆拳道、交叉训练变得更加流行。这类自重训练和体能训练是不间断或循环进行的，所以被归入有氧运动的行列。无论你如何计划，只要参加这些课程，就可以消耗极高的热量。不想使用有氧器械锻炼的人可以通过这些课程找到归属感和成就感，但通常无法获得传统渐进式重量训练的效果。

将最适合你的几项有氧运动结合起来

你在选择运动项目时不必局限于我提供的清单，也不必只做其中的某项运动，将不同的有氧运动结合起来，好处多多。虽然复合型训练计划会提高追踪效果和及时调整的难度，但更有助于突破平台期，还可以拯救很多讨厌单调重复的人。用这个原则来安排复合型训练，可以取得和单一训练同样的效果。没有任何证据表明，你选择 3 种器械（3 种运动）、每种器械（每种运动）练 15 分钟的效果不及选择 1 种器械（1 种运动）、练 45 分钟的效果。而且，选择多种有氧运动的话，可以在不同训练日交替安排高冲击性运动与低冲击性运动，或者高强度运动和低强度运动，这可以帮助很多人避免出现慢性关节疼痛和倦怠问题，是非常明智的选择。

运动类型可以不停变化，你不必照搬书本或随波逐流。最新潮的运动往往也是中途放弃率最高的。从长远来看，只有保持开放的心态，选择自己喜欢的运动项目，才能取得最好的结果。

有氧训练的频率

应该多久安排一次有氧训练呢？这取决于你的目标、日程表和你期望的进步速度。对每个人来说，每周训练 3 天是一个很好的起点，因为这样的训练频率足以让你提高身体素质、实现减脂目标并享受健康的身体带来的好处。我喜欢把每周安排 3 次有氧训练作为一条基线，但有时候你可以做得更多。而且，等你习惯了健康的生活方式，你做的通常不会比这更少。

如果你的训练强度不高，那么提高训练频率可以帮你轻松提高减脂速度。假设每次训练消耗的热量是 400 千卡（1674.3 千焦），每周训练 3 次的话可以消耗掉 1200 千卡（5023.0 千焦）热量。如果将训练频率提高到每周 6 次，每周就可以消耗 2400 千卡（10046.0 千焦）热量。即使其他条件保持不变，你的减脂速度也提高了一倍！这是一道很简单的算术题，不是吗？

除了将有氧训练的频率从每周 3 次提高到 6 次，你还可以同时提高训练强度。每次消耗 600 千卡（2511.5 千焦）热量，会发生什么呢？每次训练消耗 600 千卡热量，每周训练 6 次，这样每周消耗的热量会高达 3600 千卡（15069.1 千焦）。这样你的减脂速度就提高了两倍。

加速减脂真的这么简单吗？实际上，身体的适应能力和触发补偿的方式都非常复杂。当你越过某个点之后，减脂收益会递减。如果条件维持不变，那么仍期待原有的收益率，肯定是不切实际的。因此，只有将有氧训练的频率调得更高，消耗的热量才会更多，减脂的速度也才会继续加快。这样做的话，你甚至不需要精确计算每次训练消耗了多少热量，因为将训练频率、持续时间和训练强度都提高的话，你的减脂速度自然会呈指数增长。

这么说吧，如果我超重，现在要减肥，我会一周 7 天都安排有氧训练，甚至可能一天安排 2 次，直到我对自己的体重感到满意。然后，我才会把训练频率调整到维持体重的水平。

也就是说，循序渐进的效果最好。很多初学者就是因为贪多求快，才把自己搞得精疲力竭甚至受伤，尤其是在有氧训练强度很高或冲击性很强的情况下更是如此。如果你的目标是最大限度地减脂，开始时每周训练 3 天，然后根据每周的进展，逐步把训练频率提高到每周 5 天、6 天或 7 天（参见表 15.1）。

表 15.1　有氧训练的频率

用以保持体重、健康和身材	用以最大限度地减脂
每周 3~4 天	每周 5~7 天

有氧训练的持续时间

如果你的有氧训练强度很高，那么即使每次训练的持续时间很短，也可以消耗大量热量。如果你的有氧训练强度偏低，那就需要更长的训练时间来增加热量消耗。如果你的目标是减脂，那么 30~45 分钟中等强度的有氧训练足矣。在某些情况下，比如进行高强度间歇训练，由于训练强度非常高，通常持续 15~20 分钟就能达到预期的效果。

你可以每天安排 60 分钟的训练，并将其分为几次进行，这样可以更好地刺激新陈代谢。例如，对许多人而言，早上和晚上分别锻炼 30 分钟从时间上看更加可行。

另外，如果训练一切正常，但目标始终没有实现，你就要检查一下自己的营养摄入情况了。如果你每天的有氧训练时间达到甚至超过 1 小时，却没能实现减脂的目标，那通常是因为营养摄入方面出了问题。你应首先仔细检查热量和营养素的摄入情况，再去调整自己的训练，因为在这种"平台期"，加入更多的有氧训练就像在一条漏水的船里向外舀水一样，不补好漏洞，向外舀多少水也是徒劳的。

忙碌的人需要尽可能高效地进行训练，没有谁愿意浪费时间。"每天只需几分钟，每周只需几天"的训练，向来是人们梦寐以求的。这个强有力的噱头，使得高强度、耗时短的训练项目广受欢迎。但是，有效训练与健身市场上炒作的训练还是存在很大的差别。如果你不能清楚地分辨，就会陷入困境。当我看到有些教练标榜自己 4~8 分钟一次的训练是减脂最理想的选择时，我不知道自己该笑还是该哭。这种说法十分荒谬，因为无论你如何努力，每分钟能够消耗的热量都只有那么多。

当然，也不能盲目延长有氧训练时间。长时间却没有一定强度的有氧训练，并不一定能保证你取得预期的减脂效果。即使有，你的进步也将非常缓慢。

为了实现目标，我们要找到自己的"有效节点"，也就是训练强度乘以训练时间得到的可以消耗最多热量的那个点。我的经验告诉我，兼顾效率和效果的有效节点应该是 20~30 分钟的高强度有氧训练或 40~45 分钟的中等强度有氧训练（参见表 15.2）。

如果你是一名初学者，可以循序渐进地增加训练时间。我的一些客户说，当年他们非常胖的时候，甚至会把从屋里走到邮箱那儿作为一次"训练"，然后每次稍微提高训练强度和延长训练时间。今天，他们中的一些人已经在参加马拉松比赛或 100 英里（160.9 千米）自行车比赛了。

表 15.2　有氧训练的持续时间

用以保持体重、健康和身材	用以最大限度地减脂
每次 20~30 分钟（中等强度到高强度）	每次 30~60 分钟（中等强度） 每次 20~30 分钟（高强度）

有氧训练的强度

你可以在单位时间里努力训练以消耗更多热量，但这样做有一个问题，那就是这种状态无法持续太久。如果你悠闲地漫步，虽然每分钟消耗热量不多，但可以持续几小时，冲刺跑就不行了。因此，要想最大限度地减脂，关键在于找到有效节点并足够努力，从而最大限度地消耗热量。

心率可以帮助你确定理想的训练强度。几十年来，健身类图书一直推荐使用的年龄预测公式可以估算出你能承受的最大心率（MHR）：用 220 减去你的年龄，即可得到最大心率估计值。再用它乘以目标强度范围（70%~85%），就可以得到相应的数值了。70%~75% 对应中等训练强度；75%~80% 对应中等偏高的训练强度；80%~85% 对应高强度（参见表 15.3）。

这里有一个例子：你 30 岁，计算出的可承受最大心率是每分钟 190 次。进行中等强度的训练的话，需要用 70%~75% 乘以 190，这样得到的目标心率是每分钟 133~143 次。

在每次有氧训练结束时，都要数一下自己手腕或颈部的脉搏次数。最简单的方法是以 10 秒为单位计数，如果这个数值乘以 6 可以达到 133~143，你的训练效果就达到了。也有很多人使用心率监测器，它会将心率传输到手表或有氧运动器械上，这样在不中断训练的情况下就可以轻松监测心率了。如果你在训练中的实际心率低于目标心率，那就意味着你需要通过提高速度、增大阻力等方式来提高训练强度。

不过，上面这种经典的年龄预测公式可能会低估老年人的最大心率，高估年轻人的最大心率——偏差最多可达每分钟 10 次。因此，《美国心脏病学会杂志》（ *Journal of the American College of Cardiology* ）给出了一个全新的公式——海豹公式：208 − 0.7 × 年龄。这个公式缩小了极端年龄下的误差。

当然，如果你想确切地知道自己真正可承受的最大心率，可以做一次极限运动测试。运动生理学家会把你置于一堆监测仪器中，然后指挥你在某种器械上快速奔跑，直到你筋疲力尽为止。

如果不进行这种测试，你就只能根据心率公式给出的估计值，结合自己的主观感受，做出正确的判断：如果你感觉训练很轻松，那么不要害怕提高训练强度；如果你感觉训练极其困难，也不要在降低训练强度上犹豫不决。

表 15.3　有氧训练的强度

中等	中等困难	困难	非常困难（冲刺跑）
最大心率的 70%~75%	最大心率的 75%~80%	最大心率的 80%~85%	最大心率的 85% 以上

如何运用自觉运动强度分级量表估计训练强度？

运用自觉运动强度分级量表（表 15.4）是评估训练强度的快捷方法。你可以根据感觉将训练强度分为 10 个等级，虽然这样做看起来十分简单，并且完全是主观的，但结果非常可靠。基本上，如果你感觉训练"非常困难"，训练强度可能就达到了 8 级。4~8 级是稳态有氧训练的训练强度的理想范围，同时也是燃烧脂肪的有效节点所处的范围。这种等级的训练不太容易，但也不太难。

通过呼吸和出汗情况判断训练强度

数呼吸频率是另一种估计训练强度的方法。如果你没有喘粗气，说明你的训练强度还不够高。如果你上气不接下气，以至于无法说一个完整的句子或进行对话

（"谈话测试"），那么对稳态训练来说，训练强度可能过高了。

出汗情况并不是判断训练强度最有效的指标，因为出汗是身体的冷却机制，只要气温升高，身体就会出汗，有时和训练并没有直接关系。

表 15.4　自觉运动强度分级量表

级别	状态描述
0	未运动（无训练；坐着或躺着）
1	非常非常容易
2	非常容易
3	容易
4	中等难度
5	有些困难
6	中等困难
7	困难
8	非常困难
9	非常非常困难
10	最高强度（筋疲力尽）

提高效率和减脂效果的高强度间歇训练

如果你想在训练过程中增加热量消耗，可以通过两种方式实现目标——提高训练强度和延长训练时间。但需要注意的是，两者不可兼得。说得更形象一点儿，就是你不能以全程冲刺的方式跑完马拉松，甚至连 10 分钟都坚持不了。全力以赴的冲刺一般可以持续几秒，就算你拼尽全力也只能持续一两分钟。然而，有一种方法可以把更高的训练强度和更长的训练时间结合起来，这就是高强度间歇训练。

高强度间歇训练可以在一次较长的训练中积累高强度训练量，做法是交替安排短时间高强度训练和短时间低强度恢复训练。在进行高强度训练时，你要强迫自己接受超出正常范围的训练强度，直到上气不接下气。在进行恢复训练时，你要降低训练强度，将之前摄入不足的氧气补充回来，并为下一轮高强度训练做好准备。

你可以基于自身的目标和训练水平，调整间歇次数、每轮训练的持续时间、高强度训练与恢复训练的比例。延长每轮的训练时间，必然会牺牲训练强度。初学者可以从 6 轮开始，然后逐渐增加到 8~12 轮。在每轮训练中，全力冲刺可持续

10~20 秒，恢复训练可持续 60~90 秒。更长时间的恢复训练会使训练难度降低；较短时间的恢复训练则会使训练难度提高。例如，60 秒高强度训练后安排 120 秒恢复训练（时间比例为 1:2）容易完成，而 60 秒高强度训练后只安排 60 秒恢复训练（时间比例为 1:1）的话，完成起来就会比较困难。

为了实现减脂目标，热量消耗的持续时间要足够长，这样才能使热量消耗足够。高强度间歇训练可以使你在 20 分钟内实现有效减脂，它也因此成为效率最高的有氧训练形式之一，极受忙碌人士的欢迎。

你可以在户外或任何类型的有氧器械上完成高强度间歇训练。如果有可能，将其与各种自重练习或体能训练结合起来完成，也是很好的方法。对调节心血管功能来说，某些类型的高强度间歇训练即使缩短了训练时间，效果依然非常显著。

但是，没有所谓的最好的训练方式，只有最适合你的训练方式，所以你要保持开放的心态，大胆尝试。

"燃烧脂肪，喂养肌肉"方案使用的经典高强度间歇训练

经典高强度间歇训练包括 8~12 轮，每轮包括 60 秒高强度训练和 60 秒恢复训练，两者的时间比例为 1:1。

以自觉运动强度分级量表中 3 级的状态热身 3~5 分钟，进行量表中 8~9 级的训练 60 秒，再进行量表中 3~4 级的训练 60 秒，重复 10 次。

最后，用分级量表中 1~3 级的训练放松 3~5 分钟。总训练时间为 26~30 分钟。

爬楼梯、跑步上山和平地冲刺高强度间歇训练

当你准备好迎接真正的挑战时，可以尝试爬楼梯。这是一种冲刺式间歇训练，你需要全力以赴，或以接近全力以赴的状态完成 10~20 秒训练，然后进行恢复训练。高强度训练与恢复训练的时间比例通常是 2:1 或 3:1。下面介绍一些我的做法供大家参考。

我常去的大学体育场里有一段有 52 级台阶的楼梯。冲刺爬完全部台阶大约需要 10 秒，走下来大约需要 30 秒。我通常会先热身，从走开始，然后慢跑，之后开始冲刺训练——跑上台阶。热身之后的正式训练通常包括 10~12 轮。有些运动员的训练量比这个多得多，但是随着双腿疲劳感增强，训练强度必然开始下降，因此你应当追求的是质量，而不是数量。爬楼梯是一种很棒的腿部练习，健美运动员和从事相关工作的人都喜欢这种练习，因为他们说爬楼梯使他们的腿部肌肉变得更发达

了。如果你没有在体育场找到可用的台阶，也可以选择高楼里的楼梯进行训练。如果你想最大限度地消耗热量以减脂，可以在爬楼梯后散步或慢跑。

附近没有楼梯吗？跑步上山也可以帮助你完成训练。因为山丘的高矮坡度不尽相同，所以这种方式在每轮训练持续时间方面更加灵活。长满草的山坡是很好的训练场地，它可以使你的身体免于受到更大冲击。力量教练史蒂文·莫里斯（Steven Morris）曾这样说："对跑步时很容易受伤的人来说，跑步上山安全多了。原因很简单，在山上跑步时不可能步伐过大，也无法达到最高速度，而步伐过大和跑得过快都是造成腘绳肌受伤的主要因素。"所以说，跑步上山的安全系数还是很高的。

附近没有楼梯也没有山呢？那么你可以在平坦的赛道、田野或海滩上进行平地冲刺间歇训练。为安全起见，在进行这种训练前，你一定要充分热身，因为拉伤腘绳肌可不是好玩的事情。所有类型的冲刺间歇训练强度都很高，因此每周安排 1~3 次就足够了。如果你在安排了重量训练的同时，每周进行 3 次以上的冲刺间歇训练，效果会适得其反。

爬楼梯、跑步上山和平地冲刺都是高阶训练，初学者需要循序渐进地进行。如果你超重，那么爬楼梯会是一项很大的挑战——对你来说，走上去都困难，更不用说跑上去了。另外，爬楼梯还会给膝关节带来很大压力。但为了变得更轻、更健康，这是你必须面对的挑战。我认识一个名叫乔恩（Jon）的芝加哥人，他曾经极度肥胖，体重 340 磅（154.2 千克），腰围 60 英寸（152.4 厘米）。在减轻了 150 磅（68.0 千克）后，他开始在威利斯大厦和其他摩天大楼里爬楼梯。如果他都能做得到，你肯定也能做到。

高强度训练怎样激发后燃效应？

进行高强度有氧训练的另一个好处是：在训练结束后，你的新陈代谢水平会在一段时间内得到暂时性提高。这通常被称为"后燃效应"，用科学术语表达就是"运动后过量氧耗"（EPOC）。这意味着，运动后即使你坐在办公桌前，也可以燃烧多余的脂肪。

低强度训练刺激不足，无法产生很多的运动后过量氧耗。训练强度越高，高强度训练的时间越长，运动后过量氧耗的水平就越高。杰克·H. 威尔莫尔（Jack H. Wilmore）和戴维·L. 科斯蒂尔（David L. Costill）在《运动生理学》（*Physiology of Sport and Exercise*）中证实，在中等强度的训练后（心率达到最高心率的

75%~80%），过量氧耗产生的后燃效应约为每分钟 0.25 千卡（1.0 千焦）。如果后燃效应持续 5 小时，那么在运动结束后额外消耗的热量就是 75 千卡（313.9 千焦）。这听上去并不太多，但在其他情况保持不变的情况下，每 10 周你就可以额外燃烧掉 1 磅（0.45 千克）脂肪！

当训练强度很高的时候，结果就更棒了。在最近的一项研究中，美国阿巴拉契亚州立大学的研究人员让受试者一次性完成 45 分钟高强度间歇训练，训练强度很高：心率达到最大心率的 85%。测试结果显示，受试者代谢水平的提高在训练结束后持续了 14 小时，其中甚至包括受试者睡觉的时间。运动后过量氧耗产生的后燃效应共帮助受试者额外消耗了 190 千卡（795.3 千焦）热量。

是否存在进行有氧训练的最佳时间？

安排有氧训练或其他任何训练的最佳时间是你感觉体力最充沛、精神最集中、训练意愿最强烈并且最有利于将其形成习惯并坚持下去的时候。为自己制订每天的训练时间表是一件非常个性化的事情。你最好遵从自己身体的感受，并考虑实际情况做出安排。在我看来，什么因素都是次要的，只有自己的感受才是最重要的。即使有人说在某个特定的时间进行训练具有极大的生理优势，但若你觉得不适应，也可以断然拒绝。

很多人都有在早上训练并且效果很好的经历，因为在早上训练确实有一些行为或心理层面的优势。早上采取的积极行动有助于你以正确的节奏开启新的一天，并让你一整天都感觉良好。它还可以使你更容易坚持完成一天中的其他计划，因为人们都有保持连贯和前进势头的惯性。

当一天的工作使你筋疲力尽时，晚上的训练计划很容易被毁掉，但如果你早上训练，计划就不会受到干扰。因此，不管你有多么忙，都可以在早上早些起床进行训练。

有氧训练要在餐后进行还是空腹时进行？

许多健美运动员相信，空腹时进行有氧训练能够帮助他们减脂。他们首选的有氧训练时间是在经过一整夜禁食后的第二天早上，但这种做法一直存在争议（只要它还在流行，争议就会一直存在）。反对者认为空腹时进行有氧训练显而易见的缺点包括肌肉损失和低水平的热量消耗；支持者则认为，这样做的好处是更容易让脂肪燃烧，从而消耗能量。这样做究竟能否改善身体成分？人们仍在不停地讨论，而且需要针对不同体脂水平的人进行更长期的研究才能为自己的论点找到证据。健美运动员明显偏好在空腹时进行有氧训练并因此取得巨大的成功，原因可能是他们的起始体脂率较低。当你已经很瘦但想要更瘦的时候，每一个营养和训练方面的细节都很重要，此时空腹进行有氧训练，也许是一个明智的选择。

如果你不是一个很瘦的人，那么决定早上训练前是否要进食时，最需要考虑的因素是训练强度。大多数人在补充一些能量后会感觉精力更充沛、感觉更好，身体表现也会更好。如果你打算在早上练习举重或完成高强度有氧训练，那么在训练前吃包含蛋白质的食物是理想的做法。如果你希望早上起床立即训练，并且不喜欢饱餐一顿后胃部饱胀的感觉，那至少要为自己安排一顿简餐、一份零食或一杯蛋白粉冲剂，并在训练结束后享用丰盛的一餐。如果你早上只安排了强度不高的有氧训练，那么空腹训练应该没有什么问题：低强度或中等强度的有氧训练不会对身体带来很大的压力，不需要太多能量，损失肌肉的风险很低。不过，在训练前喝一杯咖啡还是有益无害的。

从更宏观的角度来看，无论是先吃饭再训练还是空腹进行有氧训练，都没有太大关系。只要你坚持做下去并保持适当的热量缺口，就会瘦下来。

有氧训练应该安排在重量训练之前还是之后，或者干脆单独安排？

你的训练如何安排完全取决于你自己的需要。相对于持续训练和持续保持热量缺口，时间安排是次要的。但不可否认，有氧训练和重量训练分开进行还是有好处的。如果只能安排在一起，那么最好先安排重量训练，再安排有氧训练。

加拿大不列颠哥伦比亚大学的研究发现，即使是在高强度的有氧训练完成 8 小时后，举重训练的表现仍然会受到影响，尤其是腿部练习会受到影响。在完成高强度腿部练习后，很难再进行有氧训练；在完成高强度的有氧训练之后，在举重训练中完成腿部练习会更加困难。如果把有氧训练和重量训练分开，那么训练就不会因疲劳受到影响了。在每次训练开始时，精力越充沛，表现就越出色，训练强度也就可以越高。

然而，有时理论上的最佳选择不得不让位于个人喜好和实际情况。很多人认为在举重训练之后安排有氧训练没有问题，而且每天去两次健身房确实不方便。那么，如果你需要在同一次训练中安排有氧训练和重量训练，应该首先安排哪一种呢？答案是：以目标的优先级为原则。在"燃烧脂肪，喂养肌肉"方案中，保持肌肉量是首要目标，所以应该先安排重量训练，然后安排有氧训练。

有氧训练会使你损失肌肉或力量吗？

关于重量训练和耐力训练之间的干扰效应已有很多研究。很明显，你的身体无法同时通过两种训练获得最好的效果，因为肌纤维、细胞、激素、酶和毛细血管对于力量和耐力的适应性是相互干扰的，所以我们不可能看到一位积极训练的马拉松运动员赢得健美比赛的奖牌。为了擅长某种运动，训练必须针对该运动的具体目标进行。这就是为什么众多力量型运动员对有氧训练持保守态度，甚至有些人极力回避的原因。但是，有氧训练总会干扰重量训练吗？有氧训练会使你损失肌肉吗？主要目标是减脂的人又该如何解决这些问题呢？

针对健美运动员的研究显示，大多数健美运动员会在全年的训练中加入少量有氧训练，并在比赛前安排大量有氧训练。有氧训练能够帮助他们达到巅峰状态，而且对保持现有肌肉量和肌肉清晰度不会产生任何影响。不过，重量训练还是要优先安排。

适量的有氧训练可以使养分离开血液进入细胞，增大毛细血管密度，促进氧气、养分和激素向肌肉的运输，从而促使肌肉生长。同时，它还有助于清除肌肉在训练过程中产生的废物。随着心肺功能的提高，你可以在重量训练后迅速恢复。对此有所怀疑的话，你可以在完成一组深蹲后深吸一口气。这时你就能够体会到有氧训练带给重量训练的好处了。

适量的有氧训练不会导致肌肉流失，但如果有氧训练的运动量过高，你在力量方面的表现就可能会差一些。高强度耐力训练搭配极低热量的饮食会导致分解代谢，这会带来比只节食不运动更严重的后果——代谢适应。因此，在进行有氧训练时，务必密切监控瘦体重变化。

周期性有氧训练：世界上最精壮之人的减脂秘诀

很多人由于时间紧张、精力不足、感到无聊或其他原因厌恶有氧训练，对其产生非理性的恐惧。所以说，过多的有氧训练会产生不良的后果。事实上，这种恐惧真的没有必要，因为人体是一台了不起的机器，可以在短时间内完成比大多数人想象的多得多的工作。有氧训练的几乎所有负面影响都与没有安排适当恢复期的长时间高强度训练有关，要不就与在激进制造热量缺口的情况下安排了大量有氧训练有关。如果你没有上述问题，并且不厌恶有氧训练，那真是太好了，因为它可以加快减脂的速度。

如何消除负面影响，获得有氧训练的所有积极效果？关键在于，你要在需要的时候多安排一些有氧训练，在不需要的时候减少有氧训练。在举重和其他力量型运动项目中，周期性训练是所有顶尖运动员都在使用的策略。他们不会通过大量、持久而艰苦的训练逼迫自己，而会在一周、一月、一年的训练周期中经常改变训练强度、训练持续时间、所用重量以及其他变量。这样做可以帮助他们在不出现倦怠或伤病的情况下达到巅峰状态。我始终不明白，为什么那么多人没有把周期性训练的理念引入有氧训练。每天安排几小时的有氧训练，并且日复一日、月复一月、年复一年地坚持，这样既没有必要，还可能导致过度损伤、免疫力下降、精神倦怠等问题出现。

从某种程度上说，适应是身体在改变过程中的正常反应。虽然你训练得越多，完成训练的效率就越高，但总有一天，你会需要一种更有挑战性的训练才能继续取得进步。因此，要想取得进步、表现达到最佳，明智的做法是周期性、季节性地改变训练负荷，而不是给你的身体不断施压，让它承受永无止境的压力。

竞技型健美运动员是真正的健身大师，他们可以在职业生涯中保持健美的体格，并总能在临近比赛的最后一刻达到巅峰状态。而周期性有氧训练就是他们成功的秘诀之一。他们会把一年分为保持阶段（运动员称之为休赛期）和峰值训练阶段（赛前期）。在保持阶段，他们会少安排一些有氧训练；在峰值训练阶段，则会安排更多的有氧训练。当重新回到保持阶段时，他们的体脂率虽然略有上升，但是从全年的角度来看，他们总是可以达到一个全新的、比之前更好的状态。

周期性训练不仅适用于健美运动员，而且对每个人来说都是明智的策略。一旦你实现了体重和体脂方面的目标，就一定不要立刻停止有氧训练；但也不要每天连续几小时进行剧烈的有氧训练，而要慢慢减量、逐渐过渡，使自己进入保持阶段。如果你需要迎接挑战，那在挑战到来前安排一些高强度的有氧训练就足够了。这样，你总能保持最好的状态。

消耗越多并不一定效果越好

当我第一次把"燃烧脂肪，喂养肌肉"方案的理念介绍给人们时，很多人都对它产生了误解。他们认为我的理论基础是消耗越多效果越好。考虑到当前社会肥胖问题的严重，以及大多数人习惯久坐的生活方式，或许消耗越多的确效果越好。但这种消耗的前提必须是训练安全、实用、有效并且符合训练者的目标。

对力量型运动员和爆发力型运动员而言，有氧训练的量越少越好。健美运动员则清楚地知道，他们在比赛前需要安排更多的有氧训练，在休赛期则要尽量减少有氧训练。而在各种身体类型的人中，内胚型人士通常最能理解为什么在整个训练周期中多安排一些有氧训练效果更好。

因此，我真诚地建议你，制订属于自己的训练计划，以能够控制的速度获得你想要的结果，并且保证你愿意以这样的方式努力，这才是最重要的。

个性化有氧训练计划

最好的有氧训练计划应当是你为自己量身定制的计划。本章已经为你提供了制订个性化训练计划所需的一切，你要做的就是从下面选择有氧训练的变量，将其写入 28 天训练计划中。

① 训练频率（每周训练几次）。

② 有氧训练的类型（你可以每次坚持做相同类型的有氧运动，也可以做不同类型的有氧运动）。

③ 持续时间（每次训练多少分钟）。

④ 训练强度（最大心率百分比或自觉运动强度分级）。

⑤ 模式 / 阻力 / 速度（稳态训练或者间歇训练；级别、阻力水平或者动作速度）。

在此我为你提供了几个安排一周计划的例子（参见表 15.5、表 15.6 和表 15.7），你可以参照它们制订自己的 4

> **要点速览**
>
> 你是否无法确定什么样的有氧训练收益最大而风险最小？没关系，我可以给你一些通过研究和经验得出的简单标准。一开始，万无一失的做法是：根据你的选择每周安排 3~4 次有氧训练，每次训练 20~40 分钟，训练强度从中等到高。如果你的体格已经很好并且时间有限，每周可以安排最多 3 次的高强度间歇训练。如果你需要加快减脂速度，可以每周略微增加有氧训练的持续时间和提高训练频率，直到你的减脂速度达到理想状态。

周训练计划。

表 15.5　初学者的有氧训练计划

周一	周二	周三	周四	周五	周六	周日
在跑步机上行走 30 分钟 自觉运动强度 5 级 稳态训练 坡度 5%	无	椭圆机训练 30 分钟 自觉运动强度 5 级 稳态训练 阻力 5 级	无	在跑步机上行走 30 分钟 自觉运动强度 5 级 稳态训练 坡度 5%	无	无

表 15.6　汤姆的年度健身和保持阶段计划

周一	周二	周三	周四	周五	周六	周日
户外骑行 24 分钟 自觉运动强度 4~9 级 10 轮间歇训练 训练 1 分钟 / 休息 1 分钟	无	台阶机训练 30 分钟 自觉运动强度 7 级 稳态训练	无	户外骑行 24 分钟 自觉运动强度 4~9 级 10 轮间歇训练 训练 1 分钟 / 休息 1 分钟	无	步行 60 分钟以上 自觉运动强度 3 级 稳态训练

表 15.7　汤姆的赛前减脂计划

周一	周二	周三	周四	周五	周六	周日
健身车训练 24 分钟 自觉运动强度 4~9 级 10 轮间歇训练 训练 1 分钟 / 休息 1 分钟	台阶机训练 30 分钟 自觉运动强度 8 级 稳态训练	爬楼梯 45 分钟 自觉运动强度 7 级 稳态训练	健身车训练 24 分钟 自觉运动强度 4~9 级 10 轮间歇训练 训练 1 分钟 / 休息 1 分钟	台阶机训练 30 分钟 自觉运动强度 8 级 稳态训练	爬楼梯 45 分钟 自觉运动强度 7 级 稳态训练	无

　　现在轮到你设计自己的有氧训练计划了。你可以在我的网站免费下载个人有氧训练计划模板（表 15.8）。

表 15.8 个人有氧训练 4 周计划

	周一	周二	周三	周四	周五	周六	周日
第 1 周							
第 2 周							
第 3 周							
第 4 周							

　　记得在每周结束时检查一下自己的进展情况，包括体重、身体成分和直观感受等。有氧训练计划是渐进的、可变的。如果你没有取得预期的进步，就需要提高训练强度、延长持续时间或提高训练频率。

　　最终，你可以根据反馈，让结果决定你的计划。如果你的减脂进程太慢，那就需要加强有氧训练。如果你每周只安排几次有氧训练就能实现目标，那就不需要再增大训练量了。而且，只要你的最后期限不是迫在眉睫，你不处于峰值训练周期或者要突破已经出现的平台期，就最好只安排最低限度的有氧训练，将自己的实力暂时保存起来。要知道，我们总要为自己留有余地，进行有氧训练时也不例外。

第六部分

重量训练（第四要素）

有什么事情比变得更精壮、更健康、更健美还好呢？如何才能变得更精壮、更健康、更健美，获得梦寐以求的身材呢？现在我们就来聊聊这个！如果你把第四个也就是最后一个要素纳入你的减脂增肌方案，使其成为你生活的一部分，那上述理想就都可以实现。

重量训练几乎是所有追求减脂目标的人都会忽视的要素。缺少重量训练也是大多数减脂计划失败的原因。把第四要素——重量训练——纳入"燃烧脂肪，喂养肌肉"方案是这个方案独特与成功的原因。在接下来关于重量训练的两章中，你将了解到重量训练为何如此重要，以及它在促进减脂、增强力量、塑造体形方面的重要作用。

如果你是对重量训练感到恐惧的初学者，请放轻松，因为我已经专门为你设计了入门级训练计划以及"新身体28"计划。

如果你具备了一定的训练经验，甚至是大师级举重训练者，那这个训练计划对你同样适合，因为你可以将其难度调整到对竞技运动员和健美运动员都具有挑战性的级别。

坚持执行计划，在重量训练上投入努力，你就可以像最成功的健美运动员那样，让这种训练成为你生活的一部分。你要记住的最重要的一点是：通过节食可以实现减脂目标，但只有重量训练才能增强你的力量，并为你塑造一个全新的身体。

第 16 章

"燃烧脂肪，喂养肌肉"
重量训练：遵循原则

健美是最好的调节身体状态、获得完美身材的方法。

——阿诺德·施瓦辛格

举重与减脂

我无法用一章的篇幅向你介绍关于重量训练的一切，不过大家可以去读读阿诺德·施瓦辛格的《施瓦辛格健身全书》（*Encyclopedia of Modern Bodybuilding*）。该书近 500 页，有 850 张照片。我在大学期间攻读运动科学专业时，花了整整一学期的时间研究该书介绍的重量训练，却没能领悟到一点儿皮毛。所以说，重量训练是一门艺术、一个学科和一门科学，你需要投入一生的时间去学习和实践。

任何不包含重量训练的减脂方案都是不完整的，因为重量训练在减脂过程中起至关重要的作用。这无疑会令那些认为减脂只与饮食和有氧训练相关的人感到吃惊。一位健美运动员或力量型运动员无须说服就会把重量训练放在第一位，但大多数以减脂为目标的人认为重量训练并不适合他们。现在，是时候改变这种观念了。

在本章中，你将学到关于重量训练的最重要的基础知识，包括可以在学校学到的知识，以及只有健美冠军才知道的秘密。你将了解那些可能会阻碍你进步的常见问题，发现燃烧更多脂肪的方法，掌握彻底改变自己身体的秘诀。接下来，你将跟随我，一步步地学习为期 28 天的训练计划——"新身体 28"计划。它将让你以正确的方式开始，并为迎接即将到来的美妙结局做好准备。

协同效应：成倍提高减脂速度的秘诀

"减肥 80% 要依靠饮食！"这是在减肥人士间流传的司空见惯的说法。尽管这种说法不那么严谨，但平心而论，饮食的确是减脂过程中最重要的影响因素。因为无论你的训练计划多么完美，如果没有制造出热量缺口，减脂就无法实现。减脂目标的实现与正确摄入营养这一细节密切相关。但是，如果你足够聪明，不仅希望减脂，还希望获得更好的身体成分和持久的减脂效果，那么重量训练就是与饮食同等重要的影响因素。

获得最佳身体状态的秘诀是：制订训练计划时注重并整合全部要素——心理训练、营养供应、有氧训练和重量训练，使各要素协同作用。如果整合得当，各要素不仅可以实现互补，还能彼此增进，这就是所谓的协同效应。它意味着"1 + 1 + 1 + 1"可能不等于 4，而等于 40 甚至 400！

协同效应最好的例子是被称为"能量分配"的现象。当你把适当的营养摄入和重量训练结合在一起时，能量分配现象就会出现。

根据能量平衡法则，如果你的能量过剩，多余的能量就会转化为脂肪储存起来。对于懒惰的人，情况大抵如此。但能量分配现象告诉我们，如果你的能量过剩，但你进行了重量训练，其中部分多余的能量就将被用于肌肉的修复和生长。想象一下，两个人执行相同的饮食计划，产生相同的热量盈余，一个人在健身计划中加入了重量训练，而另一个人则没有，那么会出现什么样的结果呢？很显然，没有安排重量训练的人会变胖，安排了重量训练的人不仅不会变胖，还能得到更加发达的肌肉！

你看，两个人执行相同的饮食计划，产生同样大的热量缺口，一个人安排了重量训练，而另一个人没有。根据能量平衡法则可知，他们都能减重，但问题是：他们减掉的体重来自哪里。没有进行重量训练的人会失去瘦体重，安排重量训练的人会失去脂肪并保持其瘦体重，甚至可能还会增长一点儿肌肉。

两个人的饮食相同，却得到了完全不同的结果，这进一步印证了减脂和改变身体成分不是一回事。改变身体成分需要的不仅仅是热量摄入小于热量支出，还需要你的身体知道自己该如何利用这些热量。

减脂是一个能量平衡的过程，改变身体成分则是能量分配的过程。你的遗传背景、激素水平、生活方式、食物选择都能影响能量的分配，但最大的影响来自重量训练。你喜欢看到摄入的营养被运送到肌细胞中促进其生长和恢复，而没有被塞进脂肪细胞转变为脂肪吗？那就马上把良好的营养摄入与重量训练结合起来吧！

重量训练如何帮助你变瘦

重量训练可以加速减脂的原因显而易见——能够消耗大量热量。但这一点总是被人忽视。相比有氧训练，重量训练完全有可能消耗更多的热量，尤其是当你完成大量的高能耗练习，比如深蹲、弓步、划船、推举、硬拉和其他复合举重练习时。

重量训练带给你的更大惊喜是：它可以提高代谢水平。虽然现在健身杂志经常会提及"后燃效应"，人们对它的认识也日益深入，但大多数人仍认为这种效应只来自间歇训练。事实上，重量训练至少可以产生与有氧训练等同的代谢促进效果。从短期来看，修复在训练过程中造成的肌肉损伤以及生成新的肌细胞，需要高水平的能量投入；从长期来看，瘦体重的增长会带来代谢水平的稳步提高，也就是说你的瘦体重比例越高，你的代谢率就越高。

> **要点速览**
>
> 渐进式阻力训练，也就是举重训练，是你可以利用的最强大的改变身体成分的工具。重量训练搭配适当的营养摄入，能够比其他任何形式的单一训练更快地燃烧脂肪和重塑身体。如果你对如何开始训练心存疑虑，那么请从阻力训练开始，然后逐步加入有氧训练和其他类型的训练。

为什么减脂方案应把重量训练放在首位？

多年以前，重量训练没有得到应有的尊重。举重运动员被很多人视为怪人或怪胎，运动员进行举重训练也得不到鼓励。人们认为重量训练会让人行动迟缓、肌肉僵硬，并会引发高血压。有一段时间，医疗机构甚至为了提倡有氧训练而宣扬应避免进行重量训练。

现在，世界级运动员都在认真地进行重量训练。每一支职业运动队都配有专门的力量和体能教练。医生也建议，为了拥有健康的心血管、结实的骨骼以及延缓随着年龄增长日益显现的肌肉减少的趋势，部分患者应进行重量训练。心理学家则向患者推荐重量训练，从而帮助其建立自信，甚至用来缓解抑郁症的症状。1990 年，美国运动医学会发布了最新声明，证实重量训练可以降低心血管疾病的发病风险，从长期来看，对健康有益。

科学界、医学界和体育界开始支持重量训练是个好消息，但遗憾的是，在以反复无常著称的健身界中，很多重量训练大师走向了另一个极端。他们声称重量训练是人们唯一需要的训练，有氧训练是毫无价值甚至对人有害的。

毫无疑问，与只进行有氧训练相比，在训练计划中加入重量训练在改善身体成分方面的效果强得多，但只进行重量训练也存在很多弊端，就像安排了过多的有氧训练会阻碍力量和爆发力的增强以及肌肉的增长一样。只有安排得当，有氧训练和重量训练才能相辅相成、双剑合璧，以最快的速度实现减脂和改变身材的目标。

关于重量训练的十大谣言

乍看起来重量训练有些令人生畏，而且有很多相互矛盾的信息让人心生疑虑，所以关于重量训练的谣言数不胜数。在这些谣言中，有 10 个是最有害的，它们阻碍了很多人在健身的道路上取得进步。

谣言 1：如果减脂是你的目标，而你没有时间同时进行重量训练和有氧训练，那你应该只安排有氧训练

重量训练是一种十分强大的健身和抗衰老的工具，因此也是一种你永远不应舍弃的训练。重量训练可以燃烧脂肪、增强力量、维持或增加瘦体重，而有氧训练不具备这些优势。没有重量训练的话，普通人和健身模特就不会有身材上的差别。因此，如果时间充裕，你应同时安排重量训练和有氧训练；如果时间有限，你应当优先选择重量训练。说到这里，请允许我再占用 1 分钟讨论一下时间问题。

"没有时间"不是理由，只能算一个借口。那些看上去有更多时间的人，并非真的不忙，而是他们更擅长划分事情的优先等级，效率更高罢了。如果你说自己现在有其他事情需要优先考虑，那么你是诚实的；但如果你说自己没有时间去解决这个问题，就不太真诚了。许多人为了健身，早上 5 点就起床，因为这是他们唯一能够安排训练的时间——剩余的时间要用来完成工作和照顾家庭。因此，最忙碌的人往往比其他人做得更多，因为他们的时间表迫使他们如此。如果他们都可以做到，你也应该可以做到。

谣言 2：你应该减掉所有脂肪，然后开始重量训练

那些体重超标极其严重、行动不太方便的人，首先需要关注的的确应该是通过调整营养摄入来减掉脂肪，但如果身体状况允许你安全地完成动作，你就没有必要等待，可以直接从重量训练中获得巨大的收益。几乎任何人都可以从步行开始进行有氧训练，所以任何人也可以从基础的举重练习开始增强力量。无论何时开始，养成好习惯永远不晚。

通过节食和有氧训练或者单纯依靠节食都可以减脂，但许多这样做的人发现，他们并没有像自己曾经认为的那样获得完美的身材。他们可以穿上较小号的衣服时，仍不希望别人看到他们衣服遮掩下的身体。不想让自己看上去软弱无力且缺乏运动能力的最好办法就是尽快安排重量训练。既然早晚都要接受重量训练，何不一开始就将其纳入计划之中？通过这样的训练拥有更强壮、更有力的运动型身体，岂不更好？

谣言 3：为获得好结果，你必须去健身房

最好的训练场所是可以让自己得到最好的锻炼并能帮助自己一直坚持下去的地方。我 14 岁开始训练时，训练地点是父母的车库。除了杠铃、哑铃、深蹲架和阿诺德·施瓦辛格的书，没有其他器械和指导人员。我在那里训练了 6 个月，然后才选择了一家健身房，因为我喜欢可以接触到所有器械的感觉以及和很多人一起训练时彼此激励的氛围。

黄金健身房最初被称为"健美运动员的健身房"，因为那是阿诺德最初训练的地方，也是几十年来我一直最喜欢的连锁健身机构（我甚至在那里有过短暂的执教经历）。它是我喜爱的健身场所，并不代表你也要选择它。无论选择哪里，只要你找到了合适的健身房，它就可以成为你的第二家园。你会在那里结识很多支持你实现新目标的朋友和训练伙伴。

在家里训练的好处是方便、私密性好，并且能为你省下大把银子。如果在家里训练能帮助你更好地坚持计划，那么不去健身房也没有任何问题。即使你的计划需要使用器械，你在家里也很容易找到其他替代练习。

如果你选择在家里训练，只用哑铃就能完成数百种练习。再添加一组杠铃和一条角度可调（可以从水平到倾斜，再到垂直）的长凳，你又可以做数百种练习。如果家里有足够大的空间，你还可以为自己的家庭健身房配备练习引体向上的单杠、

练习屈臂撑的双杠、深蹲架和高低位滑轮组钢索拉力机。相比那些在深夜电视广告中推销的花哨的器械，这些简单的器械能够让你得到更多益处。

谣言 4: 如果进行重量训练，你会变得十分笨拙

大多数健美运动员，包括我在内，都希望拥有更多肌肉。虽然现在年纪有些大，但我仍然在为此努力，因为增长肌肉是一个缓慢而艰难的过程。只有最具遗传天赋的中胚型人士可以轻松增长肌肉。初学者很容易增长肌肉，但这种快速增长的趋势很快就会变得缓慢。对睾酮水平较低的女性来说，增长肌肉的难度更大。

尽管我一再强调：每增长一点儿肌肉都可以算是取得了一场艰辛的胜利，但很多人仍然担心自己的身材会因肌肉增长而变得过于"巨大"。我认为，这种恐惧主要源自对职业健美运动员的误解。人们在看到健美运动员的大块头后很容易产生"重量训练会把我也变成他那个样子"的想法。但他们没有意识到的是，他们眼前的这些人是以饮食和训练为全职工作的，有些人甚至服用了类固醇。因此，即使拥有奥运选手的遗传天赋，你也不会一觉醒来就发现自己长出了新的肌肉。

当你掌握了训练的艺术后，你完全可以控制自己的身材。你是一位艺术家，而你的身体就是你的杰作。有氧训练会帮助你消除脂肪，去掉你不想要的部分；重量训练会帮助你增长肌肉，增加你想要的部分。你可以根据自己的意愿精确地"雕琢"自己的身体，成为一位"身体雕塑家"。记住，单纯依靠饮食的话，你无法获得任何的"雕塑"效果。

谣言 5: 如果你停止重量训练，肌肉就会转化为脂肪

如果你停止重量训练，肌肉就会萎缩；如果你摄入热量过多，体脂就会增加。因此，停止训练后好像"肌肉变成脂肪"。其实并非如此，因为肌肉和脂肪是两种不同类型的组织，不可能相互转化。

这种误解可能源自对退役运动员身材变化的片面理解。精英运动员每天都会进行长时间、高强度的训练或比赛，同时消耗大量热量。运动生涯结束后，他们的运动量会急剧减小，如果食量没有相应减小，那么很快就会产生大量热量盈余，身体就会开始囤积脂肪。肌肉萎缩的同时体脂增加，所以才给人一种"肌肉变成脂肪"的错觉。

本书提供的训练计划旨在帮助你树立长期的愿景，形成可以长期坚持的习惯。如果你能够使训练成为你新生活的一部分，那你永远不必担心肌肉萎缩和体脂率升

高的问题出现。如果由于受伤或生活方式改变，你的活动量突然减小，你首先要做的就是基于新的活动水平重新计算热量收支情况并调整食量。

谣言 6：如果你进行重量训练，会因肌肉僵硬而变得不灵活

变得不灵活最"可靠"的方法是整天坐着不动。如果你选择全幅度的练习，那么重量训练实际上可以提高你的灵活性。我见过体重 230 磅（104.3 千克）、肌肉结实的男性健美运动员把劈叉动作作为其摆姿动作之一。至于女性，如果你观看"健身奥林匹克"（Fitness Olympia）这样的专业健身节目的话，就会看到一些世界上最灵活的女性运动员是怎么做的。

如果提高灵活性是你的健身目标，那么你可以在训练结束前做一些拉伸，着重放松肌肉紧张的部位。如果没有太多时间，你可以在训练的间隙进行拉伸。有些人将瑜伽添加到每周的训练计划里，从而获得更高的身体灵活性，这也是个不错的方式。但是请记住，瑜伽是重量训练很好的辅助性训练，但不是替代性训练。

谣言 7：女性的训练必须不同于男性

大多数女性都希望自己变得更健康、更结实，而非块头更大。而实现这一目标最好和最快的方式与男人获得"肌肉发达"的外形的方式是相同的——进行重量训练。肌肉要么变得更强壮、更发达，要么维持现状或萎缩，没有所谓的适合女性的能塑造出"柔和的肌肉线条"的练习，那只是某些人为了炒作创造出来的概念。

如果有越来越多的女性参与到重量训练中，我认为这是一件好事。假如女人能像男人一样做深蹲、弓步、划船、推举和硬拉，那么她们获得的益处远远比不进行重量训练或使用 3 磅重的粉红色哑铃完成所谓的"柔和练习"要多得多。

谣言 8：你必须每天进行几小时的重量训练才能获得很棒的身材

你可以在 60 分钟或更少的时间内完成一次有效且全面的重量训练。虽然有些人（比如竞技运动员）会由于各种原因训练更长时间，但重量训练的时间并不总是越长越好。对普通人来说，短暂的、高强度的训练通常就可以取得很好的效果，持续时间过长或安排过于频繁的重量训练，效果往往会适得其反。

如果你的时间有限，你就要尽可能努力、高效地完成训练。最常用的方法是在保持或提高训练强度的同时减少练习的种类。你还可以使用"超级组训练法"，就是不间断地进行两种练习，或者减少练习间的休息时间。这些技巧可以帮助忙碌的

人在 30~45 分钟内取得卓越的成果。

谣言 9：重量训练会让你反应迟钝、运动能力下降

更强壮的肌肉可以更快速地收缩，从而产生更强的爆发力，所以重量训练会让你成为更快、更强、更优秀的运动员。几乎所有运动项目的运动员都依赖于重量训练来提高其运动成绩，短跑运动员就是一个典型的例子。作为世界上奔跑速度最快的人，大重量举重是他们训练的重要组成部分。

一些强烈支持重量训练的力量教练和运动员都知道，只有错误的训练才会让训练者失去"功能性"。"功能性"现在已经成为健身界的流行词，但其定义却一直非常模糊。通常意义下的"功能性"指日常生活中良好的运动能力和运动表现。因此，你应该以一种能够提高自己"功能性"的方式进行训练。

如果你是一名运动员，可能需要针对你的运动项目制订专门的训练计划，这需要向你的教练咨询以获得富有指导性的建议。拥有力量和优秀的运动表现是运动员最高的追求，拥有良好的形象、变得更健康是普通人训练的最大动力。但它们绝不是非此即彼的关系。只要采用"燃烧脂肪，喂养肌肉"训练计划，你就可以同时拥有这一切！你可以在变得更强壮、更健康、机体功能更强的同时，拥有令世人着迷的身材。

谣言 10：只有你面对重量训练时会不知所措、不舒服、迷茫或无法确定从哪里开始

在这个互联网时代，你只要动动指尖就可以获得来自世界上各领域专家提供的知识。但同时，你也会比以往任何时候都更容易淹没在相互冲突的观点和冗余的信息海洋中。因此，开始时感觉有点儿困惑或不知所措是很正常的。但随着你深入阅读本书，你会发现自己感觉越来越轻松。因为那些需要花费几个月甚至几年时间上网查找并整合在一起的知识，你都能在本书中找到。同时我也可以向你保证，这些信息都是有科学依据并且经得起实践检验的。

即使有可供执行的靠谱的训练计划，还有值得信赖的教练提供指导，大多数人在第一次走进健身房进行重量训练时还是会感到有点儿恐慌，尤其是在有其他人在场的情况下。"我会去健身房训练，但在此之前我必须减肥。"我已经忘记自己听过多少次这种话了。它颇具讽刺意味，可能会引人发笑，但的确有很多人是这么想的，也许其中就包括你。有一点你必须明白：进行重量训练的初始阶段出现不适感是很

正常的，这种感觉不只会出现在训练中，也会出现在其他全新的尝试中。第一次做任何事都可能让你不太舒服，但走出舒适区是每个人成长的必经之路。

"燃烧脂肪，喂养肌肉"重量训练的九大原则

现在你已经了解了重量训练对减脂的重要性，并且已将那些误解带来的困扰一一消除。那还等什么？现在就开始"燃烧脂肪，喂养肌肉"重量训练计划吧！

首先，你要了解重量训练的原则。时尚元素每年都在变化，但核心原则永远不会改变。只要你在核心原则的基础上制订自己的训练计划，就永远不会出错。

如果你从未进行过重量训练，那就从入门计划开始。之后，我将为你提供全新的"燃烧脂肪，喂养肌肉"方案中的旗舰训练计划——"新身体28"计划。

原则 1：采用渐进式超负荷训练模式

渐进式超负荷是所有训练计划取得成功的首要原则。超负荷意味着，只要有可能，你就要用举起更大重量、每组动作重复更多次、在更短时间内完成同样的训练以及其他你的身体尚未适应的方式来增大训练负荷。换句话说，超负荷意味着你为了进步和创造新的个人纪录而采取行动。

任何类型的渐进式超负荷都能刺激身体进入积极的适应状态——逐渐升高的难度，是你增长肌肉、增强力量的法宝。对初学者来说，一般不建议每次训练都增大重量，但每周增大一些还是很常见的。随着自身力量的不断增强，你进步的速度也会自然地慢下来，逐渐进入一种每次或每周训练只能小幅增大重量的缓慢进步的状态，创造个人纪录的次数也会随之减少。不过，你不断挑战自我、不断取得进步、不断接近自己目标的状态始终不会改变。

确定动作重复次数范围（如8~12次）有助于指导你合理训练。当你能够完成的每组重复次数达到了你设定的范围上限时，说明你需要增大重量了。首先增加重复次数，然后增大训练重量，这被称为"双渐进法"。

这里我以负重深蹲为例，为大家提供一个渐进式超负荷训练计划以供参考（参见表16.1）。

表 16.1　负重深蹲训练计划

训练重量（磅）	每组重复次数	进展及调整情况
225	8	从重复次数范围的下限开始
225	9	重复次数增加 1 次
225	10	重复次数增加 1 次
225	11	重复次数增加 1 次
225	12	重复次数达到范围上限，需增大训练重量
235	8	重新从重复次数范围的下限开始
235	9	重复次数增加 1 次
235	10	重复次数增加 1 次
235	11	重复次数增加 1 次
235	12	重复次数达到范围上限，需增大训练重量
245	8	重新从重复次数范围的下限开始

以上是理想状态下的训练计划，但你的进步情况应该不会是这种线性的。通常情况下，你可能在经历一段较短的快速进步期后进入平台期；也可能前进了 3 步，然后横向跳了一步（没有进步，也没有退步），甚至后退了一步。因此，你必须在训练中保持足够的耐心，等待自己的进步。

当快速进步期结束后，大多数人会因为不能确定需要多长时间才能增长哪怕最少量的肌肉或力量而感到沮丧。此时是最考验训练者毅力的时候：唯有稳扎稳打，才能赢得这场比赛的最终胜利。你一定要用记训练日志的形式持续追踪自己的进展，这样每年回顾时，你才有可能为自己创造的一个个纪录以及业已达到的高度感到惊讶不已。

走过场是进步的致命杀手。一遍又一遍敷衍地重复相同的练习，可能会让你维持现状，但绝不会带来进步。如果你感觉训练效果出现了停滞，也就是说你在训练上投入了时间和精力，却没有得到任何正向的结果，那你就要问问自己，是否坚持了渐进式超负荷的原则。

"我去健身房不是为了维持现状，而是为了得到提升。如果我想要进步，今天就必须超越之前，做之前从未做过的事情。"把这段话写在便利贴上，时刻提醒自己。同时要记住：虽然不能每次训练都达到最佳状态，你也不可能无限度地增大训练重量，但只要你形成一种期待持续进步的思维方式，并且难以容忍停滞不前的状态，你的训练就会更具挑战性和激励性，也会令你更加兴奋，从而帮助你取得最好的效果。

原则 2：关注训练强度

训练强度反映了你在训练中付出努力的程度，也可以理解为训练的艰苦程度。如果你选择的重量合适，那每组最后的 2~3 次重复完成起来应该很困难。你会感到疲劳、燃烧感加剧、器械变得越发沉重。如果你的重复次数范围是 8~12 次，但你在完成上限的 12 次时仍感觉很容易，那说明重量太小了，训练强度不够。如果你在还剩三四次或更多重复次数时就坚持不下去了，说明训练强度有些高，需要降低。当然，你一定要判断清楚是真的坚持不下去了，还是你不愿挑战自我，不想强迫自己通过肌肉燃烧和达到疲劳的"快乐痛点"完成最后的几次重复。

如果你继续完成一组练习后，感到精疲力竭，那么你就达到一个无法再完成哪怕一次重复的节点。在举重运动员的术语中，这是所谓的"力竭"。训练者是否应该强迫自己努力到如此地步，目前还是一个极具争议的话题。运动科学告诉我们，训练至力竭可以增强肌纤维的超量恢复能力、肌肉张力、代谢压力，促进合成代谢激素的释放，这些都可以更好地促进肌肉增长。但需要注意的是，总是训练到力竭的地步可能导致过度训练和心理倦怠。因此，还是建议你坚持运用渐进式超负荷原则，这样无论你是否训练至力竭，都能持续地取得进步。

关于训练强度，最理想的做法是在你的训练周期中加入部分强化训练（训练至力竭）。在没有达到过度训练程度的情况下，训练至力竭的确有助于你取得更好的训练效果。如果你决定训练至力竭，一定要确保安全，不要独自训练，否则你可能会被困在杠铃下面或遭遇其他麻烦。当你需要这样做的时候，最好找一名保护者在一旁守候，总之绝不能因训练而受伤。

原则 3：选择最佳阻力（训练重量）

"阻力训练"是一个通用术语，一般指举起各种重物或对抗任何形式的阻力的训练。阻力的来源多种多样，你的体重、弹力带、杠铃等都包括在内。重量训练的一个优点是能够精确地测量和监控配重的重量（可以精确到磅），阻力训练也不例外。训练重量是否合适直接决定了你能否顺利取得预期的效果。

确定最佳训练重量的传统方法是测量单次最大重量（1RM）。也就是说，你只能举起一次的最大重量就是你的单次最大重量。当你知道了自己的单次最大重量后，就可以根据该数值设置自己的训练重量了。传统的对应关系一般是这样的：

1RM 的 70% 或更小：小重量；

1RM 的 70%~85%：中等重量；

1RM 的 85% 或更大：大重量。

这种测量与估算方法至今仍被广泛应用于重量训练项目中，但有些人不想进行单次最大重量的测试，也可以用最大重复次数范围来确定训练重量：

每组最大重复次数范围为 4~7 次，表示重量较大，适合重量训练；

每组最大重复次数范围为 8~12 次，表示重量适中，适合增肌训练；

每组最大重复次数范围为 13~20 次，表示重量较小，适合耐力训练。

本书中的训练计划与其他训练计划的不同之处在于，我们的组数和每组重复次数是组合出现的。这种组合训练计划可以帮助你取得最好的整体效果，因为它同时满足了获得更大力量与增长更多肌肉的要求。

偶尔在训练计划中加入一些较小重量的训练，有助于关节得到休息、增强肌肉耐力，还可以促进血液循环。但绝不能放弃大重量训练，因为小重量训练比较容易完成，有可能出现重复次数过多的现象，这对获得清晰的肌肉轮廓没有帮助，也不能燃烧更多的脂肪。

原则 4：确定每组重复次数

基于你的目标或希望取得的效果，你要确定每组练习的重复次数。选择中等重量，重复 8~12 次的训练对增肌来说比较理想。如果你想增强肌肉耐力或肌肉泵感（血液加速流入肌肉时的感觉），那么重复 13~20 次的训练更为合适。为了变得更加强壮，运动员的举重训练的每组重复次数一般在 4~7 次之间（参见表 16.2）。

大多数人都希望同时获得力量和肌肉，所以我才将组数和每组重复次数进行了多种组合，从而使计划更加合理。你可以在同一训练日中选择不同的组合方式，也可以在不同训练日交替使用不同的组合方式。我建议你的计划要同时包含上面提到的两种训练方式，设立自己的"重量训练日"和"增肌训练日"。

最简单、最容易上手的入门方法当然还是选择一种组次和每组重复次数，比如 3×（8~12），也就是做 3 组，每组重复 8~12 次，或者像我的增肌入门计划那样重复 10~15 次。

设置重复次数范围是为了让你知道什么时候需要增大负荷，帮助你正确地运用渐进式超负荷原则。

表 16.2　每组重复次数水平

重复次数等级	重复次数范围	重量	收益
低	4~7	大	最大限度地增强力量
中	8~12	中	最大限度地增肌，部分增强力量
高	13~20	小	增强肌肉耐力、促进代谢、小幅增强力量

原则 5：确定最佳训练量

毫无疑问，如果训练强度足够高，每种练习只做一组就能产生预期的效果。但近些年越来越多的研究证实了我和其他来自一线的运动员通过实践获得的经验：每种练习都完成几组才是最佳方法。詹姆斯·克里格（James Krieger）在《力量与体能研究杂志》上发表的一篇综述性文章认为：与单组练习相比，多组练习的增肌效果提高了 40%。

一直以来，每种练习做 3 组是最常用的训练方法，但这也不是说你不能每种练习做 2 组或 4 组。而且，每种练习做 5 组、每组重复 5 次的组合实际上是最受欢迎的重量训练方案之一。

如果每组训练的重复次数过少，可以通过增加训练组数来保持总的训练量。训练的总组数也会因锻炼的身体部位的不同而发生变化。例如，背部肌群这样的大肌群可以承受比肱二头肌这样的小肌群更大的训练量。

原则 6：保持最佳的休息时间

一般而言，组间休息可以根据主观感觉分为 4 个等级：很短（30 秒）、短（1分钟）、中等（2 分钟）以及长（3 分钟）。如果你的训练目标是增肌，那么根据经验，组间休息 60~90 秒的效果较好。这段时间足够你来恢复力量和运动能力，使你不会因为上一组训练过于疲劳，并足以完成接下来的训练。如果你的训练目标是增强力量，那么你最好将组间休息的时间延长到 2~3 分钟。这样可以让你恢复得更加充分，以便你以最大的力量完成接下来的训练。

组间休息时间不能过长，否则你的身体会"冷"下来，运动的最佳状态也会消失。如果愿意，你可以使用腕表或计时器，但实际上没有必要精确计算组间休息时间。只要记住一般规律，尽可能地接近设定的休息时间即可。

在某些情况下，把组间休息时间缩短到 30 秒是有益的。因为缩短组间休息时间可以节省训练时间，使你在更短的时间内完成更多的练习，相当于提高了训练强度。这种做法不仅能让你在更短时间内消耗更多热量，还能在不增大训练重量的情况下实现渐进式超负荷训练。其缺点在于：短暂的组间休息不足以使身体完全恢复，并且会显著减小你可以使用的训练重量，而这不利于增强力量。

如果将不同练习的组间休息时间都去掉，每次的训练就变成循环训练。循环训练从体能调节和时间效率的角度来看是有益的，但这种训练不是真正的重量训练，更像负重有氧训练。在"新身体 28"训练计划中，我们会要求独立完成有氧训练和重量训练，只有"超级组训练法"要求连续完成两种训练，且二者之间没有休息时间。在我的训练计划中，我为手臂训练安排了"超级组"。对那些想要更快完成训练且不介意折中方案的忙碌人士来说，减少组间休息时间并适当增加"超级组"，是非常有效的策略。

原则 7：掌握最佳训练节奏

训练节奏指每次完成重复动作的快慢。为了便于你理解，我把动作分为两个阶段来描述：举起阶段（向心阶段）和放低阶段（离心阶段）。

动作的向心阶段指的是你举起负荷，同时肌肉收缩变短的过程。例如，当你向上发力弯举杠铃时，你的肱二头肌收缩变短，这就是动作的向心阶段。向心阶段应当在控制范围内迅速完成——根据练习的种类，完成向心阶段通常需要 1~2 秒。在一组练习快结束时，你的肌肉会变得疲劳，此时为了努力完成最后的几次重复，动作变慢是正常的。

动作的离心阶段指的是你放低负荷（或回到起始动作），同时肌肉放松伸长的过程。如果你在放低负荷时慢一点儿，就有助于增强力量和增长肌肉。典型的离心阶段需要 2~3 秒完成，这意味着你要比举起负荷的时候更慢一点儿。一定要记住：对抗重力，缓慢放下负荷，而不要快速地放下。

有些教练声称以超级慢的速度完成每次的重复效果更好。按照他们的要求，完成每次重复可能需要 10 秒甚至 15 秒。乍一听，这似乎是个好主意，但其实动作太慢只会适得其反。除了训练时间延长外，超级慢的训练方式最大的问题是你只能使用很小的重量来训练，而这根本无法让你的身体达到你想要的肌肉适应状态。

原则 8：求新求变

定期改变训练的整体结构和练习项目，可以对身体施加不同的刺激，从而避免训练者感到无聊和失去动力。而且，这样做还可以帮助训练者避开平台期，保持持续的进步。

在进步曲线变得平缓之前，初学者可以用相同的训练内容连续几个月取得进步。但训练时间越长，身体的调节能力就越强，身体适应新刺激的速度也就越快，而你在这种情况下，只能从频繁的改变中获得更多的收益。

事情总有两面性，在训练中引入变化能够让你进步，但另一方面，过于频繁地改变练习项目会使你无法保持训练的连贯性，每种练习都缺乏足够的时间帮助你取得进步，这样你就无法获得最佳的重量训练效果。更严重的是，你将无法判断哪种练习对你有效，哪种练习对你无效。

因此，在每次训练中加入一些变化可以获得潜在的益处，但也不要频繁和随意地改变。你应充分榨干一种训练计划或练习项目的全部价值，再转换到下一种计划和练习项目。只要仍能取得进步，你就可以继续沿用自己的训练计划和练习项目。实践表明，初学者应遵循入门训练计划并至少坚持3个月，然后每12周进行一次较大幅度的调整，包括更换一些练习，尝试新的训练策略等。随着训练年限的增加、经验的增长以及进步速度的趋缓，可以每4周调整一次。

原则9：使训练周期化

使训练周期化意味着，你永远不会在不知道要做什么以及你的训练目标是什么的情况下进入健身房。更明确地说，使训练周期化意味着制订特定形式的训练计划（如模块、阶段或循环等），并定期调整训练变量，从而最大限度地增强力量和增长肌肉，避免进入平台期，减少受伤的可能。使训练周期化的另一个好处是，使你保持对训练的兴趣，防止无聊或倦怠的情况发生。

使训练周期化通常需要将训练重量、每组重复次数、练习项目和训练强度等进行轮换调整或定期改变。这听起来可能有些复杂，但"燃烧脂肪，喂养肌肉"方案会使周期化变得简单易行。

我们会在为期4周的训练模块中循环安排不同的训练强度，轮换使用不同的练习项目，改变每组重复次数的范围。我们会交替安排大重量和中等重量的训练，还会增加一些小重量训练。我们的方案囊括了重量训练和形体训练的技巧，是改变身体成分的理想选择。

你要知道的最重要的事情是：进行了周期化调整的训练计划比没有进行周期化调整的训练计划更加有效。

把原则与实践联系起来

本章似乎是很多细节的汇总。任何刚刚接触重量训练的初学者可能都需要在正式开始训练前多次学习和消化本章的内容，因为它们都是最基本的原则，不像那些时髦的训练方式一样，来得快也去得快。即使你是高阶训练者，也可以借鉴这部分内容。

无论你的经验和水平如何，运用上述原则都非常简单。在下一章中我会让你看到如何将它们融合在一起，并成功地运用到实践中。

第17章

"燃烧脂肪，喂养肌肉"
重量训练计划

如果你只有一个理由让重量训练成为你健身生活的一部分，那么
它一定是：这是重塑你身体的唯一方法。试图通过单纯的有氧训练改
造身体，基本上是徒劳的。

——肖恩·菲利普斯（Shawn Phillips）*

从原则到行动

我很高兴地欢迎刚刚接触重量训练和"燃烧脂肪，喂养肌肉"训练计划的男性
和女性朋友们。在上一章中，我们为你消除了阻碍你开始重量训练或最有效地进行
重量训练的误解，还列出了对快速改变身体成分和取得持续进步最为重要的九大原
则。现在，你已经了解了开启训练计划需要的所有信息，掌握了强有力的工具，所
以在这一章中，我们会介绍正式的训练计划，开启你的减脂增肌之旅。

首先，我要再次强调，整个计划都建立在上一章提到的原则的基础之上。因此，
变化将是一种常态。你需要经常改变训练方式，避免进入平台期和感觉无聊。你需
要循环安排各种敏感变量，比如练习项目、训练强度、训练量和每组重复次数范围

＊肖恩·菲利普斯：《终身力量》（*Strength for Life*）作者。

等，以保持进步。但是，这些改变一定要建立在经验和科学的基础之上，不能以流行趋势为导向。核心的原则几十年前就已经在发挥作用，今天和未来仍将继续发挥作用。相信它们，没错的！

在这一章中，我为你提供的是"燃烧脂肪，喂养肌肉"旗舰训练计划——"新身体 28"计划。这个训练计划使用了简单的模板，会把上述所有原则付诸实践。一个训练周期为 28 天，但这并不是说 28 天以后训练就结束了。你可以加入新的变量，通过一个又一个 28 天的周期性重复，不断将你的训练推进到新的水平。

对于初学者，我们将从最简单、最容易上手同时也最有效的训练计划——增肌入门计划开始。实施这一计划，并结合前面提到的营养供应、心理训练和有氧训练的原则，你就能够在第一个 28 天里收获显著的成果。这个计划绝对可以让你享受到初学者独有的快乐——快速取得明显的进步。这必将是最令人兴奋的一个阶段！

增肌入门计划

如果你至少有 3~6 个月的持续训练经验，那么你可以直接执行"新身体 28"计划。如果不是这样，那你就需要从增肌入门计划开始训练了。它对初学者或很长时间没有进行重量训练的人来说，堪称完美。

每周安排 3 次这样的全身性重量训练即可，训练日可以不连续，比如安排在周一、周三、周五或周二、周四、周六（参见表 17.1）。如果你之前从未练过举重，那你在第 1 周可以放慢进度，第 1 个训练日完成 1 组练习，第 2 个训练日完成 2 组练习，第 3 个训练日完成 3 组练习。这样可以给自己一周的过渡时间，使身体适应新的压力，防止出现过度的肌肉酸痛。到了第 2 周，你就可以每次都完成 3 组练习了。

表 17.1　增肌入门计划

周一	周二	周三	周四	周五	周六	周日
全身性重量训练	休息	全身性重量训练	休息	全身性重量训练	休息	休息

所需装备

下面介绍的每一种练习都经过我的精心挑选，不仅包括每个人都必须学习的最有效和最基础的练习（深蹲、硬拉、推举、划船等），还包括我为每种练习设计的变式。这些变式对初学者来说更容易掌握，而且可以使用最简单的器械在家中完成——你需要准备的器械只有哑铃。

从许多层面上看，哑铃（被称为"手持重量"）都是非常棒的自由重量训练工具。它允许训练者自然地、无动作幅度限制地完成动作，从而更多地激活稳定肌，使身体各部位得到均衡锻炼。最重要的是，它适合各种健身目标。哑铃是最好的重量训练器械，永远不会过时，也有资格成为你的首选。

你在健身房和家里都可以使用哑铃。如果家里空间狭小，你可以使用重量固定的固定哑铃。空间大的话可以使用可调节哑铃，随意增减配重片。拥有一对这样的哑铃，你就相当于拥有了整个哑铃架上的固定哑铃。

你可以在任何健身器材商店或体育用品商店以及网店购买哑铃；你可以一次性购买一整套固定哑铃，也可以根据身体变化情况，每次添置一对或两对重量更大的哑铃。如果你计划一直在家里训练，我建议你准备可完全调节角度的长凳，这样当俯卧撑这样的自重练习对你来说很容易完成时，你就可以利用长凳做更多种类的自重练习了。另外，你还需要准备一块软垫用来在地板上练习。

上面所说的就是你需要准备的所有装备。

热身和拉伸

在每次重量训练前进行热身是很重要的。热身可以提高你的体温，增强关节的灵活性，使血液循环加快，为即将开始的训练做好生理和心理上的准备。

传统的热身方式是在有氧器械上活动 5~10 分钟。作为一般的热身活动，这是很好的，特别是对下半身练习来说。另一种选择是进行关节灵活性训练或动态柔韧性训练。手臂画圈、上半身画圈、摆腿、摸脚深蹲起身、弓步等练习不仅可以让你热身，还可以增强之后马上要锻炼到的关节的灵活性和身体的柔韧性。你可以在我的网站免费观看上述以及其他热身动作的演示视频。

为了提高运动表现并降低受伤风险，在开始大重量训练之前，你需要使用较小的重量至少完成 1~2 组不会使身体感到疲劳的热身动作。在没有进行热身的情况下直接进行大重量训练或尝试打破个人纪录，都是很不明智的做法。

进行静态拉伸的目的是增强身体的灵活性，而不是热身。最理想的拉伸时间应该安排在你感到身体发热之后。这就是大多数运动员会在举重训练前进行热身和灵活性训练，而在举重训练后做静态拉伸的原因。

增肌入门计划中的练习

增肌入门计划中的练习非常基础，大多为人们所熟知，本不需要过多讲解，但任何一种重量练习，哪怕只是哑铃练习，也会令初学者望而生畏，所以我还是列出了一些练习，并对其动作进行了详细描述，以便消除大家的恐惧感。更多的训练信息我已经放到了我的网站上，你可以免费查看每一种练习的图片以及更多细节，还可以得到练习列表和记录表作为参考。

1. 哑铃分腿深蹲（大腿练习）: 3 组 ×（10~15 次）

双手分别握住一只哑铃，一条腿向前跨，一条腿在后，做弓步姿势。下蹲，直至后面那条腿的膝盖几乎触及地板。起身，保持前面那条腿略微弯曲，这样可以保持大腿肌肉的张力。

2. 哑铃罗马尼亚硬拉（腘绳肌和下背部练习）: 3 组 ×（10~15 次）

双手分别握住一只哑铃，手掌朝向自己的身体（旋前），悬垂于身侧。直立，双脚分开，间距不超过肩宽。以腰部为轴，上半身缓慢前倾（弯腰）。在弯腰的同时，微微屈膝，使哑铃贴近身体，向地面靠近。在整个过程中核心区保持紧绷，背部保持中正姿势，也就是说背部保持平直，只有下背部微微弯曲（正常生理弯曲）。背部不要拱起。上半身与地面平行后起身，回到直立的起始姿势。

3. 单臂哑铃划船（上背部练习）: 3 组 ×（10~15 次）

上半身前倾至几乎与地面平行。右手握住一只哑铃，左手支撑在长凳、椅子或支架上。右腿后撤一步，左手稳定地支撑身体。右手从手臂向下伸直的姿势开始，把哑铃向上拉到与腰部等高。在整个动作过程中，手掌要始终朝向身体，同时保持抬头挺胸以及背部平直。缓慢放下哑铃，直到右手手臂再次向下伸直并感觉到拉伸。交换手臂，重复。

4. 哑铃卧推（胸部练习）: 3 组 ×（10~15 次）

双手分别握住一只哑铃，身体仰卧在长凳上。手臂在胸部上方伸直，手掌朝向脚的方向。弯曲手臂，将哑铃降到胸部两侧的位置，然后向上推起回到起始姿势。如果你在家里训练并且没有长凳，可以用俯卧撑代替卧推。因为俯卧撑是一种自重练习，所以当每组重复次数达到 15 次而你还有余力时，你可以继续增加重复次数，而非增大重量。

5. 哑铃过顶推举（肩部练习）: 3 组 ×（10~15 次）

坐在长凳或椅子边缘，双手分别握住一只哑铃。开始时让哑铃处在与肩部等高的位置，掌心朝前。将哑铃向上推，直到双臂伸直。慢慢放低哑铃，回到起始姿势。你也可以以站姿完成这个练习。

6. 哑铃过顶臂屈伸（肱三头肌练习）: 3 组 ×（10~15 次）

坐在椅子边缘或站立，双手托起一只竖着的哑铃。从双臂完全伸直、哑铃举过头顶的姿势开始，通过弯曲手肘使哑铃下降到头部后方，然后再次伸直手臂，把哑铃推举回头部上方。

7. 哑铃弯举（肱二头肌练习）: 3 组 ×（10~15 次）

站立，双脚间距与肩同宽（也可坐在长凳或椅子边缘），双手掌心朝上分别握住一只哑铃，前臂与地面平行。同时向上弯曲前臂，使哑铃上升至与肩部等高。短暂保持姿势并用力收缩肱二头肌后，缓慢放低哑铃，回到起始姿势。在整个过程中要保持躯干挺直，避免向后倾斜。

8. 哑铃单腿提踵（小腿练习）: 3 组 ×（10~15 次）

右脚前脚掌落地，单脚站在一级台阶、一块木板或一本厚书的边缘。右手握住一只哑铃，自然悬垂。尽可能高地踮起右脚。当你感觉右侧小腿有轻微的拉伸感时，放低脚跟，回到起始姿势。完成设定的重复次数，换左脚重复练习。

9. 平板支撑（腹肌／核心区练习）3 组 ×（10~15 次）

两侧前臂放在垫子上，支撑起身体，让身体距离地面几英寸（1 英寸等于 2.54 厘米）。身体绷直，保持 30 秒，头和脚要在一条直线上。每周增加 10 秒的持续时间，直到你做平板支撑可以坚持 1 分钟（如果你表现突出，可以坚持更长时间）。

10. 卷腹或自行车卷腹（腹肌练习）: 3 组 ×（10~15 次）

平躺在垫子上，屈膝，双脚平放在地板上。双手放在头后，抱头。用力收缩腹肌，依次将头、肩部和上背部抬离地面。为了避免颈部承受过大压力，不要使劲牵拉头部后侧。为了使腰部两侧的腹斜肌得到更多锻炼，你可以做自行车卷腹的变式——在卷腹的同时扭转身体，用一侧手肘去触碰另一侧的膝盖。

调整训练重量和重复次数

在上一章中，我解释了如何选择合适的重量（原则 3）。选择合适的重量非常重要，因为取得进步的关键在于制造合适的阻力。请记住，你可能需要在几组练习，甚至几次训练后才能确定初始的训练重量。

设定每组重复次数范围后进行训练有助于你选择合适的训练重量。如果你每组重复次数范围是 10~15 次，那么你至少应该能够完成下限的次数（10 次）。举个例子，如果你只能完成 6 次，那说明选择的重量太大了；如果你能轻松完成上限的次数（15 次），那说明选择的重量对你而言太小了，你应该增大重量。

在入门阶段，对大多数训练者而言，所有练习都需要安排较多的重复次数（10~15 次），因为这会让你有更多的机会正确掌握动作，并让你的神经系统充分熟悉新的动作模式。

进入下一阶段的合适时机

前 3 个月，你可以执行入门训练计划。有些人觉得相同的练习连续练 2~3 个月很乏味，因此，如果你觉得在第 1 个月或第 2 个月后你的进步停滞了，或者你失去了动力，可以更换一些练习。如果你享受现有的训练，并且训练重量或每组重复次数还在增长，那就继续坚持做同样的练习。如果这种简单的全身性训练适合你，能够让你持续取得进步，那么把训练时间延长到 6 个月甚至更久都没有任何问题。不过，你需要继续坚持渐进式超负荷、适时调整训练强度和引入变化等原则。每 4~12 周将练习轮换一次，你就能够从周期化的安排中受益。交替安排大重量和中等重量的训练，或者把每周的 3 个训练日分别设置为大重量训练日、中等重量训练日和小重量训练日，这些都是值得推荐的做法。

经过 3 个月的入门训练，你就可以着手实施"新身体 28"计划了。

"新身体28"计划

大多数人对拥有重量级健美运动员那样的块头不感兴趣，也不打算晒黑、在聚光灯下摆出各种姿势，或在舞台上穿着比基尼做展示。但我从来没有遇到过对保持苗条身材、塑造线条更分明的身体不感兴趣的人。基于这一点，我开发了"新身体28"计划。

"新身体28"计划借鉴了健美运动和健身运动中最有效的技术（世界上最精瘦、肌肉最发达的人都在使用），并将其与普通训练者的生活方式和训练目标结合在一起。这一训练计划对男性和女性同样有效，既可以在健身房完成，也可以在家里完成（需要一些装备）。你可以轻松地对它进行修改，使其适应你繁忙的日程安排。

按照这个计划训练，你会变得更强壮、更精瘦，彻底改变身材。男性的肌肉将非常发达，身体线条会超级自然，看上去就像《男士健身》杂志封面上的模特或"全天然"的健美运动员。女性则可以塑造出富有曲线美的"结实的身体"，并在所有恰当的地方展现恰到好处的女性肌肉线条，正如你见过的女性健美运动员的样子。

无论你的身体目前处于什么状态，这个计划都能把你的体格水平提升到一个新台阶。即使目前你已经拥有了不错的身材，"新身体28"计划仍然可以为你提供各种挑战。你可以在提高难度的情况下不断重复28天训练周期的练习，并在身体条件允许的情况下不断打破个人纪录，登上新的高峰。而且，我还会为你提供制订专属于你自己的计划的建议，使你的计划更好地适应你的经验和水平。

"新身体28"计划是面向未来的增肌训练计划，也是我从事专业健身工作的这些年里开发的最受欢迎、最有效和最受关注的重量训练计划。多年来，我已经在内部圈子里对其进行了测试和修正，你在本书中看到的是这个计划的最新版本。

所需器械

该训练计划需要使用到杠铃、哑铃和其他重量训练器械。你可以在健身房训练，也可以在家里使用基本的器械进行训练。如果你因为条件所限无法接触到所有器械，也可以用等效的自由重量练习来替代器械练习。例如，你没有用于锻炼肱三头肌的滑轮训练机，做哑铃或杠铃版的肱三头肌臂屈伸也是一样的；如果你找不到锻炼背阔肌的滑轮下拉训练机，可以做哑铃划船、哑铃过顶推举，甚至可以在稳当的桌子下面做反向划船。只要练习项目合适，你甚至可以抛开"新身体28"计划的练习列表，选择你想要的替代练习。

练习项目

你至少要每隔几个月改变一次练习项目和其他训练变量，这样才能为你的身体带来新挑战，并保持训练的乐趣和你对训练的兴趣。

几种非常重要的基础练习，包括深蹲、弓步（分腿深蹲）、硬拉、划船、引体向上、推胸、肩部推举（过顶）等，它们组成了你训练计划的主体，必须掌握。不过，这些练习有很多变式和变量：你可以使用杠铃或哑铃训练、以不同的站姿或握姿训练、使用不同的杠铃杆等。混合做这些基本练习的变式，你一样可以取得基本练习带来的效果。

深蹲、硬拉、划船和推举等多关节复合练习具有最高的热量消耗速率，并能最有效地促进增肌，同时也最具挑战性。像腿部伸展这样的单关节孤立练习以及集中弯举这样的小肌群练习，特别适合健美训练和微调体形的细节训练。虽然它们也可以成为重量训练的一部分，但如果你想避开深蹲等有难度的练习，只选择腿部伸展这样较简单的练习，那肯定无法得到自己想要的结果。

初学者可以在训练中增加一些练习种类，体现渐进式超负荷训练的原则，但更多并不总是意味着更好。例如：某个"新身体28"计划中只有一种肱二头肌练习和一种肱三头肌练习，有些训练者为了将自己的手臂练得像奥林匹亚先生的一样，增加了一种甚至是两种肱二头肌和肱三头肌练习，或者将训练组数翻倍——每周安排4个训练日，2个训练日为一组。其实，这是没有必要的。在所有涉及肩部和胸部的推力练习以及所有针对背部的拉力练习中，肱二头肌和肱三头肌都会得到很多刺激。如果增加的练习种类或训练量过多，必定会耗费很长时间，这非常容易导致过度训练。

下面的表17.2包括增肌入门训练计划和"新身体28"计划中的所有练习。后面我还列出了一些替代练习，你可以根据身边器械的可用情况和个人偏好进行选择。"新身体28"计划更像一个训练模板，当你选择了新的练习项目时，将其插入计划即可。

你可以访问我的网址查看所有练习动作的详细介绍，也可以订阅电子邮件，获取各级别最新的训练计划。

表 17.2　"新身体 28"计划练习项目

股四头肌	腘绳肌	背部肌群	小腿肌群	腹肌 / 核心区
杠铃深蹲	杠铃罗马尼亚硬拉	杠铃划船	站姿提踵	平板支撑
哑铃分腿深蹲	哑铃罗马尼亚硬拉	反手引体向上	坐姿提踵	侧平板支撑
腿举	俯卧腿弯举	背阔肌下拉	哑铃单腿提踵	反向卷腹
	山羊挺身	单臂哑铃划船		拉力器卷腹
胸部肌群	**肩部肌群**	**肱二头肌**	**肱三头肌**	悬垂举腿
杠铃卧推	杠铃肩上推举	杠铃弯举	肱三头肌下压	仰卧举腿（脚趾指向天空）
哑铃卧推	哑铃肩上推举	上斜哑铃弯举	杠铃仰卧臂屈伸	卷腹
上斜哑铃推举	哑铃侧平举	哑铃弯举	哑铃过顶臂屈伸	自行车卷腹
上斜哑铃飞鸟	哑铃俯身侧平举			

替代练习

股四头肌替代练习：深蹲、哑铃深蹲（双哑铃深蹲或高脚杯深蹲）、杠铃弓步蹲、哑铃弓步蹲、保加利亚深蹲、哈克深蹲、坐姿腿屈伸。

腘绳肌替代练习：坐姿腿弯举、单腿弯卷曲、单腿罗马尼亚硬拉、反向腿弯举、单腿俯卧挺身。

背部肌群替代练习：常规硬拉、引体向上、反向划船、哑铃仰卧直臂上拉。

腹肌 / 核心区替代练习：杠铃（或健腹轮）前滚、健身球卷腹、健身球折刀、拉力器伐木。

小腿肌群替代练习：小腿顶推、驴式提踵。

胸部肌群替代练习：上斜杠铃推举、宽握距屈臂撑（"吉伦特"屈臂撑）、拉力器夹胸、水平哑铃飞鸟、器械飞鸟、锤式力量推胸（任意角度）。

肩部肌群替代练习：哑铃直立划船、杠铃直立划船、拉力器直立划船、拉力器面拉（锻炼三角肌后束）、哑铃前平举、杠铃前平举、拉力器前平举、哑铃耸肩、杠铃耸肩。

肱二头肌替代练习：牧师凳弯举、哑铃集中弯举、拉力器弯举、锤式弯举。

肱三头肌替代练习：窄距杠铃卧推、哑铃俯身臂屈伸、拉力器过顶臂屈伸、过顶杠铃臂屈伸（法式推举）、绳索下压、凳上反屈伸。

前臂肌群替代练习：哑铃腕弯举（用一只或两只哑铃）、杠铃背后腕弯举、握力器练习、拉力器腕弯举。

练习轮换机制

"新身体 28"计划与众不同的一大特点就是引入了练习轮换机制。该训练计划实际上包含两套方案，它们会在训练中轮换使用。例如，方案 1 中有反手引体向上，而方案 2 中的替代练习是滑轮下拉。

这一机制可以产生巨大的好处。首先，它能消除无聊感。运用渐进式超负荷原则连续几个月做相同的练习没有任何问题，但这样的训练方式往往会让很多人感到厌倦和无聊。即使仍能取得进步，人们还是会失去动力。两种训练方案轮换使用，可以最大限度地保持训练的趣味性。

轮换做不同的练习还可以避免重复进行超负荷训练造成的伤害。如果你连续几个月都做相同的练习，尤其是训练强度很高时，你的关节很容易损伤。训练导致的关节疼痛很常见，除了交替安排大重量训练日和小重量训练日外，轮换安排不同的练习也有助于减少疼痛的发生。

通过轮换练习，你会接触到不同的器械（杠铃、哑铃、滑轮拉力机等），从不同的角度充分锻炼每块肌肉的每一个部分，这有助于刺激肌细胞大量产生。轮换练习带来的变化还可以帮助你延缓可能导致平台期的肌肉适应状态的出现，帮助你更持久地取得进步。

在"新身体 28"计划中，并非所有的练习都要进行轮换，这让这个计划变得更加容易执行。例如，你在整个训练期间都可以做深蹲这样的基础练习（可以交替变化每组重复次数范围），只交替变化第二种腿部练习。随着你的训练水平提高，你可以轮换安排两套完全不同的练习。

两日分割式训练

"新身体 28"计划将使用两日分割式训练方式。也就是说，训练会被分成"上半身训练"和"下半身 - 腹肌训练"。为什么不再使用全身性训练计划呢？因为在初始阶段结束后，你的身体可以承受很高的训练量，对训练反应良好。此外，有些目标很难通过全身性训练实现，除非你把每次训练都变成长达 90~120 分钟的马拉松式训练。此时将训练分为两部分，能让你有时间在训练中增加训练组数和练习种类。当你不断取得进步时，在训练中加入更多的变化（每组重复次数范围和练习项目等）非常重要。

分割式训练还可以让你更有效地集中精神和保持体力。在一次训练中锻炼全身很容易让你筋疲力尽，但只锻炼一半身体的话，就可以为每个肌群提供更多的能量并保证训练强度。在上半身训练日中，你可以稍稍增大训练量，而由于腿部训练的要求非常高，下半身 - 腹肌训练日的训练量要适当减小。这样也能为你安排全面的腹肌训练留出足够的时间。

周训练计划

"新身体 28"计划要求每周训练 4 次：

训练 1：上半身重量训练和增肌训练；

训练 2：下半身 - 腹肌重量训练和增肌训练；

训练 3：上半身增肌训练；

训练 4：下半身 - 腹肌增肌训练。

表 17.3 "新身体 28"计划一

周一	周二	周三	周四	周五	周六	周日
上半身重量训练和增肌训练	下半身 - 腹肌重量训练和增肌训练	休息	上半身增肌训练	下半身 - 腹肌增肌训练	休息	休息

对大多数人来说，这是一个理想的周计划时间表，因为在第 2 和第 3 个训练日之间有一天休息，这会促进身体的整体恢复。而且，在这个时间表中，周末没有安排训练，这使得计划具有一定的灵活性。你可以根据个人喜好改变每周训练日的具体日期，也可以在两个训练日之间插入一个休息日，把某个训练日安排在周末。

每周 3 天训练计划

如果时间比较紧张，或者你认为每周安排 4 天训练无法令自己完全恢复，那么也可以调整时间表，改为每周训练 3 天。你可以把训练安排在每周任意不连续的日子里，比如周一、周三、周五，或周二、周四、周六。采用"周一、周三、周五"

这个时间表的话，你可以在周一安排训练 1，周三安排训练 2，周五安排训练 3，下个周一安排训练 4，然后重复（参见表 17.4）。

表 17.4 "新身体 28"计划二

周一	周二	周三	周四	周五	周六	周日
上半身重量训练和增肌训练	休息	下半身 - 腹肌重量训练和增肌训练	休息	上半身增肌训练	休息	休息
下周一	**下周二**	**下周三**	**下周四**	**下周五**	**下周六**	**下周日**
下半身 - 腹肌增肌训练	休息	上半身重量训练和增肌训练	休息	下半身 - 腹肌重量训练和增肌训练	休息	休息

周训练计划模板

训练 1（周一）：上半身重量训练和增肌训练

A. 杠铃划船：4 组 ×（4~7 次），组间休息 120~150 秒

B. 反手引体向上：3 组 ×（8~12 次），组间休息 90~120 秒

C. 杠铃卧推：4 组 ×（4~7 次），组间休息 120~150 秒

D. 上斜哑铃推举：3 组 ×（8~12 次），组间休息 90~120 秒

E. 坐姿杠铃肩上推举：3 组 ×（4~7 次），组间休息 90~120 秒

F. 坐姿哑铃侧平举：3 组 ×（8~12 次），组间休息 60~90 秒

G1. 杠铃仰卧臂屈伸：3 组 ×（8~12 次），组间休息 0 秒（"超级组"）

G2. 杠铃弯举：3 组 ×（8~12 次），组间休息 60~90 秒

训练 2（周二）：下半身 - 腹肌重量训练和增肌训练

A. 杠铃深蹲：4 组 ×（4~7 次），组间休息 120~150 秒

B. 哑铃分腿深蹲：3 组 ×（8~12 次），组间休息 90~120 秒

C. 杠铃罗马尼亚硬拉：4 组 ×（8~12 次），组间休息 120~150 秒

D. 俯卧腿弯举：3 组 ×（4~7 次），组间休息 90~120 秒

E. 坐姿提踵：3 组 ×（15~20 次），组间休息 60~90 秒

F1. 悬垂举腿：（2~3 组）×（10~15 次），组间休息 0 秒（"超级组"）

F2. 反向卷腹：3 组 ×（15~20 次），组间休息 60 秒

G. 平板支撑：3 组 ×（30~60 秒），组间休息 60 秒

训练 3（周四）：上半身增肌训练

A. 杠铃划船：3 组 ×（8~12 次）+ 1 组 ×（15~20 次），组间休息 60~90 秒

B. 滑轮下拉：3 组 ×（8~12 次），组间休息 60~90 秒

C. 杠铃卧推：3 组 ×（8~12 次），组间休息 60~90 秒

D. 上斜哑铃飞鸟：3 组 ×（8~12 次），组间休息 60~90 秒

E1. 哑铃肩上推举：3 组 ×（8~12 次），组间休息 60~90 秒

E2. 哑铃俯身侧平举：3 组 ×（8~12 次），组间休息 60~90 秒

F1. 肱三头肌下压：3 组 ×（8~12 次），组间休息 0 秒（"超级组"）

F2. 上斜哑铃弯举：3 组 ×（8~12 次），组间休息 60~90 秒

训练 4（周五）：下半身 - 腹肌增肌训练

A. 杠铃深蹲：3 组 ×（8~12 次）+ 1 组 ×（15~20 次），组间休息 90~120 秒

B. 腿举：3 组 ×（8~12 次）+ 1 组 ×（15~20 次），组间休息 60~90 秒

C. 俯卧腿弯举：3 组 ×（8~12 次），组间休息 60~90 秒

D. 山羊挺身：3 组 ×（8~12 次），组间休息 60~90 秒

E. 站姿提踵：3 组 ×（15~20 次），组间休息 60~90 秒

F1. 拉力器卷腹：3 组 ×（15~20 次），组间休息 0 秒（"超级组"）

F2. 仰卧举腿（脚趾指向天空）：3 组 ×（15~20 次），组间休息 60 秒

G. 侧平板支撑：3 组 ×（30~60 秒），组间休息 60 秒

4 周循环训练计划

这是一个为期 4 周的训练计划，通过每周改变每组重复次数范围、训练重量和训练强度等带来变化。在重量训练和增肌训练日里，主要混合进行每组 4~7 次的大重量训练和每组 8~12 次的增肌训练；在增肌训练日里，则以每组 8~12 次的练习组为主，间或安排一些重复次数更多的练习组。

在本书中，我没有单独安排大重量、少重复次数的训练，因为我的计划的目的是改变身体成分，而不是提高力量型运动的运动水平。虽说如此，本计划其实已经

包含了足够的大重量训练来保证你变得更加强壮。这个为期 4 周的训练计划一定可以帮助你取得进步。

第 1 周：起始负荷

本周使用的训练重量被称为次大重量。例如，你能用 100 磅（45.4 千克）的重量完成重复 10 次的练习组，那你本周只可以选择 90 磅（40.8 千克）的重量来训练。这样的低训练强度意味着，任何练习组都不会让你力竭，你能够轻松完成整个训练。在这一周，你将学习和掌握新的练习和训练技巧。

第 2 周：基础负荷

只要有可能，你就应在每次训练中增大负荷。本周的训练强度中等，这意味着增肌训练会使你达到接近力竭的程度，完成每组练习的最后几次重复会十分困难。

第 3 周：超负荷

你只要能够保持动作标准，就可以在最大重量的基础上增大重量。你的目标是超越上一周的最好成绩。每组练习的最后几次重复完成起来都会非常困难，你可能会在某些练习组中出现力竭的情况。

第 4 周：冲击个人纪录

再次增大重量，超过上一周的最大重量，从而创造新的个人纪录（新的最大重量）。本周是你推动自己取得进步的关键期，训练强度非常高。你会在许多练习组中练至力竭，并且可能无法完成全部重复次数（比如，你的目标是每组重复 8~12次，但最终你只完成了 7 次）。如果你有自己偏爱的高强度训练技巧，比如强制重复或递减组训练，这周可以开始使用。

第 5 周：新一轮训练的开始

你可以为新一轮的训练选择一个新的起始负荷。此时，你已经变得更加强壮，所以起始负荷至少要与上一轮的基础负荷相当。同理，在此后的每一个训练周期，你都要在新的力量水平允许的情况下继续增大训练重量。

完成"新身体28"计划后应该做什么？

"新身体28"计划可供大多数人使用几个月甚至几年，其计划模板和周计划时间表永远不会过时。你只需遵循渐进式超负荷原则，不断挑战自我，创造新的个人纪录，就能利用这个计划取得惊人的成果。

我建议你至少要将"4周循环训练计划"重复3轮。12周后，大多数人的身体明显适应了这样的训练，这就意味着需要做出改变了。这时，你可以在坚持"新身体28"计划指导方针的前提下，更换部分或全部练习。但如果它们仍然对你起作用，你也可以一直练下去。

如果你希望拥有竞技水平的体格，或对健美训练感兴趣，那么你可能需要使用更高级的进阶版计划：3天和4天分部位训练计划。你可以在我的网站和我们仅对私人会员开放的社区网站（www.burnthefatInnercircle.com）了解到更多关于高级训练计划的信息。

量身定制重量训练计划

你可以完全按照上述方式安排训练，也可以根据实际情况定制属于自己的训练计划。如果你喜欢其他练习或训练技巧，也完全可以尽情地使用。只要你的计划始终包含减脂所需的重量训练要素，那你执行的就是"燃烧脂肪，喂养肌肉"训练方案。另外，"燃烧脂肪，喂养肌肉"的营养方案也适用于包括自重训练在内的大多数重量训练，这样你可以随心所欲地选择自己喜欢的练习。

"燃烧脂肪，喂养肌肉"方案仅仅是一个很棒的起点，因为没有任何一个方案可以永远保持不变并发挥作用。因此，无论你怎样安排时间表和练习项目，为了避免泄气或身体的适应性反应，都必须定期对各种变量——练习项目、练习组合、训练顺序、训练强度、训练组数、每组重复次数、组间休息时间、训练重量等——进行调整。通过组合调整这些训练变量，你可以制订出数不胜数的训练计划。

我们在这一章中介绍了很多内容，你已经拥有了开始重量训练所需的一切。你训练的时间越久，取得进步所需的训练复杂程度就越高，变化也就越多。因此，我鼓励你做一个认真的学生，不断尝试各种技巧，继而制订高级训练计划。高级训练计划的制订是一个复杂的过程，你必须自己尝试和检验。记住，你自己的试验结果比任何理论和建议都重要得多。

第七部分

高级减脂策略

第18章

突破平台期

如果你做了一直以来自己应该做的事情，就会得到你一直想要拥有的东西。如果你正在做的事情没有效果，请尝试其他方法。

——约瑟夫·奥康纳（Joseph O' Connor）和约翰·西摩（John Seymour）*

了解减脂平台期

当你已经连续几周甚至几个月都在进步，一切都很顺利时——体重更轻、身体更瘦、你看起来更匀称了——莫名其妙地，你的减脂进程却开始变慢了。接下来会发生什么，大家肯定都已经知道了：你会完全停滞不前，但你还没有达到预期目标，你还有脂肪需要减掉。你不明白发生了什么，因为你一直执行相同的训练计划，而这些计划之前都是有效的。

据你所知，你并没有偏离正确的轨道。你会每周安排少量"作弊餐"，但它们都在计划内，算不上过分。而且，你从未放弃任何一次训练。但你确实停滞了，最后几磅顽固的脂肪紧紧地贴在你的下腹部、腰间、臀部和大腿上。而有讽刺意味的是，这些都是你最希望看到减脂成效的部位。这时，估计你才会恍然大悟："我进

---

* 约瑟夫·奥康纳和约翰·西摩：《引进神经语言程式学》（*Introducing NLP——Neuro-Linguistic Programming*）作者。

入了减脂平台期。"

此时，许多人会认为自己出了问题。"也许是我的甲状腺出了问题。""我的代谢速度变慢了？""我是很难取得成效的极端内胚型体质的人？""可能真正变瘦对我来说只是个梦想。"

你在停滞不前时，产生猜疑和沮丧的情绪很正常。因此，在突破平台期的过程中，你不仅要关注生理层面的问题，还要给予心理层面同样的关注。当你陷入困境的时候，加倍努力、保持对目标的专注和积极的心态，这些比以往任何时候都更加关键，它们是突破平台期的重要策略。

挫折带来的沮丧很容易让人放弃，但有时放弃者距离终点只有一步之遥。许多人退却的原因是他们不了解平台期出现的真正根源，不知道突破平台期需要使用什么策略，更不知道只需转变态度并付出一些额外的努力就可以轻松突破平台期。在本章和下一章中，我会介绍一些正确的策略，让你的成功触手可及。

平台期是普遍存在的。与直捣黄龙、毫无阻碍地达成目标相比，更可能出现的情况是曲折地实现目标。训练中遇到瓶颈、有几周进步神速、有几周状态不佳等都是再正常不过的现象。如果你了解平台期是身体适应性反应造成的，它就不会给你带来过多困扰。你只需做出正确的调整，下一周就可以再次取得进步，重回实现目标的正轨。

在仔细研究突破平台期、保持持续进步的策略之前，让我们来看看为什么会出现平台期。

导致平台期出现的心理原因和行为原因

在大多数情况下，甲状腺缺陷或代谢问题并不是导致平台期出现的原因，缺乏对计划的遵从才是减脂停滞、减脂速度低于预期的罪魁祸首。换句话说，你没有严格执行自己的计划——但你可能根本没有意识到这一点。如果你的目标是每周都能够看到一些积极的进展，但 7 天后你看到自己仍在原地踏步，那么在考虑做出改变之前，你要检查一下自己对当前计划的遵从度。

你可以问自己："我每天都做了我需要做的一切，还是错过了什么？我已经尽了最大的努力，还是可以做得更好？我每天都按饮食计划来，还是有时做得好，有时没有做到位？我一周都坚持得很好，周末却搞砸了吗？"你停滞不前的原因很可能就在上述这些简单问题的答案中。

当你考察自己的遵从度时，记得从以下 4 个方面进行评价。

① 心理训练。你最近是否书面更新过你的训练目标？你有没有把写好的目标清单放在面前每天看？

② 有氧训练。你有没有量身定制有氧训练计划？你是否一直遵循它进行训练？

③ 重量训练。你是否遵循你的重量训练计划并坚持了渐进式超负荷原则？

④ 营养供应。你有没有为自己制订饮食计划并把它写下来？你是否做到了每天都竭尽所能地执行它？

当你评价自己对饮食计划的遵从度时，一定要从两个方面评估：一是食物的质量，二是食物的数量。

当大多数人考察自己的遵从度时，往往只考虑食物的质量。他们会拍着胸脯说："我遵循了我的计划！"但是，对减脂来说，真正的问题是你是否制造出了最基本的热量缺口。即使是健康食品，摄入过多也会让你进入平台期。

你还应该问问自己，是否低估了自己的热量摄入水平或高估了运动水平。几乎每个人报出的摄入热量都比实际消耗的热量少，这也是减肥研究中最著名的研究内容之一。

一项具有里程碑意义的研究是在美国纽约的圣卢克 - 罗斯福医院中心完成的，其成果发表在《新英格兰医学期刊》（New England Journal of Medicine）上。史蒂文·利希特曼（Steven W. Lichtman）和他的研究小组推测：许多超重的人无法减肥，是因为他们摄入的热量远远高于他们报出的数值。为了证实这一推测，研究小组特别选择了一些有"控制饮食"经历的人协助进行测试。这些人之前至少有过 8 次减肥经历，他们中的许多人认为自己有代谢问题或甲状腺问题，而且自述每天摄入的热量没有超过 1200 千卡（5023.0 千焦）。

最终，测试结果不仅证实了研究人员的推测，而且让受试者非常吃惊。实验证明，受试者将摄入热量低估了 47%，同时还把体力活动消耗的热量高估了 51%。实验结论是：对摄入热量和体力活动消耗的热量的错误估计，导致那些自认为热量摄入较低的人减肥失败。

即使是医疗健康行业的专业人士也是如此。在另一项研究中，一组接受测试的营养师将摄入热量平均低估了 16%——最有可能准确了解摄入热量的人却有这样的表现，难免让人们感到意外。

由此得出的结论是：进入平台期后，你应在做任何假设之前排除导致停滞的最常见和最明显的原因——实际摄入的热量是否比你想象的多。

如果之前你一直在估计食物的分量，那么请从现在起认真对待热量和宏量营养素的摄入量，对它们进行测量、计数和追踪。第一次这样做时，你可能会因为自己对摄入热量的低估感到震惊，但同时你也应该感到高兴，因为你终于可以通过自我修正再次取得进步了。

如果发现遵从度出了问题，也不要自责，只需调整计划并认真执行就好。重读和重写你的目标，筹划好未来一周的训练计划和饮食计划，通过与朋友分享计划来增强责任感，然后重拾前进的动力，热情回归训练生活，进步便会随之而来。

如果你一直认真追踪各项指标，并且确信自己的遵从度没有任何问题，那么你就要考虑导致平台期出现的其他原因了，比如生理层面的原因。

导致平台期出现的生理原因

身体中的每个系统都有严格的调节机制，从而保持体内的各项平衡，它们最不喜欢改变。例如，当血糖、体温和酸碱平衡等受到干扰而发生微妙的变化时，你的身体就会认为这是对其生存的威胁，调节机制就会立刻启动，使其恢复到原来的样子。如果你的身体感觉节食和减肥状态下激素和代谢水平无法维持以前的状态，那么你越是限制热量的摄入，减掉的体重越多，你的代谢就越慢。

如果其他条件都没有变，你也严格遵从了自己的计划，平台期还是出现了，那说明你的身体已经适应了现有的训练体系。在第 2 章中，你已经学习了 6 种策略来让你尽可能地避免出现这种适应性反应，比如避免产生饥饿感，就可以降低适应性反应发生的频率和严重程度，进而降低平台期出现的风险。

然而，代谢适应是不可避免的：当你限制热量摄入和减重时，它是你身体的自然反应。人们对代谢水平下降存在很大的误解，大多数人没有意识到导致其发生的两个原因。

代谢减慢的第一个原因是你的总体重减轻了。很显然，块头小的人比块头大的人消耗的热量少，所以在摄入热量与之前相同的情况下，你减掉的体重越多，你的热量缺口就越小，继续减重的难度也就越大。下面是一个例子：

积极运动的凯文（Kevin）今年 40 岁，身高 5 英尺 8 英寸（1.72 米），体重235 磅（106.6 千克）。如果你把这些数值输入热量计算公式，会看到他用于维持现有体重水平的热量摄入值是每天 3200 千卡（13394.7 千焦）。按照 20% 这一相当保守的热量缺口比例计算，他每天摄入 2600 千卡（10883.2 千焦）热量可以实现减脂目标。

当凯文成功减掉了 50 磅（22.7 千克），体重变为 185 磅（83.9 千克）时，他想再减重 10 磅（4.5 千克），拥有更加清晰的肌肉线条。这时，如果再次运用公式计算热量，你会发现结果发生了改变。

现在凯文的块头变小了，用以维持现有体重的热量需求也变少了——每天 2800 千卡（11720.4 千焦）就足够了。这时如果继续按照之前的方式吃饭，他几乎不可能减重。他进入平台期的原因也就得到了充分的解释。

代谢减慢的第二个原因是适应性产热。这意味着，当你限制热量摄入时，你的代谢减慢的幅度会超过单纯的体重减轻导致的降幅。它通过一个复杂高效的体重调节机制起作用，其间涉及多种激素水平的变化。

这个过程类似于家中的空调在温度下降时启动恒温器。当温度调节系统探测到环境温度低于设定值时，它就会自动开启，使温度回升。如果你的体重调节系统检测到当前的体重低于"正常值"，"代谢调控器"就会调低促进热量消耗的激素的分泌水平，同时促进饥饿激素分泌。这时，不仅你消耗的热量会变得更少，你还会产生需要多吃的错觉。随着热量消耗的减少和热量摄入的增加，你的热量缺口不断缩小。于是，减脂速度随之减慢，你最终进入平台期。

尽管导致代谢减慢并引发饥饿感增强的体重调节机制极其复杂，但是你现在应该可以看到，进入减脂平台期的原因非常简单。如果你之前能够持续减重，但是现在减重进度完全停止了，那就说明你曾经制造出的热量缺口现在已经消失了。

3 种平台期，3 种解决方案

当你终于明白减脂平台期的本质时，解决方案就清楚了。为了再次开启减脂进程，你必须重新制造热量缺口。你可以通过少吃或消耗更多热量来做到这一点。在本章的最后，我还会告诉你一些突破平台期的简单秘诀。

根据你调整饮食和训练时间的长短，你可以设计富有针对性的策略以重新刺激新陈代谢并逆转适应性反应。这会制造出较大的热量缺口或使你的身体更容易感知热量缺口的存在。

在开始更努力地训练或更严格地控制饮食之前，你应该考虑一下自己的身体状况，它会直接影响到你选择重新开始进步的策略——有时候你需要更加努力，有时候却需要休息。

身体状况的差别会对策略的选择产生很大影响。处于节食和疲惫状态下的身体不能像处于营养充足和充分休息状态下的身体那样做出应有的反应。你的代谢水平、激素水平和精神状态在不同条件下也不一样。一些在早期效果很好的策略在后期效果却会很差。因此，用来突破平台期的策略往往与直觉和常识相违背。许多人的做法与正确的做法背道而驰，他们给自己挖下了更深的"代谢陷阱"。

1. 早期出现的平台期：通过更艰苦的训练来突破

早期指开始减脂的第 1 个月和第 2 个月。如果你在此时进入平台期，通常意味着你需要做更大的努力才能达成目标。但再多相同的训练也只能得到相同的结果，所以你需要做出一些改变，向自己发起挑战。

许多人低估了为减脂需要付出的代价。他们寄希望于简单的训练计划和快速减肥的饮食计划，非常不切实际。现实情况是：必须下定决心并且艰苦努力，才能取得成果。要想持续取得进步，则需要做出更多、更艰苦的努力。如果你努力了却没有得到想要的结果，请平静且没有抱怨地接受事实——可能你需要更长时间、更多努力、更经常的投入才能取得进步。

你可以尝试选择一个最有可能产生最大不同的要素来有针对性地努力，确定这个要素的前提条件是它具有最大的改善空间。或者，你可以通过调整所有要素——营养供应、有氧训练、重量训练和心理训练——来全方面地突破平台期。记住，永远不要忽视心理层面的要素。因为当你陷入困境时，最有可能的就是在心理层面出了问题，适当的专注和积极的态度在很多时候都很重要。

总的来说，这个阶段突破平台期的任务非常明确：严格控制饮食，更加努力地训练。你要一丝不苟地称量食物，更频繁地计算需要摄入的热量，更加严格地对待训练中的一切事物。

2. 中期出现的平台期：通过周期性训练来突破

如果你的热量缺口已经保持了相当长的时间（2~3 个月），并且减脂速度似乎比预期的（理论上的）慢，那你应该在坚持渐进式超负荷原则的同时更加严格地执行计划。当然，你也可能需要选择一个全新的策略，让你的身体适应更低的热量摄入，并且在训练时更有效率。

有些时候，你能做的最好的选择是暂时提高热量摄入，借此刺激与脂肪燃烧相关的激素的水平提高。但这并不意味着你可以抛弃饮食计划随意大吃大喝。有选择地多吃，可以提升你的代谢水平，重新调节激素分泌，并让你在心理上得到一些喘息的机会。因此，最重要的是保证食物的质量，摄入更多营养密集的食物，让你的身体暂时从持续被"剥削"的状态中解脱一段时间。具体的做法是：每周选择一天或两天提高热量摄入水平，尤其是碳水化合物的摄入量，使热量摄入达到维持当前体重的水平即可。

这种"重新供给"的方法可以循环使用，属于周期性计划的一种。我在之前提到过，将在最后一章展示一套完整的周期性计划，你可以从中学到更多细节，包括应该多吃多少、什么时候吃、吃什么才能获得最佳效果等。

是的，这样做的确违背大多数人的直觉和常识，但无论如何请你照做。最终你会因为取得的成果而感谢我。

3. 晚期出现的平台期：通过充分休息和恢复来突破

当你的车陷入泥沼中时，猛踩油门只会让车轮空转，并让车陷得更深。同理，增大训练量和更严格地控制饮食并不永远是最好的策略。

如果你一直坚持努力训练达 3~4 个月或更久，那么你的平台期可能与过度训练或身体对大训练量的适应有关。身体完成大量训练的效率更高了，需要的热量更少了，平台期自然就会出现。如果你怀疑这是造成你进步停滞的原因，最好的做法是暂时削减训练量，或者改为执行某种极简的训练计划。如果你存在过度训练严重的情况，那你可能需要在短期内停止训练，让身体得到充分的恢复。

如果你已经严格控制饮食 3~4 个月，并且取得了相当好的减脂效果，那么与顽固脂肪做最后的斗争时，你可能需要考虑打破现有的饮食规律。这是所有突破平台期的策略中最违背直觉和常识的。但你必须吃得更多，使热量摄入恢复到维持当前体重的水平，并至少坚持一周。

虽然这样做可能会导致体重增加，但增幅通常只有几磅，并且主要增加的是水和糖原储备，而不是体脂。热量摄入的增加解除了饥饿警报，并刺激你的新陈代谢，使你的身体重新分泌与燃烧脂肪有关的激素，同时抑制饥饿激素的分泌。而且，你可以从饮食调整中获得心理层面的喘息机会，使你在重新执行原训练计划时更容易坚持下去。

经过一段时间的饮食调整，或休息了一段时间后，再次执行之前的训练计划，你的身体就会像刚开始执行这个计划的时候一样，再次产生积极的反应。因此，不要担心花时间休息和恢复会导致退步。需要休息的时候，你就休息一下。你应当把此时的休息看作为接下来前进两步所做的准备。当你的身体完全恢复、能够重新投入训练时，你会惊讶地发现，突破平台期、建立新的基线并达到全新的个人最佳状态原来是这么容易。

用适应与耐心取得进步的艺术

你的身体永远能够适应你施加的一切刺激，你总是要与身体保持不变的趋势做斗争。能量平衡是动态的，你需要的热量也是不断变化的。为了持续取得进步，缩短突破平台期的时间，你必须随着身体情况的变化改变你的策略和热量摄入。

如果你一周都没有取得进步，那么你继续做同样的事情只会得到相同的结果。改变身体成分的诀窍在于，你要知道可以改变哪些变量以及何时和如何去改变它们。你拥有的选择越多，成功的机会就越大。接下来我会告诉你一些基本的选择。

可以突破减脂平台期并保持进步的选择

以下是 8 个与最重要的训练变量和营养变量相关的选择，你可以通过每周改变自己的选择来突破平台期和保持进步。

1. 吃得更少

"燃烧脂肪，喂养肌肉"方案的整体思路是吃得越多燃烧就越多，从而加速新陈代谢和获得更充足的营养。但有时候，我们只能减少食物的摄入才能突破减脂平台期。如果你的减脂进程已经停滞，就意味着你的热量缺口已经消失了。

如果你最近才开始执行本方案，或者你之前高估了初始的热量需求，那减少食物摄入是重新制造热量缺口的理想选择。如果你的热量摄入已经很低了，或者之前为了突破平台期已经削减了热量摄入，那么此时进一步削减热量摄入可能会适得其反。不管你做出什么选择，都始终要记住：你可以少吃，也可以燃烧更多热量，或者将二者结合起来。

2. 改变宏量营养素的摄入比例

减少淀粉类碳水化合物的摄入通常可以帮助你突破平台期，特别是当你已经很瘦并想变得更瘦时。这种宏量营养素比例的变化具有代谢或激素优势，对那些存在血糖和食欲控制问题的内胚型人士或碳水化合物不耐受者来说，优势更加明显。宏量营养素的微小变化不会影响或干扰你的成功。因此，当你必须削减热量时，首先应该减少淀粉类碳水化合物来源的热量，同时保持优质蛋白质、纤维类碳水化合物和健康脂肪的稳定摄入。在最后一章中，你将了解更多关于控制宏量营养素和低碳水化合物饮食的细节。

3. 提高食物质量

突破平台期主要是控制热量摄入和重新制造热量缺口。在此期间，我认为在食物质量上应该执行更严格的标准。少吃加工食品，多吃天然食物，这不仅对你的健康有利，而且可以帮助你解决热量缺口的问题。与糕点、汉堡等加工食品比起来，蔬菜和鱼类等天然食物更容易帮你制造出热量缺口。虽说只要能够保持热量缺口，即使吃质量差、高度加工的食物也可以减重，但随着热量摄入的要求越来越严格，你想达到目的，就只能通过摄入营养密度高、热量密度低的高质量食物来控制热量摄入了。

4. 增加有氧训练的持续时间

在"燃烧脂肪，喂养肌肉"方案中，大多数人平均每次完成约 30 分钟的有氧训练以促进减脂。如果这不能产生你想要的结果，你可以逐步延长持续时间（每次延长 5~10 分钟）以促进脂肪的燃烧。每周测量增加有氧训练时间后的减脂效果，直至找到突破平台期以及能以想要的速度继续减少脂肪的有氧训练持续时间。对大多数人来说，每次安排 30~45 分钟的有氧训练就可以取得显著效果。你也可以安排更长时间，但通常在延长到 45~60 分钟后，与使用其他突破平台期的策略相比，此时获得的回报率会显著降低。

5. 提高有氧训练的频率

如果你已经训练了很长时间，继续增加有氧训练的持续时间可能不切实际。此时，另一种选择是提高训练频率。每周安排至少 3 天的有氧训练是比较现实的。为了突破平台期或加快减脂速度，你可以以渐进的方式每周增加 1 天有氧训练，直至每周安排 6 天或 7 天的有氧训练。我不建议连续几个月保持每天都安排有氧训练。但不可否认，作为一种突破减脂平台期并产生峰值状态的方法，每天安排有氧训练确实可以创造奇迹——让你以超快的速度变瘦。那么多健美运动员和健身模特在即将踏上舞台或站在摄像机前，都会每天坚持有氧训练。

每天安排 2 次有氧训练是另一种策略，有些人可能会为了突破平台期或者变得超级瘦而短期使用这种策略。许多健美运动员也会在比赛前使用这种策略。他们发誓说，这是一种可以让他们突破平台期的方法，每次都能帮助他们甩掉最后几磅顽固脂肪。但对大多数非职业运动员的人来说，这是一种极端的策略，既不必要也不实用。非要采用这种策略的话，也顶多在有最后期限以及需要在很短时间内最大限度减掉脂肪时使用。

如果制造了极大的热量缺口，还长期进行大运动量的有氧训练，代谢适应产生的风险会升高，一旦策略使用不当，就可能适得其反。因此，如果你打算每天安排 2 次有氧训练，那么每次训练的时间不要过长，强度不要过高，也不要长期使用这种策略，因为这是一种峰值训练法和突破平台期的策略，不是可以全年使用的日常策略。

6. 提高有氧训练的强度

突破平台期最省时间的方法是提高现有有氧训练的强度。这意味着你要训练得更加刻苦，让自己在相同时间内消耗更多热量。当然，训练强度的提高是有限的，因为最终你会接近无氧阈值，也就是说当你更加努力训练并开始上气不接下气时，你将不得不慢下来甚至停止运动以获得足够的氧气，然后才能继续。不过，大多数进行低强度或中等强度训练的人都有足够的空间来提高其训练强度。另外，许多人没有意识到，强度不是只有两种设置（高或低）的"开关"，而是一个"表盘"，可以调出低、中、高以及位于其间的任意值。聪明的健美运动员会经常暂时地调高"表盘"上的强度数值，并将其作为加速减脂或突破平台期的变量之一随时加以调节，使其既适用于稳态训练又适用于间歇训练。

7. 将高强度间歇训练或冲刺训练纳入有氧训练计划

正如你在第 15 章中学到的，高强度间歇训练可以在很短时间内消耗非常多的热量：训练者只需 20~25 分钟（包括热身和冷却时间）就可以消耗足够多的热量，燃烧掉相当多的脂肪，同时提高代谢率，在训练结束后仍然保持热量消耗。间歇训练的强度越高，"后燃效应"就越强。通常不建议初学者进行高强度间歇训练，只有经过几周的过渡期，有了一定的基础，才可以加入强度更高的训练。如果你进入了平台期，就说明加入高强度间歇训练的时机到了。

8. 变换有氧训练项目

如果你有自己偏爱的有氧运动项目，一直坚持用它完成训练，而且能够取得良好的效果，那就不要为了改变而改变。但是，如果你进步趋缓，就不得不考虑变换有氧训练的项目了。也许一个小小的变化就可以重新激发你的斗志，让你继续取得进步。

例如，你一直进行步行训练，那么可以用台阶机、椭圆机或健身车来改变练习项目。如果你一直使用椭圆机进行训练，那可以尝试强度更高的自由搏击训练。总之，要尝试任何你的身体尚未习惯的运动项目。改变运动项目不仅可以避免产生无聊感，使你保持训练热情以及继续取得进步，还可以避免长期做相同的动作带来的身体伤害。

减脂平台期与增肌平台期

以上策略大多针对的是减脂平台期。但是，你的肌肉同样会适应你的重量训练。也许是几周，也许是几个月，只要你的肌肉开始适应，继续使用同样的训练计划就无法产生相同的效果了。因此，在训练者和力量教练之间有一种流行的说法：任何训练都是有效的，但是没有哪一种训练一直有效。

如果你的目标包括增长肌肉，那么除了减脂平台期外，你还会遭遇增肌平台期。从某种程度上说，在增肌初始阶段之后的几个月想要继续增肌，可能比保持减脂效果更具挑战性。

详细介绍突破增肌平台期的策略超出了本书的范畴，但在第16章和第17章中，你已经了解了一些最基本的方法，只要遵循重量训练的基本原则，特别是渐进式超负荷、引入变化和周期化等原则，你就可以继续在增强力量和增长肌肉方面取得巨大的进步。

初学者可以在使用相同计划的情况下取得更长时间的进步。训练水平越高，身体对训练的适应速度就越快，改变也就要越频繁。定期改变训练计划不仅有利于克服身体的适应机制，也有助于防止无聊情绪蔓延，使你保持高度的训练热情，这些因素都可以帮助你持续获得想要的结果。

能够突破任何平台期的简单秘诀

为了保持前进的动力，你要不断提醒自己：进入平台期不是一件坏事，而是正常的情况。这一点非常重要。进入平台期只是你的身体向你发出的信号，告诉你身体已经适应了你所施加的刺激，需要做一些不同的、更有挑战性的事情才能继续产生积极的效应。

平台期极少由遗传异常或激素缺陷引起。只要减脂增肌的进程停滞了，几乎都是因为你的身体已经适应了之前的模式，而且你的热量缺口也不再存在了。你此时需要问自己的问题是：我的热量摄入发生了什么变化？是什么导致了热量缺口消失？在目前的情况下，我可以采取什么样的措施再次取得进步？

现在你已经拥有了完整的"技能包"，完全有能力将训练推进到全新的水平。

如果陷入困境，可以选择一种策略来重新制造热量缺口，重新激活新陈代谢，然后训练 7 天，再次测量结果。如果新策略有效，就继续保持；如果无效，就重复上述的调整过程，直到你再次取得进步。

衡量你想要改善的各项指标，借助于进度记录表，充分利用每周的反馈，让自己可以对结果负责，并让结果决定你下一步的行动，你就能拥有一个可靠、完善、可以帮助你突破任何平台期的系统方案。也就是说，只要将本章的内容与你在第 5 章中学到的关于反馈循环和追踪训练进展的内容结合起来，你将无往不胜。

接下来，我会介绍一种策略，它不仅能够帮助你突破平台期，而且是帮助你加速减脂的秘密武器。你可以用它实现最具挑战性的目标，比如在健美比赛中取得好名次，在聚光灯下展示完美的身材以及呈现标准的 6 块腹肌。它是健美运动员和健身模特最依赖的技术，同样可以帮助你实现你自己的目标。

第 19 章

如何加速减脂？

一般来说，我是通过控制碳水化合物的摄入量将自己的身体变成一台燃脂机器的！

——克里斯·费尔德（Chris Faildo）*

实现终极瘦身的方法

现在，你已经将学习到的各种基本原理付诸了实践，并且正在取得成果的正确道路上不断前进。但是，如果你想加速前进，应该怎么办呢？如果你想达到极度精壮的程度，该怎么办呢？如果你想突破异常顽固的平台期，减掉最后 10 磅（4.5 千克）顽固脂肪，完美呈现 6 块腹肌，或者想在比赛或拍照时达到峰值状态，应该怎么办呢？这些都是你在这最后一章中会学到的内容。

健美运动员和健身模特雕刻身体使用到的高级技术，也正是我在 20 多场健美比赛中使用过的、用来实现个位数体脂率的技术。这些技术是获得终极精壮身体的秘诀，都是围绕传统的低碳水化合物饮食法展开的，你要把它们想象成"终点线前的冲刺"。

大多数低碳水化合物饮食法都过于教条，将碳水化合物归为有害的食物，一段时间内只允许你摄入一定量的碳水化合物。然而，"燃烧脂肪，喂养肌肉"方案并

---

*克里斯·费尔德：自然健美比赛宇宙先生。

不这样认为。这个方案的优越之处在于，你可以根据自己的目标和喜好来规定碳水化合物的摄入量。在这个方案中，是否限制碳水化合物的摄入量本身是个可选项，也就是说，你可能根本不需要控制碳水化合物的摄入量。你可以轻松地采用与碳水化合物相关的饮食法，将其灵活地融入本方案。

何时采用低碳水化合物饮食法?

有些人不需要严格限制碳水化合物的摄入量就可以获得正常的减脂效果。但是，还有一部分人处境比较艰难——尽管他们诚实地付出努力，但仍无法获得理想的效果。这些人就是内胚型人士。他们必须从实施碳水化合物比例较低的饮食法开始，在后期甚至要进一步削减碳水化合物摄入量以促进减脂。非内胚型人士在摄入大量碳水化合物时，仍可持续数周甚至数月取得稳定的进步，只有在进入平台期后才会出现无法在最后期限前取得预期进展的情况。这时，含有更多健康脂肪和蛋白质类食物的低碳水化合物饮食计划才是对他们最好的饮食计划。

当我谈到低碳水化合物饮食法时，常会有意使用"节食"一词。因为我认为，大幅削减碳水化合物的做法只是一种短期的调整，不是长期的策略。我不认为极低碳水化合物饮食可以作为绝大多数人的生活方式被频繁使用。宏量营养素分配更加均衡的饮食并不会严格限制食物的类别，这样再加上大量运动，才会造就真正理想的减脂方案。

那么，需要在何时削减碳水化合物摄入量呢? 下面是最适合实施低碳水化合物饮食计划的 3 种情况。

1. 希望加速脂肪燃烧时

你正在取得进步，但是速度太慢时，可以考虑低碳水化合物饮食。如果你的目标是每周减掉 2 磅（0.91 千克）脂肪，但目前只能减掉 1 磅（0.45 千克），或者你希望每周减掉 1 磅（0.45 千克）脂肪，但达成目标却用了 1 个月时间，那么你就可以着手实施这个饮食计划了。

2. 希望突破平台期时

你觉得自己可以接受缓慢地减掉脂肪，但是随着你越来越瘦，你的减脂进程越来越慢，最终甚至停滞不前。这时，你同样需要在"减脂技能包"中增加一些技巧来突破平台期。保持较高蛋白质比例的同时削减碳水化合物的摄入量，可以产生显著的效果；周期性安排低碳水化合物饮食（你将在本章了解细节）效果会更好，因为它可以刺激已经趋缓的代谢，有时甚至会在平台期出现之前防患于未然。

3. 希望达到峰值状态时

目前在健身界的某些角落，仍有关于低碳水化合物饮食法的争论声传出，但大多数健美运动员并不在意这些声音，一直在使用这一饮食法。尤其是因为比赛或拍照而需要拥有超瘦的身材时，几乎所有运动员都会在采用高蛋白饮食法的同时限制碳水化合物的摄入。这种惊人的共性同样需要你予以关注，因为这些运动员都是世界上最精瘦、肌肉最发达之人，他们或激进或温和的控制碳水化合物摄入的方法，具有很高的借鉴价值。

如何减少碳水化合物摄入从而加速减脂？

任何能够制造热量缺口的饮食计划都能达到减脂的目的，因此你可以全面减少能量的摄入以减重。但是，只有特意削减碳水化合物的摄入量，才能帮助你实现高级别的减脂目标。如果你不知道为什么需要执行低碳水化合物饮食法以及低碳水化合物饮食是如何发挥作用的，可能会对碳水化合物产生迷惘与恐慌的情绪，甚至因此拒绝一些本无须拒绝的食物。

健美运动员从不惧怕碳水化合物，因为他们学会了如何控制碳水化合物的摄入，知道何时可以摄入更多的碳水化合物，何时需要减少摄入碳水化合物。下面就是他们以及你需要削减碳水化合物摄入量的原因。

1. 高蛋白 - 低碳水化合物饮食具有很高的热效应

食物中的蛋白质的热效应最高，可以达30%。举个例子，当你吃下含有100千卡（418.6千焦）热量的鸡胸肉时，因为鸡胸肉的消化和营养吸收就需要消耗掉30千卡（125.6千焦）热量，所以身体最终获得的热量只有70千卡（293.0千焦）。由于蛋白质热效应高，与其他的宏量营养素相比，它更不容易转化成脂肪。而且，你要知道，促进代谢的是高蛋白饮食而不是低碳水化合物饮食。更准确地说，是高蛋白 - 低碳水化合物饮食，而不是单纯的低碳水化合物饮食加速了脂肪的燃烧。

2. 高蛋白 - 低碳水化合物饮食有助于控制热量、减轻饥饿感和增强饱腹感

蛋白质是所有宏量营养素中饱腹感最强的。脂肪能够使食物味道更佳，更容易让人获得心理层面的满足感，但不具备蛋白质那样的在生理层面消除饥饿感的属性。蛋白质能够减少饥饿激素的分泌，还能够增加使你感觉饱足的胰高血糖素样肽（GLP-1）以及抑制食欲的内分泌调节肽（PYY）的分泌。

3. 低碳水化合物饮食有助于控制胰岛素水平

当你削减碳水化合物的摄入时，胰岛素的分泌也会随之减少。因为胰岛素水平高会阻止储备脂肪的消耗，所以通过限制碳水化合物的摄入量控制和调节胰岛素水平有助于减脂。这种策略对减掉最后几磅顽固脂肪尤其有效。某些类型的顽固脂肪对胰岛素效应高度敏感，当胰岛素水平较低时，这些顽固脂肪更容易被分解为游离脂肪酸并进入循环系统，作为燃料为身体提供能量。

4. 高蛋白 - 低碳水化合物饮食有助于减少水潴留现象

水潴留导致的机体肥大肿胀只是暂时性的，不要把它与身体组织的器质性变化相混淆。高蛋白 - 低碳水化合物饮食有助于减少水潴留现象，并让肌肉轮廓更清晰。改善肌肉轮廓清晰度也正是健美运动员偏爱这种饮食的另一个原因。

低碳水化合物饮食的缺点

在考虑削减碳水化合物的摄入量或尝试竞技型饮食之前，你必须了解这种饮食的缺点，明白为什么不能将其作为正常的生活方式而只能为了达成特定目标而短期实行。以下列出的 8 个缺点可以帮助你判断自己是否要限制碳水化合物的摄入量，从而做出明智的选择。

1. 低碳水化合物饮食很难长期坚持

低碳水化合物饮食限制性强，长期执行的难度大。执行最极端的低碳水化合物饮食计划时，你只能摄入蛋白质（或蛋白质和脂肪）类食物和一定量的绿叶蔬菜及非淀粉类蔬菜。我相信，任何人过这样的生活都需要极大的自制力。这很容易导致

你产生更加强烈的食欲和大吃大喝的倾向。

2. 低碳水化合物饮食容易导致体重反弹

如果你是通过执行严格的低碳水化合物饮食计划实现的快速减脂，那么体重反弹的概率通常会更高。这种情况不只发生在通过节食减肥的人身上，也会发生在专业健美人士身上。我就曾经见过某些经验丰富的健美运动员在比赛结束后的一周内增重了 20 磅（9.1 千克），原因是他们在吃了 4 个月的蛋白质类食物、沙拉和蔬菜后无节制地吃了过多含糖的食物。从低碳水化合物饮食到正常饮食的过渡一定要精心设计并逐步推行，最好以每周一次的频率在饮食中逐步加入少量碳水化合物。这个过程需要你有很强的自控力和自律性。

3. 低碳水化合物饮食营养不均衡，缺乏必需的营养成分

顾名思义，一个营养均衡的饮食计划应当包含恰当比例的蛋白质、碳水化合物和脂肪。任何要求你基本上只吃一种食物的饮食计划都是营养不均衡的。这会大大增加重要营养素缺乏的可能。一些低碳水化合物饮食计划极其严苛，禁食水果，甚至要求蔬菜的摄入也维持在最低水平。如果你采用了这种饮食计划，肯定会缺乏膳食纤维以及重要的维生素和矿物质。

4. 低碳水化合物饮食可能对健康不利

低碳水化合物饮食可以实现快速减脂，但因为这种饮食缺少足够的膳食纤维和微量元素，往往对健康不利，尤其是在长期这样饮食的情况下。另外，一些低碳水化合物饮食（生酮饮食）实际上属于高脂饮食，其中的蛋白质含量不高。如果其中的脂肪的类型不够均衡，或者由于脂肪含量太高以至于其他营养物质含量太低，那么肯定也不健康。还有，摄入大量加工过的低碳水化合物类食物也是不明智的。

5. 低碳水化合物饮食会降低你的能量水平

许多执行低碳水化合物饮食计划的人会抱怨能量不足或训练表现下降。因此，大多数运动员通常情况下会摄入较多的碳水化合物。很多执行低碳水化合物饮食计划的人发现，最初几周很艰难，但是当身体适应之后，继续这种饮食会变得比较容易。然而，大多数严肃对待训练的人还是认为，在坚持低碳水化合物饮食的情况下维持能量水平和训练强度非常困难，会面临持续且严峻的挑战。

6. 低碳水化合物饮食会产生虚假的减脂效果

在体重比较大的人群里，最初 2 周每周减重 4~8 磅（1.81~3.63 千克）的例子并不罕见。但是，当你通过身体成分的变化而不是体重的变化判断时，会发现这个结果具有很大的欺骗性。低碳水化合物饮食在初期取得的减脂效果大部分来自水和糖原的消耗。如果在减去的重量中，1 磅（0.45 千克）是脂肪的重量，1 磅（0.45 千克）是肌肉的重量，另外 3 磅（1.36 千克）是水的重量，那么即使减重 5 磅（2.27 千克）也没有什么值得称道的。

7. 低碳水化合物饮食会影响精神状态

低碳水化合物饮食极易造成"脑雾"现象。当你完全不吃碳水化合物类食物的时候，你还可能情绪低落、烦躁不安，甚至出现无法言表的焦虑情绪。这样的例子并不少见，询问任何一个曾经严格践行过低碳水化合物饮食法的人，或者与采用低碳水化合物饮食法的人一起生活过的人，他们都会告诉你类似的情况。关于低碳水化合物饮食者变得易怒的事例数不胜数。

8. 低碳水化合物饮食会增高肌肉损失的风险

防止肌肉损失是所有限制热量的饮食计划都要面对的一个挑战。当你限制碳水化合物摄入时，你的身体很容易通过一种"糖异生"的方式，将蛋白质转化为碳水化合物来供能。因此，我见过各种低碳水化合物饮食增高肌肉损失风险的例子。特别是在蛋白质摄入量不够高，或者热量摄入过低以及减肥者没有进行重量训练的情况下，这种风险会更高。

有效制订低碳水化合物饮食计划并使其更容易执行的 4 个秘诀

了解低碳水化合物饮食的一系列潜在缺点足以让一些人摆脱对这种饮食法的迷信，并坚持自己的饮食计划。不过我这里有一些秘诀，可以最大限度地帮助你从低碳水化合物饮食中获得好处，同时避免其负面影响。

① 逐步削减碳水化合物的摄入。如果决定这么做，你就要根据每周的反馈结果慢慢减小碳水化合物的摄入量。

② 适度限制碳水化合物的摄入。适当减少碳水化合物的摄入，但不要将其从饮食中彻底去除。

③ 定时摄入碳水化合物。在训练前后摄入碳水化合物。

④ 周期性调整碳水化合物的摄入量。不要一直保持低碳水化合物饮食。

对正在接受训练的人而言，根据以上秘诀制订的饮食计划大大优于大多数流行减脂方案中的老式低碳水化合物饮食计划。只要综合运用这些秘诀，你就可以获得令人难以置信的低体脂率，拥有超级清晰的肌肉线条，保住你通过辛苦训练获得的肌肉，同时驱散生活中的愁云惨雾。

逐步削减碳水化合物的摄入

大多数流行的减脂方案要求你从第一天开始就执行他们制订的非常严格的饮食计划。这通常意味着对碳水化合物摄入的严格限制。将每天的碳水化合物摄入量限制在 30~70 克是很常见的方案。你在体重减轻后，会被允许逐渐"放松要求"，也就是说在饮食中增加一些碳水化合物。有些饮食计划会把这个初始阶段称为"诱导阶段"，还有些饮食计划则称之为"快速启动阶段"。

体重的快速减轻可以进一步激发你的减脂动力，并使你的饮食计划看起来很有效，但实际上，你执行的是一种"速效节食"的饮食计划，而它并非明智之选。"燃烧脂肪，喂养肌肉"饮食计划模拟健美运动员的饮食方式，从正常（较高）的碳水化合物摄入量（相当于健美运动员休赛期的碳水化合物摄入量）开始，然后根据每周的反馈结果削减热量和碳水化合物的摄入，逐渐"收紧"碳水化合物的摄入量（相当于健美运动员赛前的碳水化合物摄入量），使你逐渐接近峰值状态。

为什么要逐渐减少碳水化合物和热量的摄入呢？

第一个原因是："燃烧脂肪，喂养肌肉"方案不仅要求饮食方式和运动员的一样，还要求训练强度和运动员的一样。单单是这一点，就意味着你需要比久坐的人摄入更多的碳水化合物。突然去除碳水化合物这种身体习惯使用的燃料，会严重破坏你提高训练强度后的表现。

第二个原因是：如果你在第一天就倾尽所有，那么在之后进入平台期时，你该怎么办？你肯定会无计可施，因为你的碳水化合物和热量摄入已经削减到最低了。最明智的做法是留一些后手，尽量在多吃碳水化合物的同时减掉脂肪。

第三个原因是：没有必要去承受不必要的痛苦。最后几磅脂肪总是最难减掉的，这是因为随着减脂进程的推进，你的身体会产生适应性反应。最初的减脂应该是最简单的，所以从第一天开始就执行过于严格的饮食计划没有实际意义。我认识一些人，他们只在生活中做出了一两处改变，比如戒掉碳酸饮料、减少去快餐店的次数，并执行简单的训练计划，就达成了 80% 的目标——没有削减主要的碳水化合物，没有禁食大多数食物，没有任何疯狂的举动，只是训练、保持热量缺口以及选择更加健康的食物。只有到了最后为了获得 6 块腹肌的时候，饮食计划才需要比较严格。

如果你最初的减脂都十分艰难，那说明你的营养方案存在严重错误。速效节食是你最后才需要考虑的事情，你必须首先专注于基本面。只有在减脂的最后阶段——需要体脂率达到个位数或呈现完美的 6 块腹肌时——你才需要严格节制饮食。也就是说，只有到了必须削减更多热量时，削减碳水化合物摄入才是最好的方式之一。

适度限制碳水化合物的摄入

一些研究表明，每天只用一份优质蛋白质类食物替代一份碳水化合物类食物就足以产生很好的减脂效果。减少 10%~15% 的碳水化合物，同时相应提高蛋白质（和 / 或优质脂肪）的比例，有时可以获得更好的效果，特别是对内胚型人士来说。在首次削减碳水化合物摄入之后，宏量营养素的比例可能会变成这样：40% 的碳水化合物、40% 的蛋白质、20% 的脂肪。

对很多人来说，碳水化合物占 40% 的比例达不到低碳水化合物饮食的标准，只能达到中等水平碳水化合物饮食的标准。通常对女性而言，这一标准相当于每天摄入 140~180 克碳水化合物；对男性而言，相当于每天摄入 200~250 克碳水化合物。当然，碳水化合物的具体克数会根据个人的体形及运动量发生变化。但不管怎样，这样的营养方案不会像某些方案那样有那么低的碳水化合物比例和那么高的蛋白质比例。

在某些情况下，马上要参加健美比赛或拍摄照片的急需减脂的人，可能会考虑将饮食计划推进到另一个级别——进一步削减碳水化合物来源的热量，将其减至占总热量的 25%~30%。对普通男性来说，竞技型饮食要求每天摄入的碳水化合物是 150~200 克；对普通女性来说，是每天 100~130 克。

以下是"燃烧脂肪，喂养肌肉"方案中最严格的营养比例。即使是这个方案也从来不会完全去除碳水化合物，这是它的底线。

低碳水化合物 - 极高蛋白质的竞技型饮食的宏量营养素比例：

25%~30% 的碳水化合物；

45%~50% 的蛋白质；

20%~25% 的脂肪。

"燃烧脂肪，喂养肌肉"方案并不强制要求推进到最后阶段。因为该阶段的饮食要求非常严格，主要摄入优质蛋白质和膳食纤维，淀粉类碳水化合物摄入量非常有限，所以它并不适合每个人，也不是强制性"处方"。它只是许多健美冠军准备比赛时采用的饮食，所以才被称为"竞技型饮食"或"峰值饮食"。

峰值饮食有限制条件，持续时间不能超出针对比赛或拍摄的准备期。峰值饮食通常持续约 12 周，但比赛准备阶段的实际持续时间取决于运动员的初始体脂率。如果运动员已经很瘦了，可能只要 6~8 周就可以达到峰值状态；如果他体脂率偏高，则可能需要 14~16 周。之后，运动员会逐渐开始更加均衡地饮食：增加碳水化合物的摄入，同时减少蛋白质摄入，从而保持现有的肌肉水平或增肌效果。

日常的碳水化合物摄入量，多低才算过低？

一些低碳水化合物饮食法的倡导者宣称，人们根本不需要碳水化合物。从理论上讲，他们也许是对的。教科书里对"必需营养素"的定义是：你的身体不能自己制造、必须从食物中获得的营养素。因此，营养素有必需氨基酸、必需脂肪酸、必需维生素和必需矿物质，但从来没有必需碳水化合物。

如果你的食物里有所有的必需营养素，再加上能量足够，你就可以在不吃碳水化合物类食物的情况下生存。问题在于，你仅仅只是"生存"就可以了吗？那么，即使没有食物，你也可以生存数周，但连续几周不吃东西显然不是一个好主意。这就像只要每天保持热量缺口，你就算每天只吃奶油蛋糕也可以减肥一样，你能说每天只吃奶油蛋糕是个好主意吗？

仅摄入蛋白质和脂肪可以维持生存，但绝不是最好的生存方式，尤其是你正在执行训练计划的情况下。如果你想获得峰值表现、肌肉发达的身体、令人享受的生活方式，不想要冗长的禁忌食物清单，那么你需要的一定是碳水化合物。剩下的问题是，你要找到适合你的摄入量。

在削减碳水化合物的摄入量时，存在一个收益递减的临界点。每个人的临界点是不同的，因此你需要一些测试来找到自己的临界点。当你测试不同的碳水化合物摄入水平时，要注意生理和心理层面的感受，无论是在健身房内还是在健身房外。你的测试可以帮助你精细调节碳水化合物的摄入量。当你达到临界点时，你自然会感觉得到，因为一旦你的碳水化合物摄入量削减得过多，我之前提到的那些副作用就会显现。

碳水化合物的削减如果过于极端，就会出现不利的一面，而这种情况在适度削减碳水化合物时是不会出现的。例如，过度削减碳水化合物的摄入量可能会降低甲状腺的活跃水平。一项研究发现，当每天摄入的碳水化合物少于 120 克时，甲状腺的活跃水平会出现下降趋势。研究还表明，随着摄入热量的减少和体脂率的降低，抗饥饿激素——瘦素的分泌也会减少。只有碳水化合物的摄入量增大，瘦素的分泌才能恢复到正常水平，从而有助于减轻饥饿感。另外要说的是，碳水化合物的膳食营养素参考摄入量为每天 130 克。

所有这些数据都为我们提供了很好的理由，足以让我们相信每天 120~130 克碳水化合物是任何活动量大和安排了训练的人的摄入下限。这个量也与我们建议的碳水化合物来源的热量在总热量中的占比为 25%~30% 完美契合。

此外，个体的反应可能有所不同。有些人比其他人对低碳水化合物的耐受力更强。热量需求较低的女性通常可以在严格的备赛期摄入更少（100 克左右）的碳水化合物。但大多数运动员会告诉你，极低碳水化合物饮食是严重影响他们的能量水平、表现和情绪的致命杀手。

定时摄入碳水化合物以获得更好的身体成分和峰值表现

很多人觉得一天中什么时候吃东西（特别是碳水化合物）是一件大事。成千上万的人说他们通过晚上减少淀粉类食物的摄入（碳水化合物摄入递减）减肥成功。然而，营养摄入时机方面的前沿研究表明，我们更应该关注的是进餐时间与训练时间的相对关系，而不是简单地规定自己什么时候不吃什么。我几乎总是在上午和中午过后训练，所以我早上和中午吃得较多，而下午吃得较少。

关于一天中训练和进餐的最佳时间的问题，存在很多理论和观点。但是大多数专家认同的营养摄入时机是：在身体最需要的时候为其提供能量和营养。将来源于部分碳水化合物的热量专门用于训练前后恢复身体与增长肌肉，这种策略被称为碳水化合物的靶向使用。

高碳水化合物和蛋白质，最好是在高强度重量训练结束之后马上摄入。如果你在训练前还摄入了一定量的碳水化合物，那你采用的就是包围策略。这一策略有利于提供能量和营养，从而提升你的训练表现，并促进训练之后的身体恢复。因为营养物质被分配到肌肉中用于促进肌肉增长和糖原补充，而非转化为脂肪储存起来，所以这个策略也有助于改善身体成分。

加速减脂饮食计划模板

加速减脂饮食的两种核心成分是优质蛋白质和纤维类碳水化合物。这一饮食计划与基础的饮食计划最大的不同在于，你要减少淀粉类碳水化合物的摄入。根据你的减脂进度，你甚至可能需要在几餐中完全杜绝淀粉类碳水化合物。

如果你的每一餐只包含优质蛋白质和纤维类碳水化合物，即使不计算与追踪热量及宏量营养素的摄入量，你仍然可以变瘦，因为你几乎不可能过量摄入优质蛋白和纤维类碳水化合物。尽管如此，淀粉类碳水化合物为你的训练和身体恢复提供能量这一事实依然不能忽视。事实上，即使你把淀粉类碳水化合物的摄入量削减到中等水平，你也可能需要进一步增加优质蛋白质和健康脂肪的摄入以防摄入热量过低的情况发生。

下面是制订加速减脂饮食计划的步骤示例：

第 1 步：为每一餐选择一种优质蛋白质；

第 2 步：为每一餐选择一种纤维类碳水化合物；

第 3 步：添加一小部分淀粉类碳水化合物，极端情况下将其完全去除；

第 4 步：根据需要添加健康脂肪以实现每天的宏量营养素摄入目标。

下面的表 19.1 是典型的日常饮食计划模板。

表 19.1　日常饮食计划

餐次	食物	数量
第 1 餐 时间：	优质蛋白质类食物 纤维类碳水化合物类食物（或水果） 淀粉类碳水化合物类食物（一整份）	

（续表）

餐次	食物	数量
第 2 餐 时间：	优质蛋白质类食物 纤维类碳水化合物类食物 淀粉类碳水化合物类食物（一整份）	
第 3 餐 时间：	优质蛋白质类食物 纤维类碳水化合物类食物 淀粉类碳水化合物类食物（一小份或省去）	
第 4 餐 时间：	优质蛋白质类食物 纤维类碳水化合物类食物	
第 5 餐 时间：	优质蛋白质类食物 纤维类碳水化合物类食物	

表 19.2 和表 19.3 是根据上面的模板衍生出来的加速减脂饮食计划。

表 19.2 加速减脂饮食计划（男性）

餐次	食物	数量
第 1 餐 时间：	炒蛋或煎蛋卷 老式燕麦片 菠菜 蘑菇	2 个全蛋，3 个蛋白 $^3/_4$ 杯 1 杯 $^1/_2$ 杯
第 2 餐 时间：	香草味乳清蛋白粉 老式燕麦片 葡萄柚	2 勺 $^3/_4$ 杯 1 个大的
第 3 餐 时间：	鸡胸肉 烤土豆 黄瓜和番茄沙拉 橄榄油和香醋汁	6 盎司 8 盎司 3 杯 2 汤匙
第 4 餐 时间：	三文鱼 芦笋	6 盎司 8 盎司
第 5 餐 时间：	瘦牛肉（牛腱子肉） 西蓝花	6 盎司 2 杯

总计：热量 2100 千卡（8790.3 千焦）；蛋白质 218 克，碳水化合物 197 克，脂肪 52 克。

表 19.3   加速减脂饮食计划（女性）

餐次	食物	数量
第 1 餐 时间：	炒蛋或煎蛋卷 老式燕麦片 菠菜 蘑菇	1 个全蛋，3 个蛋白 $2/3$ 杯 1 杯 $1/2$ 杯
第 2 餐 时间：	香草味乳清蛋白 老式燕麦片	$1^1/2$ 勺 $2/3$ 杯
第 3 餐 时间：	鸡胸肉 烤土豆 黄瓜和番茄沙拉， 用橄榄油和香醋汁调味	4 盎司 6 盎司 3 杯 2 汤匙
第 4 餐 时间：	三文鱼 芦笋	5 盎司 5 盎司
第 5 餐 时间：	瘦牛肉（牛腱子肉） 西蓝花	5 盎司 $1^1/2$ 杯

总计：热量 1569 千卡（6567.6 千焦）；蛋白质 158 克，碳水化合物 138 克，脂肪 41 克。

通过削减碳水化合物加速减脂的技巧

① 不食用精制碳水化合物食品。减少淀粉类食物和谷物的摄入，多食用纤维类碳水化合物类食物和绿叶蔬菜。

② 可以食用脱脂和低脂乳制品，但应优先食用瘦肉、鱼、蛋和纤维类碳水化合物类食物。许多健美运动员更倾向于在备赛期禁食乳制品。

③ 最初设定的宏量营养素比例应为 40% 的碳水化合物、40% 的蛋白质和 20% 的脂肪，允许 5% 的上下波动。如果你进入了减脂平台期，或者想加速减脂，可以进一步削减淀粉类食物的摄入量（碳水化合物来源的热量可以降至总热量的 25%~30%），主要摄入纤维类碳水化合物、优质蛋白质以及少量健康脂肪。淀粉类碳水化合物的摄入量虽然会非常低，但建议不到万不得已，不要完全禁食。

④ 在重量训练日使用定时摄入营养的策略，把大部分碳水化合物安排在训练前后食用。如果在一天的早些时候训练，那么应更早地摄入碳水化合物；如果在一天的晚些时候训练，那就把大部分淀粉类碳水化合物安排在晚上重量训练结束后的一餐中。在没有安排训练的日子里，可以把淀粉类碳水化合物的摄入安排在任何你想的时候。我倾向于将淀粉类碳水化合物安排在早餐中，在一天的其他时段则摄入

纤维类碳水化合物和蛋白质类食物（碳水化合物摄入量递减）。

⑤ 每天至少吃 1~2 份健康脂肪。在显著削减碳水化合物的摄入量时，可以通过少量增加脂肪的摄入使精神更饱满、体力更充沛。热量摄入过低的最好解决办法就是在增加健康脂肪摄入的同时增加蛋白质摄入。

⑥ 加速减脂饮食计划只能在备赛期使用，不能长期使用。当你实现目标后，应循序渐进地增加淀粉类碳水化合物的摄入，使其摄入量逐步回到基线水平。可以每周增加 100~200 千卡（418.6~837.2 千焦）碳水化合物来源的热量，并根据每周的检测结果决定是否继续增加。

通过周期性饮食计划促进新陈代谢

所有饮食计划都面临一个进退维谷的窘境——如果你想减掉脂肪，就必须减少热量的摄入；但随着热量摄入的减少，特别是碳水化合物来源的热量的减少，你的代谢率会不断下降，食欲会增强，并由此引发身体的各种反应，让你的减脂进程难以为继。另外，严格执行限制性很强的饮食计划也很困难。不过，我要告诉你的是，这些问题都可以解决。只要对老式低碳水化合物饮食计划做一点儿简单的改变，你就可以得到低碳水化合物饮食的所有好处，同时最大限度地减少其副作用。

老式低碳水化合物饮食计划不仅要求减少热量摄入，而且要求一直保持这种低水平状态。我们要做的改变是：不在所有时间里都保持较低水平的碳水化合物摄入。你可以在一段时间里减少碳水化合物的摄入，然后经过一定的时间间隔，再提高碳水化合物的摄入。这样，每当碳水化合物摄入水平高时，你的代谢水平都会提高，你的饥饿感将得到满足，并且避免了饥饿反应出现。这就是周期性饮食，也称"非线性饮食"。它是改变身体成分的一种非常有效的方式，能够避免饮食过于单调，并且能够提高你对饮食计划的遵从度，帮助你突破平台期甚至完全避免进入平台期。

许多减肥者每周会被允许安排一个"作弊日"。他们在这一整天里什么东西都吃——奶酪蛋糕、比萨饼、甜甜圈——以期得到我刚才提到的各种好处。的确，经过整整一周的消耗，作弊日对有些人来说很有效，但更多的人在使用这种方法后却会面临减肥失败。之所以事与愿违，是因为大多数人都把作弊日当成毫无节制的狂欢日，所以一周的辛苦努力付诸东流也在情理之中了。既然如此，不如彻底放弃作弊日，使用一个更好的方法。

碳水化合物循环饮食法：世界上最精壮之人的秘密武器

最有效的周期性饮食法就是在低碳水化合物饮食中有规律地掺杂高碳水化合物饮食。这种周期性饮食法被称为碳水化合物循环饮食法。碳水化合物循环饮食法要求低碳水化合物摄入日和高碳水化合物摄入日轮换，而非一直保持低碳水化合物的摄入。

在低碳水化合物摄入日，保持高蛋白质、低碳水化合物的营养比例，并保持中等或激进的热量缺口比例。优质蛋白质、纤维类碳水化合物以及少量的淀粉类碳水化合物会帮助你在这些日子里最大限度地减脂。在高碳水化合物摄入日，你需要增加热量摄入，并且增加的热量主要来源于淀粉类碳水化合物。此时你的热量摄入会达到维持当前体重的水平或略高的水平。高碳水化合物摄入日也被称为"重新供给日"。这些日子是合成代谢重启和补充能量的日子。

这种饮食法好处多多。比起其他宏量营养素，碳水化合物更能刺激受到代谢抑制的激素的分泌，刺激合成代谢，帮助你保持瘦体重。在它的作用下，消耗的糖原将得到补充；肌肉将获得充足的营养，得以继续增长；皮肤会变得紧致；你会感觉力量激增，能够再次精神百倍地投入训练。碳水化合物周期性涌入身体产生的效果，远远超过了线性的低碳水化合物饮食法的效果。最重要的是，你不必担心碳水化合物会转化为脂肪储存起来，因为耗尽糖原的肌肉会像干海绵一样将碳水化合物全部吸收，并将其转化为糖原。

"重新供给日"也会在心理层面支持你遵循饮食计划。低热量、低碳水化合物摄入会让你感到饥饿，并对碳水化合物产生无比强烈的渴望。在这种情况下，采用碳水化合物循环饮食法的话，你就可以对自己说："再忍耐一下，高碳水化合物摄入日马上就来了。"这与对自己说"我再也不能吃意大利面了"的效果会形成鲜明对比。

实行碳水化合物循环饮食法的最佳时机

碳水化合物循环饮食法通常被看作一种高级技术，也是你在训练后期实现减脂目标的王牌。如果你刚开始执行"燃烧脂肪，喂养肌肉"方案，最好先养成基本的健康饮食习惯。但如果你一定要在早期尝试碳水化合物循环饮食法，也不是不可以，只是此时你的身体并不会经常需要较高的碳水化合物摄入。只有当你通过饮食调节与训练变得越来越瘦时，重新供给才会变得重要和效果明显。

你的初始体脂率也是影响时机选择的重要因素之一。体脂率越高，重新供给的必要性就越小。因为在体脂率很高的时候，出现肌肉损失或代谢率下降的风险极低。只有当你变得很瘦、身体脂肪储存的能量较少时，这样的风险才会升高，你才需要重新供给来进行防范。

重新供给的频率并没有硬性规定，只要保持热量缺口的日子多于重新供给日即可，否则你无法在一周中制造出足够的热量缺口。重新供给日的执行程度也很重要，因为当天单独一餐的高碳水化合物饮食只能使你得到心理上的满足，却不足以触发所有的生理反应。

我的建议是，如果你是初次减肥者或体脂率偏高的人（男性高于 20%，女性高于 25%），重新供给日就只能是可选项，至多每 7~14 天安排一天。这样可以让你从持续的能量限制状态中得到喘息的机会，并使体力和精力得到一定程度的恢复，但又不至于破坏减脂效果。

那些偏瘦或体脂率稍低的人（男性低于 12%，女性低于 18%），每周应至少安排一天。对处于备赛期的运动员或精瘦型运动员来说，每周安排两天是比较理想的选择。最受"燃烧脂肪，喂养肌肉"方案追随者欢迎的碳水化合物循环饮食法是：连续安排 3 天低碳水化合物摄入后，安排 1 天高碳水化合物摄入，也就是 3:1 的碳水化合物循环饮食法。

实行碳水化合物循环饮食法时需要摄入什么样的碳水化合物？

你在高碳水化合物摄入日可以食用日常饮食计划中的碳水化合物类食物，只是量更多而已；在低碳水化合物摄入日则要侧重食用纤维类碳水化合物类食物，比如非淀粉类蔬菜、沙拉和绿叶蔬菜。由于你需要补充的热量总量可能很大，在高碳水化合物摄入日需要侧重食用淀粉类碳水化合物类食物，比如麦片、糙米、土豆、山药、其他全谷物食品甚至意大利面和面包。其中有些淀粉类食物虽然经过加工，和天然碳水化合物食物比起来具有更高的热量密度和更低的营养密度，但如果你非常喜欢，把它们安排在重新供给日食用也是一个不错的选择。对一些人来说，允许他们每周吃一两次富含碳水化合物的食物（比如一大盘意大利面）可以帮助他们长期坚持饮食计划。

但无论如何，你都要记住，你安排的只是受控的重新供给日，而不是可以胡吃海塞的失控的作弊日。

实行碳水化合物循环饮食法时需要补充多少碳水化合物？

没有适用于所有人的碳水化合物循环饮食法，你的饮食计划必须量身定制。我只能提供一组典型的示例供你参考（参见表 19.4 和表 19.5）。在示例中，每天需要摄入的用来维持当前体重的热量为女性 2100 千卡（8790.3 千焦），男性 2800 千卡（11720.4 千焦）。

在低碳水化合物摄入日，要削减碳水化合物的摄入，实现低碳水化合物、高蛋白质的营养比例。此时要制造较大的热量缺口，热量摄入一般要保持在维持水平的 70% 左右，即女性每天的热量摄入平均为 1500 千卡（6278.8 千焦），男性每天的热量摄入平均为 2000 千卡（8371.2 千焦）。在高碳水化合物摄入日，要增加热量摄入，使其达到维持水平，即女性为 2100 千卡，男性为 2800 千卡。

实行碳水化合物循环饮食法最简单的做法就是在高碳水化合物摄入日吃更多的碳水化合物类食物，其他的保持不变。对女性来说，在低碳水化合物摄入日摄入 100~130 克碳水化合物，在高碳水化合物摄入日摄入 200~275 克碳水化合物；对男性来说，在低碳水化合物摄入日摄入 150~200 克碳水化合物，在高碳水化合物摄入日摄入 300~400 克碳水化合物。你不用过多地关注这些数值，记住在高碳水化合物摄入日"只增加碳水化合物类食物"即可。

表 19.4 碳水化合物循环饮食计划（男性）

低碳水化合物摄入日（2000 千卡）		高碳水化合物摄入日（2800 千卡）	
蛋白质	250 克	蛋白质	245 克
碳水化合物	150 克	碳水化合物	350 克
脂肪	44 克	脂肪	46 克

表 19.5 碳水化合物循环饮食计划（女性）

低碳水化合物摄入日（1500 千卡）		高碳水化合物摄入日（2100 千卡）	
蛋白质	168 克	蛋白质	157 克
碳水化合物	112 克	碳水化合物	262 克
脂肪	42 克	脂肪	46 克

实行碳水化合物循环饮食法最有效的方式

碳水化合物循环理论是建立在健全的心理和生理基础之上的。而且，目前还没有研究证明什么样的碳水化合物循环饮食时间表是最好的。已知的所有关于碳水化合物循环饮食法的信息几乎都源于健美运动员和健身模特的个人经验。

我见过各种各样复杂的碳水化合物循环饮食计划，包括安排了低、中、高碳水化合物摄入日的计划，基于训练量决定碳水化合物摄入量的计划以及需要在特定日子的特定时间摄入特定种类的碳水化合物的计划。一种最常用的饮食计划是将高碳水化合物摄入日与强度最高的重量训练日安排在同一天。这些饮食计划都有其优点，尤其是最后一个，但我的经验告诉我，计划制订得越复杂，你就会越困惑，计划执行起来也就越困难。因此，计划越简单越好。

这里要强调一下：在低碳水化合物摄入日，你要严格保持热量缺口，食用高蛋白质、低碳水化合物（主要是纤维类碳水化合物类食物，如蔬菜沙拉和纤维类蔬菜）以及含有健康脂肪的食物；在高碳水化合物摄入日，你要通过摄入更多的淀粉类碳水化合物类食物（如大米、燕麦、山药和土豆）增加热量，直至热量摄入达到维持水平。

每个人都喜欢高碳水化合物摄入日，因为它可以帮助你从传统的持续性低碳水化合物饮食模式中解脱出来，使计划不仅更有效，执行起来也更容易。有些人说，这是很幸福的一天！因此，你不需要让你的饮食计划变得复杂，而要想办法享受执行计划的过程。

结语

这就是我要介绍的全部内容！现在你已经掌握了最强大的减脂技术。但要记住：包括低碳水化合物饮食法在内，任何一种极端的饮食法都是弊大于利的。在"燃烧脂肪，喂养肌肉"方案中，有增大碳水化合物削减幅度并相应提高蛋白质比例的渐进阶段，但我从来不会建议完全去除碳水化合物。我也从来没有说过碳水化合物是邪恶的或应当完全禁食的。有策略地控制碳水化合物的摄入，同时增加蛋白质的摄入，可以加速减脂吗？绝对可以！零碳水化合物或接近零碳水化合物的饮食呢？绝对不可以！最好不要这么做！谢谢！

附　录

额外的工具

"燃烧脂肪，喂养肌肉" 进度记录表 *

周次	日期	皮褶厚度（毫米）	体脂率	总体重	脂肪重量（磅）	瘦体重（磅）	每周瘦体重变化	每周体脂变化	每周体重变化	阶段性体重变化
起始（基线）										
第 1 周										
第 2 周										
第 3 周										
第 4 周										
第 5 周										
第 6 周										
第 7 周										
第 8 周										
第 9 周										
第 10 周										
第 11 周										
第 12 周										

* 可以在 www.burnthefatfeedthemuscle.com 网站下载免费的交互式电子版表格。

* 如果你使用精准的测量仪器，就只需测量一处皮褶，就是髋骨嵴（髋骨上缘）处的皮褶。如果你采用多点测量的方法，则需要把每处皮褶的测量值相加，并把总数记录在表格中。如果你不使用皮褶厚度测量的方法，那么 "皮褶厚度" 这一栏可以保持空白。

"燃烧脂肪，喂养肌肉"目标设定表

长期目标。你理想中的身材是什么样子的？不要踌躇，大胆设想。你可能想从其他人身上获得灵感。如果是这样的话，你的榜样是谁？

全年目标。在这一年里你的体重和身体成分目标是什么？你在减脂、力量、训练表现和生活方式方面的目标是什么？

季度目标。在这3个月里你的体重和身体成分目标是什么？（季度目标应该是你优先要考虑的，你需要把它们写在目标卡上随身携带，经常翻看。）

月目标。你的下一个28天训练计划是什么？你为期4周的有氧训练和重量训练的目标是什么？

周目标。你每周的体重和身体成分目标是什么？你在一周中的哪一天测量体重和体脂？你要如何测量？

日目标。为了实现所有的减脂和身体成分的目标，你必须养成习惯且每天重复的最重要的行为都有哪些？

个人纪录目标。你想在训练表现、身体状况等方面创造什么样的个人纪录？

目标设定情况检查清单 *

【　】1. 你的目标是否具体？

【　】2. 你的目标是否可测量？

【　】3. 你的目标够宏大吗？（你确定没有低估自己吗？）

【　】4. 你是否为所有目标的实现设定了切合实际的最后期限？

【　】5. 你是否以现在时态的、积极肯定的形式写下了你的个人目标？

【　】6. 你是否优先考虑了最重要的目标，并确保它与其他目标不冲突？

【　】7. 你有没有把首要目标写在目标卡上？

【　】8. 你知道自己想要实现目标的情感原因吗？

【　】9. 你是否形象地设想过自己实现目标后的情形？

【　】10. 你是否满怀信心、坚定地写下和经常查看你的目标，并且想象目标实现后的情形？

【　】11. 当你实现了首要目标时，你会奖励自己吗？

【　】12. 你会不断更新甚至重新写下你的目标吗？

【　】13. 你会保留已实现的目标的清单来重温过去的成功以获得继续前进的动力吗？

* 访问 www.burnthefatfeedthemuscle.com 网站可免费下载此清单的电子版。

热量表

平均值法

　　如果你不想做任何数学运算，只需要一个估计值，可以使用这种方法。如果你身材矮小或活动量小，或兼具这两个特点，请参考热量摄入范围的下限；如果你身材高大或活动量大，或兼具这两个特点，请参考热量摄入范围的上限。下表中的数值基于普通男性和女性的表现得出，如果你的身材或活动量与平均水平差距较大，请使用其他方法。

用于减脂的每日平均热量摄入	
男性	2100~2500 千卡（8790.3~10464.6 千焦）
女性	1400~1800 千卡（5860.2~7534.5 千焦）

用于维持现有体重的每日平均热量摄入	
男性	2700~2900 千卡（11301.8~12138.9 千焦）
女性	2000~2200 千卡（8371.7~9208.9 千焦）

你的每日热量摄入目标
用于减脂
用于维持现有体重

速算公式

如果你想通过快速计算得到适合你的估计值，可以使用这种方法。如果你活动量较小，请参考热量摄入范围的下限；如果你活动量中等，请参考热量摄入范围的中间值；如果你活动量非常大，请参考热量摄入范围的上限。这个速算公式是基于体重得出的，所以同时适用于男性和女性。

每日平均热量摄入	
用于减脂	每磅体重摄入 11~13 千卡（46.0~54.4 千焦）
用于维持现有体重	每磅体重摄入 14~16 千卡（58.6~66.9 千焦）

你的每日热量摄入目标
用于减脂
用于维持现有体重

哈里斯 - 贝内迪克特公式和卡恰 - 麦卡德尔公式

如果你不介意计算，想根据自己的体形和活动量对热量摄入值进行最精确的计算，请按照下面的 4 个步骤进行。

如果你不知道自己的瘦体重，就要用哈里斯 - 贝内迪克特公式来计算你的基础代谢率。

步骤 1：计算你的基础代谢率
选择 A：哈里斯 - 贝内迪克特公式

男性	基础代谢率 = 66 +（13.7× 体重的千克数）+（5× 身高的厘米数）-（6.8× 年龄）
女性	基础代谢率 = 655 +（9.6× 体重的千克数）+（1.8× 身高的厘米数）-（4.7× 年龄）
你的基础代谢率	

步骤 1：计算你的基础代谢率
选择 B：卡恰 - 麦卡德尔公式

男性和女性	基础代谢率 =370 +（21.6× 瘦体重的千克数）
你的基础代谢率	

步骤 2：根据你的活动量选择系数

活动量	活动系数	状态描述
久坐	1.2	很少运动或不运动，从事案头工作
活动量小	1.375	每周 3~5 次低强度训练或体育运动
活动量中等	1.55	每周 3~5 次中等强度训练或体育运动
活动量大	1.725	每周 6~7 次高强度训练或体育运动
活动量非常大	1.9	每天高强度训练或体育运动、体力劳动，或者每天训练 2 次（比如参加足球训练营等）
你的活动系数		

步骤 3：计算维持现有体重所需热量（每日总能量消耗）

基础代谢率	× 你的活动系数	= 每日总能量消耗（维持水平）

步骤 4：确定热量缺口并计算以减脂为目标的最佳热量摄入值 *

你的每日总能量消耗	非常保守的热量缺口比例（每日总能量消耗的 15%）	保守的热量缺口比例（每日总能量消耗的 20%）	正常的热量缺口比例（每日总能量消耗的 25%）	激进的热量缺口比例（每日总能量消耗的 30%）	其他热量缺口比例（ %）

* 访问 www.burnthefatfeedthemuscle.com 网站可免费下载电子版表格。

食物热量快速查询表

优质蛋白质

食物名称	数量	热量（千卡）	蛋白质（克）	碳水化合物（克）	脂肪（克）
瘦肉率达90%的牛肉末	4.0 盎司，生的	199.0	22.7	0	11.3
顶级精瘦牛里脊	4.0 盎司，生的	144.0	34.4	0	9.1
牛腱子肉	4.0 盎司，生的	146.0	26.1	0	3.8
去皮鸡胸肉，去除99%的脂肪	4.0 盎司，生的	120.0	26.0	0	1.0
全蛋	1 个，大的	70.0	6.3	0.4	4.0
蛋白	1 个，大的	17.0	3.6	0.2	0
大块水浸金枪鱼罐头	4.0 盎司	120.0	26.0	0	1.0
大西洋三文鱼	4.0 盎司，生的	206.0	28.8	0	9.2
沙丁鱼	1 罐（3.2 盎司）	150.0	19.0	0	8.0
鳕鱼	4.0 盎司，生的	88.0	20.2	0	0.8
罗非鱼	4.0 盎司，生的	110.0	23.0	0	2.0
龙虾	4.0 盎司，生的	102.0	21.3	0.6	1.0
乳清蛋白粉	1 勺，31.0 克	110.0	24.0	2.0	1.0
河虾	4.0 盎司	120.0	23.0	1.0	2.0
瘦肉率达99%的火鸡肉	4.0 盎司，生的	120.0	31.2	0	1.0
去皮火鸡鸡胸肉	4.0 盎司，生的	178.0	33.9	0	3.7

*1 盎司 ≈ 28.3 克，1 千卡 ≈ 4.2 千焦。

水果

食物名称	数量	热量（千卡）	蛋白质（克）	碳水化合物（克）	脂肪（克）
苹果	1 个，中等大小，5.4 盎司	80.0	0	21.0	0
天然苹果酱	1 杯，8.6 盎司	100.0	0	26.0	0
香蕉	1 根，中等大小，4.4 盎司	110.0	1.0	29.0	0
蓝莓	1 杯，5.1 盎司	82.0	1.0	20.4	0.6
哈密瓜	$^1/_2$ 个，中等大小，9.5 盎司	94.0	2.3	22.3	0.7
葡萄柚	1 个，大的，4.7 盎司	53.0	1.1	13.4	0.2
无籽葡萄	20 颗，3.4 盎司	72.0	0.6	17.8	0.2
油桃	1 个，中等大小，4.9 盎司	67.0	1.3	16.0	0
橙子	1 个，中等大小，5.0 盎司	65.0	1.0	16.3	0.3
桃	1 个，中等大小，5.3 盎司	59.0	1.0	15.0	0
梨	1 个，中等大小，5.9 盎司	100.0	1.0	26.0	1.0
菠萝	1 杯，5.8 盎司	82.0	1.0	22.0	0
李子	1 个，中等大小，2.3 盎司	30.0	0	8.0	0
覆盆子	1 杯，4.3 盎司	60.0	1.0	15.0	1.0
草莓	1 杯，5.4 盎司	46.0	1.0	10.6	0
西瓜（切丁）	1 杯，5.4 盎司	50.0	1.0	11.4	0.6

乳制品

食物名称	数量	热量（千卡）	蛋白质（克）	碳水化合物（克）	脂肪（克）
美式脱脂奶酪	2 片，2.0 盎司	60.0	10.0	4.0	0
费塔低脂奶酪	$^1/_2$ 杯，2.0 盎司	120.0	12.0	0	8.0

（续表）

食物名称	数量	热量（千卡）	蛋白质（克）	碳水化合物（克）	脂肪（克）
1% 低脂农家奶酪	$^1/_2$ 杯，4.0 盎司	100.0	17.5	5.0	1.3
脱脂农家奶酪	$^1/_2$ 杯，4.0 盎司	100.0	16.2	7.5	0
脱脂奶油奶酪	2 汤匙，3.0 盎司	30.0	16.0	4.0	2.0
脱脂牛奶	1 杯，8.0 液盎司	90.0	8.0	12.0	0
1% 低脂牛奶	1 杯，8.0 液盎司	100.0	8.0	11.0	2.0
脱脂酸奶油	2 汤匙，1.1 盎司	25.0	2.0	4.0	0
1% 低脂水果酸奶	1 杯，8.0 盎司	250.0	9.0	50.0	2.0
脱脂酸奶	1 杯，8.0 盎司	100.0	8.0	17.0	0
原味希腊酸奶	1 杯，6.0 盎司	120.0	18.0	7.0	0
香草味希腊酸奶	1 杯，6.0 盎司	120.0	16.0	13.0	0
水果希腊酸奶	1 杯，8.0 盎司	160.0	19.0	14.0	3.0

复杂碳水化合物（淀粉类）

食物名称	数量	热量（千卡）	蛋白质（克）	碳水化合物（克）	脂肪（克）
黑豆	$^1/_2$ 杯，4.6 盎司	100.0	7.0	20.0	0.5
鹰嘴豆	$^1/_2$ 杯，4.6 盎司	110.0	7.0	19.0	1.5
黑眼豆	$^1/_2$ 杯，4.6 盎司	90.0	6.0	16.0	1.0
全麦面包	1 片，1.0 盎司	100.0	5.0	20.0	1.5

（续表）

食物名称	数量	热量（千卡）	蛋白质（克）	碳水化合物（克）	脂肪（克）
以西结面包	1 片，1.2 盎司	80.0	4.0	14.0	0.5
玉米	$^1/_2$ 杯，5.4 盎司	90.0	2.0	18.0	1.0
扁豆	$^1/_4$ 杯	150.0	10.0	27.0	1.0
老式轧制燕麦片	$^1/_2$ 杯，1.4 盎司	150.0	5.0	27.0	3.0
切碎的燕麦片	$^1/_4$ 杯，1.4 盎司	150.0	5.0	27.0	2.5
斯佩尔特全粉意大利面	2.0 盎司	190.0	8.0	40.0	1.5
全麦意大利面	1.0 盎司	105.0	4.5	20.0	1.0
豌豆	$^1/_2$ 杯，2.8 盎司	60.0	4.0	11.0	0
全麦皮塔饼	1 个，2.1 盎司	145.0	6.0	27.0	1.5
土豆	1 个，8.0 盎司	210.0	4.4	49.0	0.2
南瓜	1 罐，15.0 盎司	175.0	3.5	35.0	0
长粒糙米	1 杯，6.9 盎司	216.0	5.0	44.8	1.8
小麦碎粒	1 杯，1.7 盎司	170.0	6.0	40.0	1.0
红薯	1 个，中等大小，6.0 盎司	136.0	2.1	31.6	0.4
藜麦	$^1/_4$ 杯，6.0 盎司	156.0	6.0	27.3	2.6
山药	5.0 盎司	167.0	2.2	39.5	0.2

复杂碳水化合物（纤维类）

食物名称	数量	热量（千卡）	蛋白质（克）	碳水化合物（克）	脂肪（克）
芦笋	10 根，6.6 盎司	40.0	4.0	8.0	0
西蓝花	1 杯，3.2 盎司	30.0	2.0	4.0	0
抱子甘蓝	1 杯，3.1 盎司	38.0	3.0	7.3	0.1
卷心菜（切碎）	1 杯，3.0 盎司	21.0	1.0	5.0	0
胡萝卜	1 根，2.8 盎司	31.0	0.7	7.3	0.1
花椰菜	1 杯，3.5 盎司	25.0	2.0	5.0	0
芹菜	茎，1.6 盎司	6.0	0.3	1.5	0.1
绿甘蓝	2 杯，2.8 盎司	22.0	2.1	4.3	0
黄瓜	1 根，6.0 盎司	20.0	2.0	4.0	0
茄子	1 杯，3.0 盎司	22.0	0.8	5.0	0.2
青豆	1 杯，4.0 盎司	33.0	2.6	8.0	0
羽衣甘蓝	1 杯，2.4 盎司	34	2.2	6.8	1.4
长叶莴苣	3 杯，6.0 盎司	30.0	2.0	6.0	0
蘑菇	1 杯，2.4 盎司	18.0	2.0	2.0	0.4
洋葱	$^1/_2$ 杯，2.6 盎司	30.0	0.9	6.9	0.1
绿甜椒或红甜椒	$^1/_2$ 杯，4.2 盎司	20.0	0.7	4.8	0.1
莎莎酱	4 汤匙，4.0 盎司	20.0	0	5.0	0
菠菜	3 杯，3.0 盎司	20.0	2.0	3.0	0
番茄	1 个，中等大小，5.2 盎司	25.0	1.0	6.0	0
密生西葫芦	1 杯，3.0 盎司	16.0	1.4	3.2	0.2

脂肪

食物名称	数量	热量（千卡）	蛋白质（克）	碳水化合物（克）	脂肪（克）
杏仁	1.0 盎司	160.0	7.0	6.0	14.0
牛油果	1 个，中等大小，3.5 盎司	161.0	2.0	8.5	14.5

（续表）

食物名称	数量	热量（千卡）	蛋白质（克）	碳水化合物（克）	脂肪（克）
椰子（切丝）	$1/2$ 杯，1.4 盎司	141.0	1.3	6.1	13.4
椰子油	1 汤匙，0.5 盎司	120.0	0	0	14.0
鱼油（补充剂）	5 粒软胶囊，5.0 克	50.0	0	0	5.0
亚麻籽油	1 汤匙，0.6 盎司	130.0	0	0	13.3
去核橄榄	10 颗，1.0 盎司	50.0	0	2.0	4.0
特级初榨橄榄油	1 汤匙，0.5 液盎司	120.0	0	0	13.6
天然花生酱	1 汤匙，0.6 盎司	95.0	4.0	3.0	8.5
橄榄油和醋调制的沙拉酱	1 汤匙	75.0	0	0.5	8.0
香醋沙拉酱	2 汤匙，1.0 盎司	45.0	0	2.0	4.0
核桃	$1/4$ 杯，1.1 盎司	190.0	7.0	3.0	18.0

脂肪在宏量营养素中占比 15%~30% 时，

每日摄入不同热量情况下的摄入量

热量（千卡）	占 15% 时（克）	占 20% 时（克）	占 25% 时（克）	占 30% 时（克）
1200	20.0	26.7	33.3	40.0
1300	21.7	28.9	36.1	43.3
1400	23.3	31.1	38.9	46.7
1500	25.0	33.3	41.7	50.0
1600	26.7	35.6	44.4	53.3
1700	28.3	37.8	47.2	56.7
1800	30.0	40.0	50.0	60.0
1900	31.7	42.2	52.8	63.3

（续表）

热量（千卡）	占 15% 时（克）	占 20% 时（克）	占 25% 时（克）	占 30% 时（克）
2000	33.3	44.4	55.6	66.7
2100	35.0	46.7	58.3	70.0
2200	36.7	48.9	61.1	73.3
2300	38.3	51.1	63.9	76.7
2400	40.0	53.3	66.7	80.0
2500	41.7	55.6	69.4	83.3
2600	43.3	57.8	72.2	86.7
2700	45.0	60.0	75.0	90.0
2800	46.7	62.2	77.8	93.3
2900	48.3	64.4	80.6	96.7
3000	50.0	66.7	83.3	100.0
3100	51.7	68.9	86.1	103.3
3200	53.3	71.1	88.9	106.7
3300	55.0	73.3	91.7	110.0
3400	56.7	75.6	94.4	113.3
3500	58.3	77.8	97.2	116.7
3600	60.0	80.0	100.0	120.0
3700	61.7	82.2	102.8	123.3
3800	63.3	84.4	105.6	126.7
3900	65.0	86.7	108.3	130.0
4000	66.7	88.9	111.1	133.3

蛋白质在宏量营养素中占比 30%~45% 时，每日摄入不同热量情况下的摄入量

热量（千卡）	占 30% 时（克）	占 35% 时（克）	占 40% 时（克）	占 45% 时（克）
1200	90.0	105.0	120.0	135.0
1300	97.5	113.8	130.0	146.3
1400	105.0	122.5	140.0	157.5
1500	112.5	131.3	150.0	168.8

（续表）

热量（千卡）	占30%时（克）	占35%时（克）	占40%时（克）	占45%时（克）
1600	120.0	140.0	160.0	180.0
1700	127.5	148.8	170.0	191.3
1800	135.0	157.5	180.0	202.5
1900	142.5	166.3	190.0	213.8
2000	150.0	175.0	200.0	225.0
2100	157.5	183.8	210.0	236.3
2200	165.0	192.5	220.0	247.5
2300	172.5	201.3	230.0	258.8
2400	180.0	210.0	240.0	270.0
2500	187.5	218.8	250.0	281.3
2600	195.0	227.5	260.0	292.5
2700	202.5	236.3	270.0	303.8
2800	210.0	245.0	280.0	315.0
2900	217.5	253.8	290.0	326.3
3000	225.0	262.5	300.0	337.5
3100	232.5	271.3	310.0	348.8
3200	240.0	280.0	320.0	360.0
3300	247.5	288.8	330.0	371.3
3400	255.0	297.5	340.0	382.5
3500	262.5	306.3	350.0	393.8
3600	270.0	315.0	360.0	405.0
3700	277.5	323.8	370.0	416.3
3800	285.0	332.5	380.0	427.5
3900	292.5	341.3	390.0	438.8
4000	300.0	350.0	400.0	450.0

碳水化合物在宏量营养素中占比 25%~50% 时，
每日摄入不同热量情况下的摄入量

热量 （千卡）	占 25% 时（克）	占 30% 时（克）	占 35% 时（克）	占 40% 时（克）	占 45% 时（克）	占 50% 时（克）
1200	75.0	90.0	105.0	120.0	120.0	150.0
1300	81.3	97.5	113.8	130.0	146.3	162.5
1400	87.5	105.0	122.5	140.0	157.5	175.0
1500	93.8	112.5	131.3	150.0	168.8	187.5
1600	100.0	120.0	140.0	160.0	180.0	200.0
1700	106.3	127.5	148.8	170.0	191.3	212.5
1800	112.5	135.0	157.5	180.0	202.5	225.0
1900	118.8	142.5	166.3	190.0	213.8	237.5
2000	125.0	150.0	175.0	200.0	225.0	250.0
2100	131.3	157.5	183.8	210.0	236.3	262.5
2200	137.5	165.0	192.5	220.0	247.5	275.0
2300	143.8	172.5	201.3	230.0	258.8	287.5
2400	150.0	180.0	210.0	240.0	270.0	300.0
2500	156.3	187.5	218.8	250.0	281.3	312.5
2600	162.5	195.0	227.5	260.0	292.5	325.0
2700	168.8	202.5	236.3	270.0	303.8	337.5
2800	175.0	210.0	245.0	280.0	315.0	350.0
2900	181.3	217.5	253.8	290.0	326.3	362.5
3000	187.5	225.0	262.5	300.0	337.5	375.0
3100	193.8	232.5	271.3	310.0	348.8	387.5
3200	200.0	240.0	280.0	320.0	360.0	400.0
3300	206.3	247.5	288.8	330.0	371.3	412.5
3400	212.5	255.0	297.5	340.0	382.5	425.0
3500	218.8	262.5	306.3	350.0	393.8	437.5
3600	225.0	270.0	315.0	360.0	405.0	450.0
3700	231.3	277.5	323.8	370.0	416.3	462.5
3800	237.5	285.0	332.5	380.0	427.5	475.0
3900	243.8	292.5	341.3	390.0	438.8	487.5

（续表）

热量 （千卡）	占 25% 时（克）	占 30% 时（克）	占 35% 时（克）	占 40% 时（克）	占 45% 时（克）	占 50% 时（克）
4000	250.0	300.0	350.0	400.0	450.0	500.0

致　谢

本书全新版本的问世，离不开伟大的团队力量，不经过多次"进化"，本书不会有现在的面貌。在此，我要向所有帮助过我的人表示感谢。

首先，我想再次感谢文学铸造传媒斯蒂芬·芭芭拉（Stephen Babara）带领的团队。没有你们的支持、鼓励和长期的坚持，就不可能有本书的诞生；也要对文学铸造传媒的赖斯·根德尔（Reiss Gendell）表达无尽的谢意，很高兴你能加入我们的团队；同时感谢文学铸造传媒的其他成员。

能与兰登书屋／和谐出社版合作，我感到无比荣幸，并要感谢从策划到出版全过程中为本书做出贡献的每一个人。特别要感谢编辑玛丽·霍捷博尔斯基（Mary Choteborsky），感谢你惊人的创造力以及为本书投入的大量时间和精力。新增的内容、改进的格式、增强的便利性……在很大程度上，这些都要归功于你的辛勤付出。

感谢李·艾伦·霍华德（Lee Allen Howard）在编辑方面提供的帮助，你的贡献不仅体现在新版本上，更贯穿于从旧版本到新版本更新的整个过程中。你的反馈在许多方面使我获益匪浅。在你的帮助下，本书才成为精简版"减脂圣经"。

特别感谢注册营养师克里斯·莫尔博士，你从营养师的角度为我提供了很多关键性建议，你是业内最好的专家。感谢威尔·布林克（Will Brink），你作为在线推广本书早期版本的第一人，付出的努力一直被人们赞赏和铭记。感谢克里斯蒂安·芬恩所做的杰出贡献，以及多年来对本书的支持。感谢布拉德·舍恩菲尔德，感谢你所做的工作，感谢你慷慨地拿出大把时间和我探讨关于肌肉的科学。希望本书最终能够实现科学和艺术的完美平衡。

感谢艾伦·阿拉贡，感谢你的反馈以及在以实证为基础的健身领域做出的杰出贡献。感谢肖恩·菲利普斯，你使我们保持强大并推动我们思考。感谢科斯塔斯·马兰戈普洛斯（Kostas Marangopoulos），谢谢你为我做的一切，感谢你从本书诞生的第一天起就成为它及它推广的理论的头号支持者和倡导者。感谢约翰·西费尔曼（John Sifferman）、李·文纳贝里（Lee Wennerberg）、利·皮尔（Leigh Peele）、斯科特·陶西路南特（Scott Tousig-nant），感谢你们在重新创作新版本的各个阶段对新素材的及时反馈。

感谢"燃烧脂肪"在线团队的站长、博主、网站管理员、系统管理员、助理、程序员、撰稿人、特约撰稿人以及挑战者。特别感谢马特·迪茨（Matt Dietz），你是一位非凡的站长。如果没有你，我们不会在线上坚守这么多年。感谢凯尔·巴蒂斯（Kyle Battis）和多米尼克·约斯卡（Dominick Iosca）的大力支持及其幕后工作。没有你们，"燃烧脂肪挑战"就不会持续下去。感谢西蒙·哈里森（Simon Harrison）——一位杰出的博主和互联网专家——谢谢你一直以来的帮助和关于未来的建议。

感谢"燃烧脂肪"圈子的所有成员。是你们让我拥有了世界上最好和最独特的支持团队，它就像一个大家庭。感谢所有"燃烧脂肪挑战"的优胜者和名人堂成员，感谢你们的参与，并对你们在"燃烧脂肪挑战"活动中取得的成绩表示祝贺。我们的明星成员，有些减脂成果出众、超级闪亮，照亮了许多人前进的道路。我还要再次向所有分享减肥成功故事的"燃烧脂肪"的粉丝和追随者说声"谢谢"。你们不仅改变了自己，而且用亲身经历鼓舞了成千上万的人，你们比自己想象的更具影响力。

我要向本书成千上万的早期读者和订阅用户致敬，感谢你们每个人的支持。感谢每一个发表评论以及发送电子邮件鼓励我的人，这些年来，你们的评论和来信是我坚持前进的动力。

感谢每一个在线支持"燃烧脂肪"的会员和合作伙伴，新的篇章才刚刚开始，期待能与你们继续合作。

感谢我的家人，谢谢你们对我所做工作以及工作方式的无私支持。

致每一位走上终身自我完善道路的新读者：我赞赏你的承诺，并感谢你对我以及本书的信任。

努力训练，成功可期！

在线资源

要想获取免费工具、动作演示、表格以及下载本书的电子版，都可以登录 www.burnthefatfeedthemuscle.com。

要想加入我们的私人社区（只限会员），请登录 www.burnthefatinnercircle.com。

要想加入我们的"脸书"公众粉丝群，请登录 www.facebook.com/burnthefat。

要想在推特上接受本书作者汤姆·韦努托的指导，请登录 www.twitter.com/tomvenuto。

要想订阅及查找"燃烧脂肪"的官方博客，请登录 www.burnthefatblog.com。